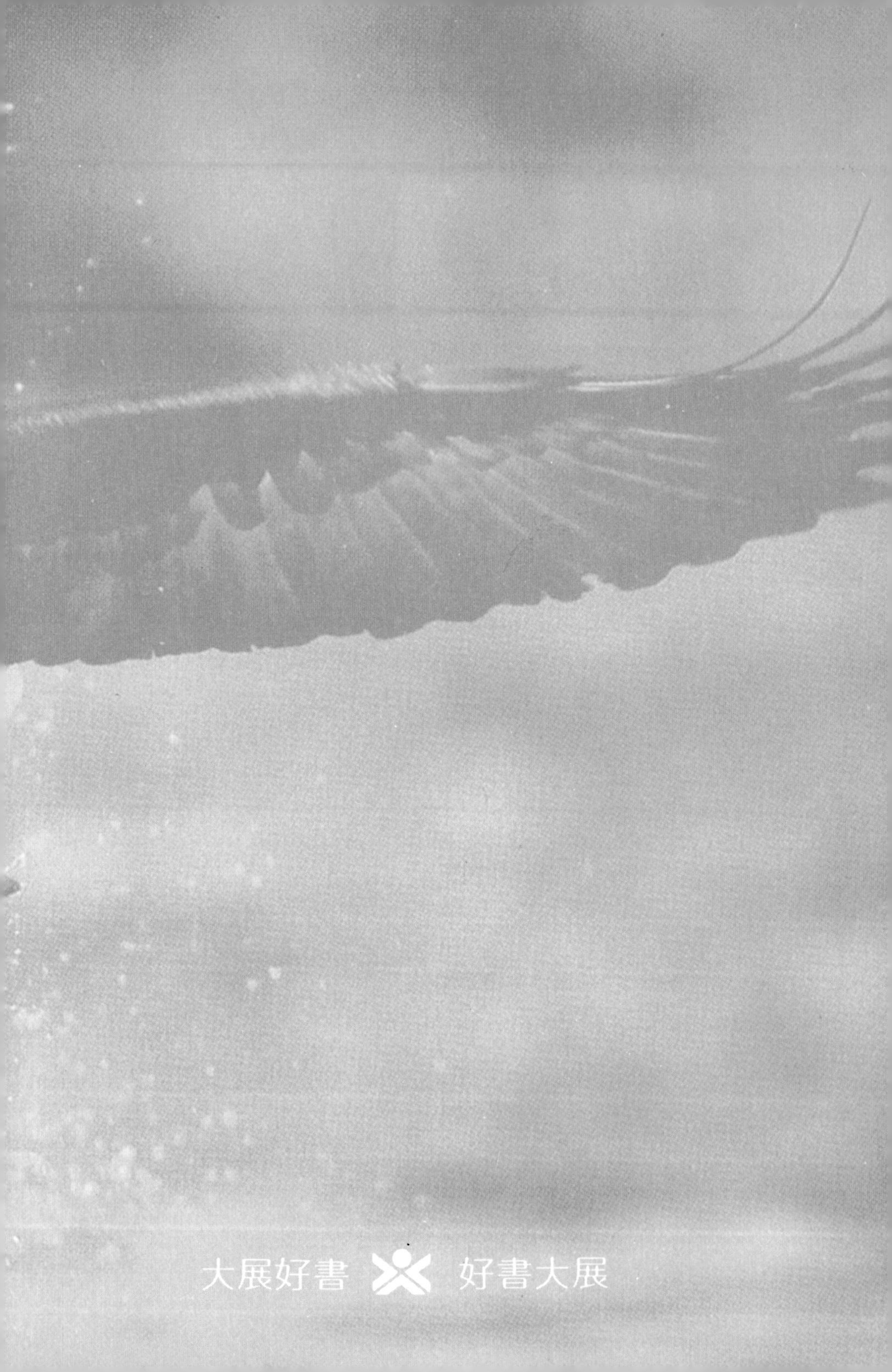
大展好書 好書大展

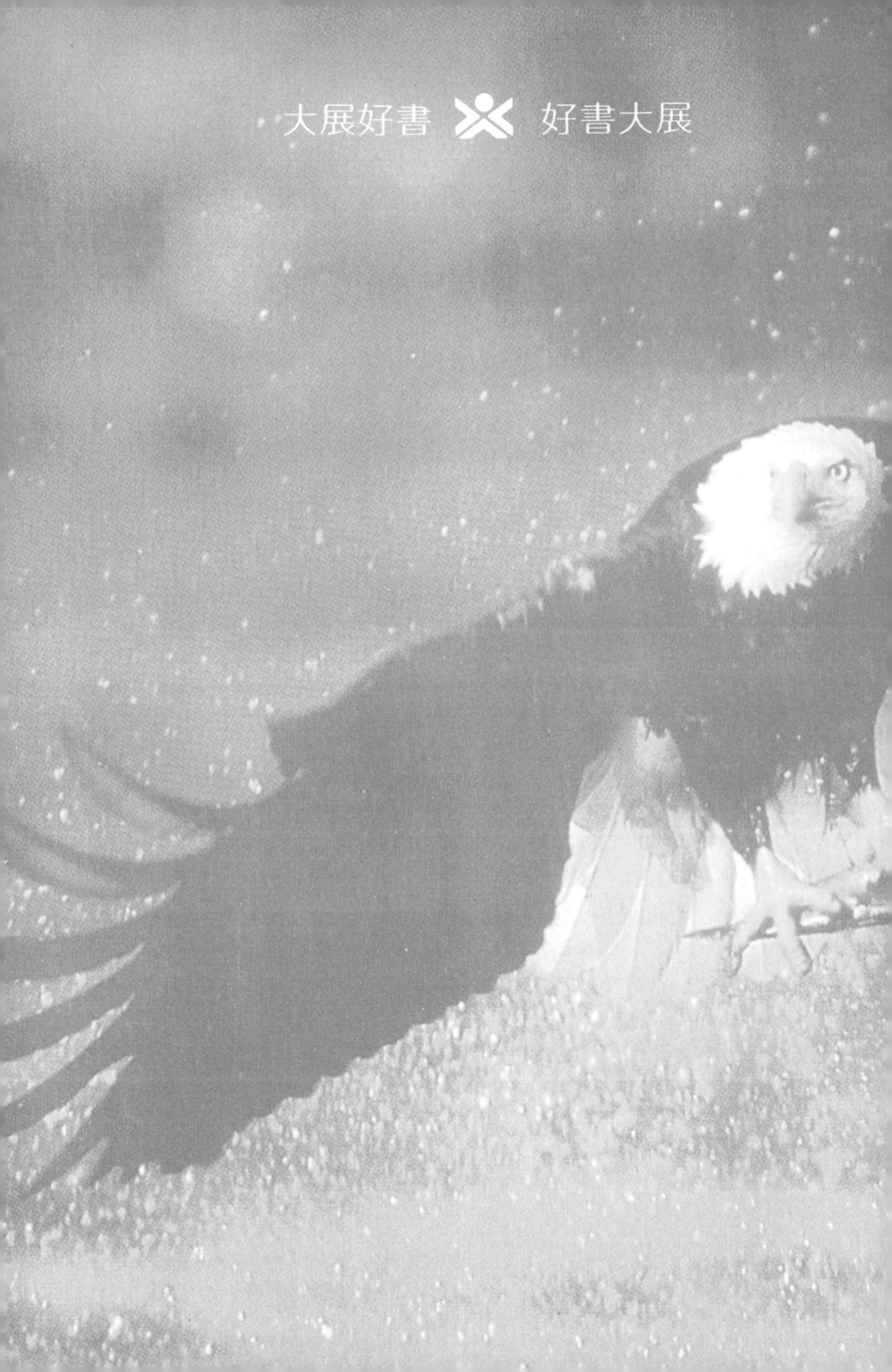
大展好書 好書大展

飲食保健13

心臟病的飲食

●製作飲食之前

介紹基於四群點數法的治療食。

本書第四到三十一頁是一天早、中、晚三餐，成為四餐的菜單例，附有圖片以供參考。作法詳見一一四頁到一四〇頁。

二十二頁到六十三頁為止是單品料理。繼彩色頁之後刊載其作法。

各菜單及料理材料均為一人份。卷末附有代表四大食品群群別的點數及一人份的營養價。

材量的計量使用標準量杯、量匙，小匙的五分之一為迷你匙。

此外，量杯、量匙的概量數值也一併記入，可應用於家人的飲食上。

目錄

一日菜單集

一品料理集

●心臟病的飲食●

虛血性心臟疾病的病態與原因

●營養的飲食●

狹心症、心肌梗塞預防與治療的飲食

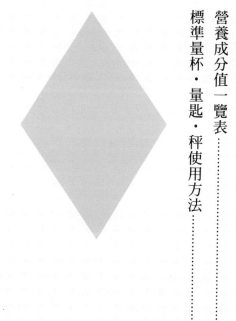

一六〇〇Kcal鹽分七g的菜單①

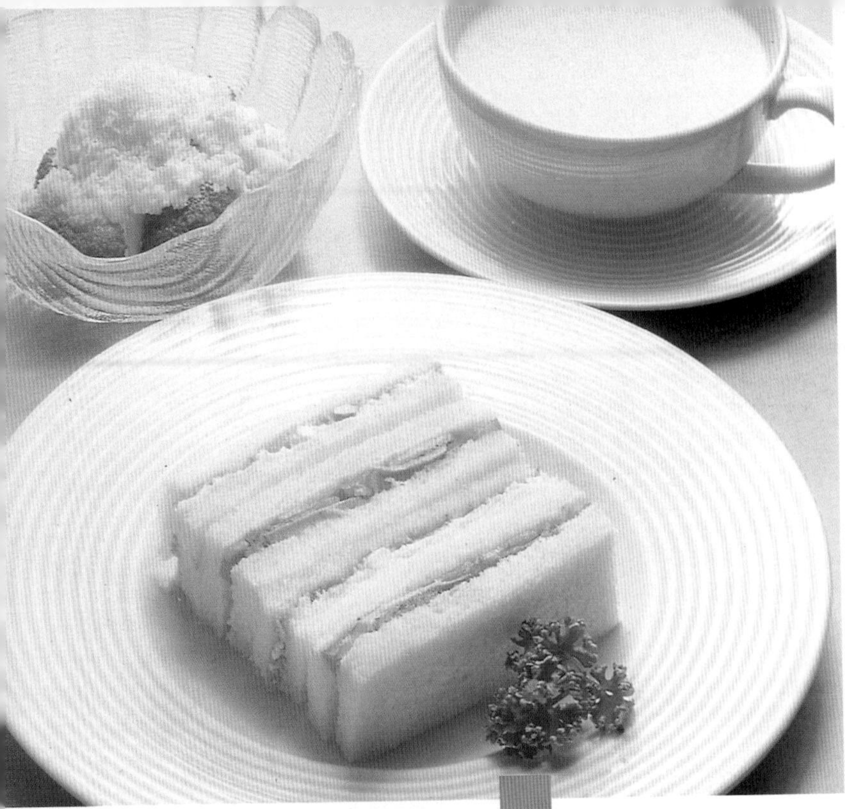

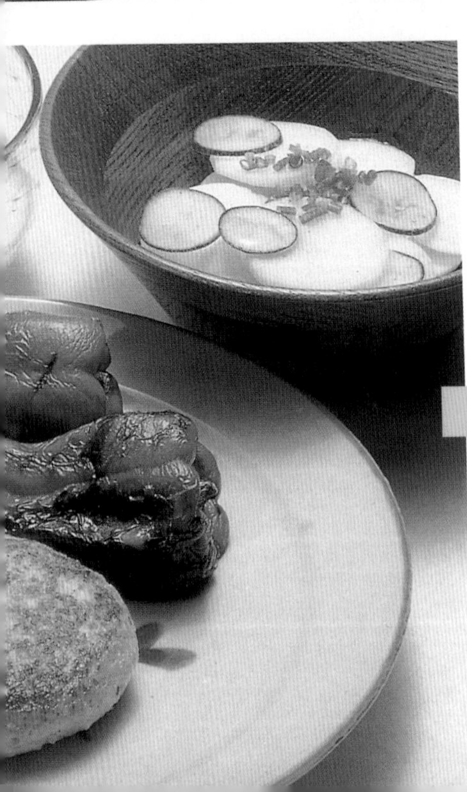

早餐

三明治
花椰菜沙拉
奶茶

●

低熱量、低脂肪的鬆軟白乾酪搭配果醬的三明治，吃起來非常美味。加上能夠補充維他命A的花椰菜沙拉，以搗碎的煮蛋裝飾，色彩鮮豔。

作法114頁

午餐

飯　日式漢堡
醬油泡烤青椒　蕪菁沙拉
草莓拌酸乳酪

●

加入豆腐的漢堡，比起只使用肉的漢堡而言更能控制熱量。蕪菁沙拉加上小胡蘿蔔裝飾更顯豪華。

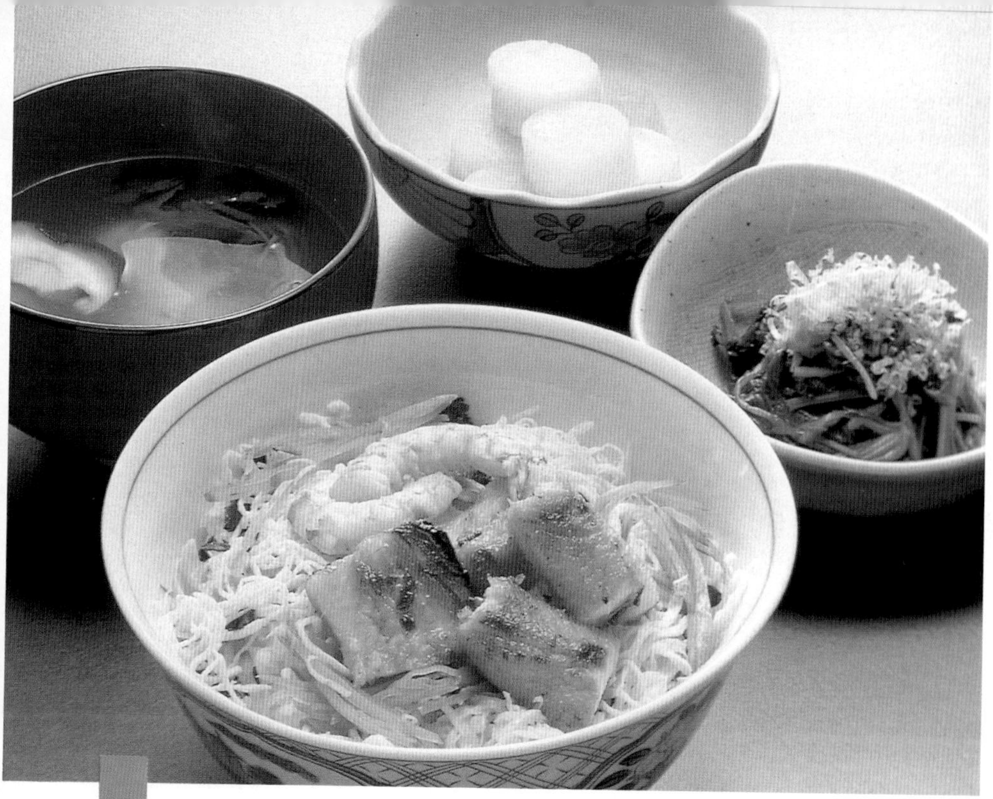

晚餐

什錦飯
香菇雞胸肉鴨兒芹湯
燙菠菜
甜煮甘藷

●

大家都喜歡吃的什錦飯，重點是搭配豐富的菜包。混入飯中的胡蘿蔔及香菇的口味不可太重。甘藷事先略煮一下，煮出的顏色更美麗。

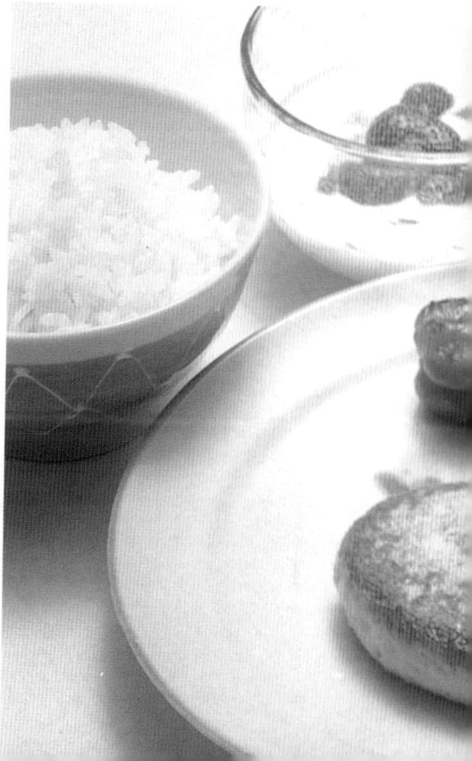

●四群點數法營養價

	♠	♥	♣	♦	計
早餐	1.5	1.3	0.3	4.3	7.4
午餐	0.9	0.8	0.6	2.8	5.1
點心					
晚餐	0.4	1.7	1.2	4.2	7.6
合計	2.8	3.8	2.1	11.3	20.1

一六〇〇Kcal鹽分七g的菜單②

早餐

飯　豆腐蔥味噌湯
白蘿蔔炒煮雞絞肉
燙高麗菜胡蘿蔔

●

白蘿蔔炒煮雞絞肉使用去皮的雞翅肉，熱量較低，脂肪也較底。高麗菜略燙後取出，做成清脆的燙青菜。

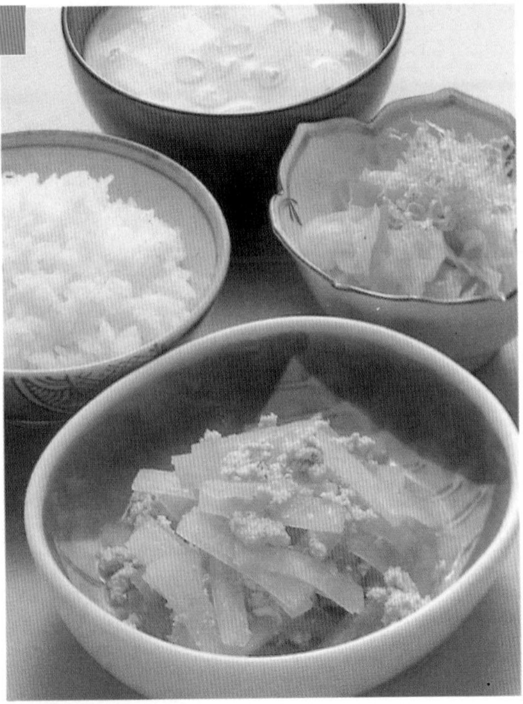

午餐

飯　芙蓉蟹
炒煮豬肉蔬菜
醋拌海帶芽

●

芙蓉蟹淋上汁後再吃，所以蛋不用加鹹味。炒煮豬肉蔬菜的材料用油炒，會釋放出材料的原料，所以必須減少調味料的使用。

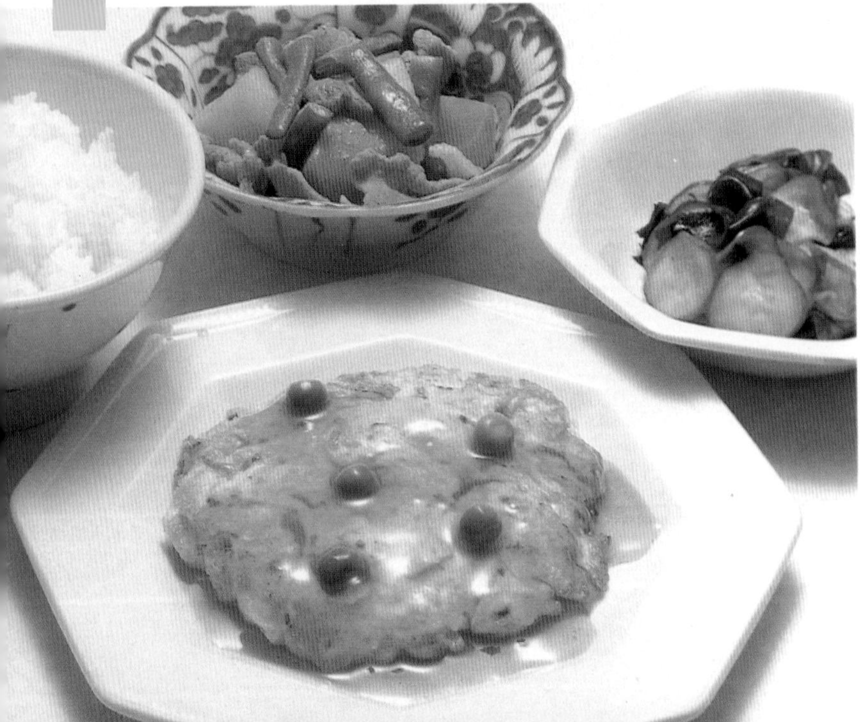

➡作法116頁

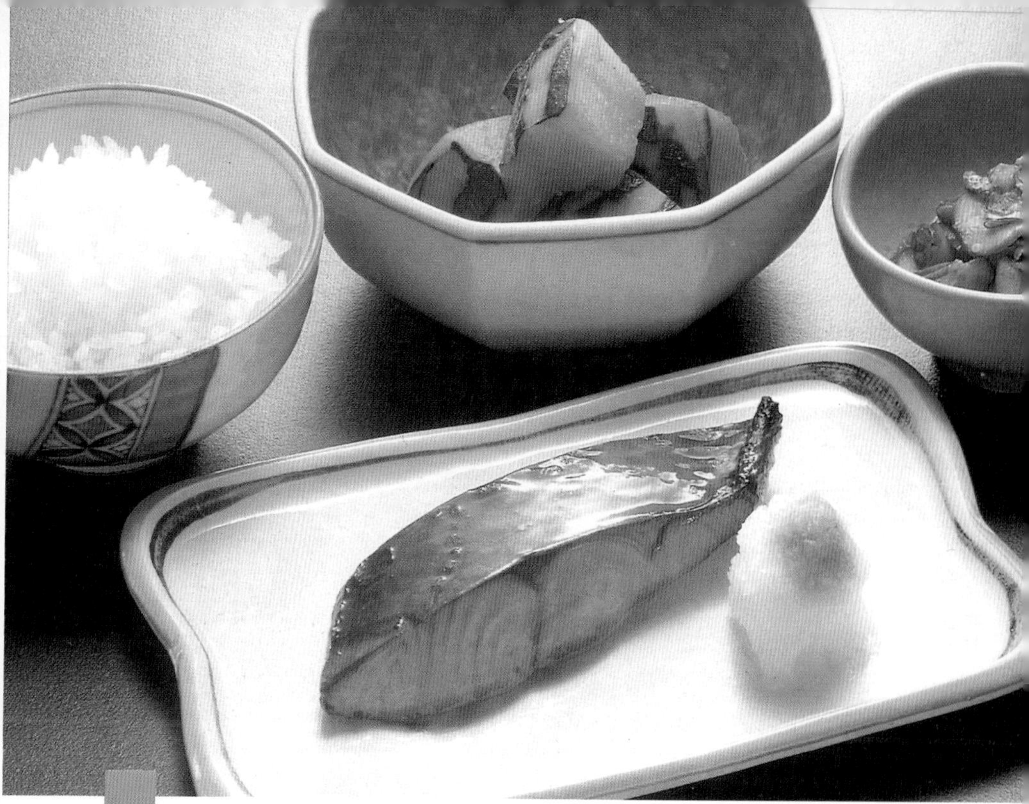

晚餐

飯
照燒霸魚
燉南瓜
小黃瓜拌梅子醬

●

照燒必須塗抹米酒或醬油等調味料，因此不要煮焦了。注意烹調方法。小黃瓜拌梅子醬運用梅子的酸味，所以不需要鹽，吃起來也非常美味，為低鹽的涼拌菜。

點心

柿子　牛乳

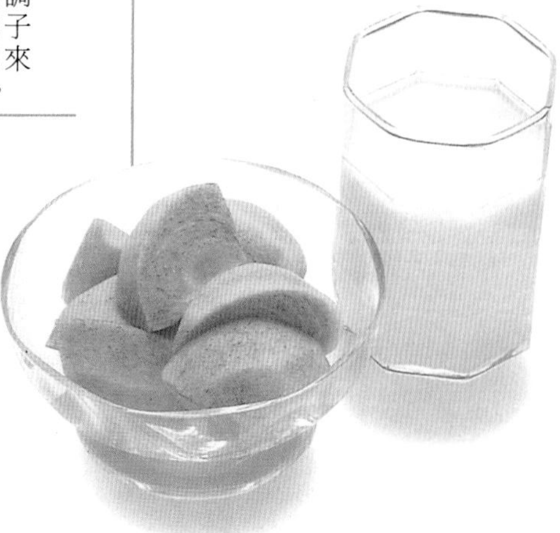

●四群點數法營養價

	♠	♥	♣	♦	計
早餐	0.0	1.3	0.5	3.6	5.4
午餐	1.0	0.4	0.8	5.0	7.2
點心	1.5	0.0	1.1	0.0	2.6
晚餐	0.0	1.8	0.9	2.5	5.2
合計	2.5	3.5	3.3	11.1	20.4

一六〇〇Kcal鹽分七g的菜單③

早餐

飯　滑子蕈味噌湯
烤油豆腐塊
燙菠菜

●

烤油豆腐塊是放在鐵絲網上烤，口味清爽，適合做為早餐食。鋪上白蘿蔔泥可以補充蔬菜，味道也非常適合。

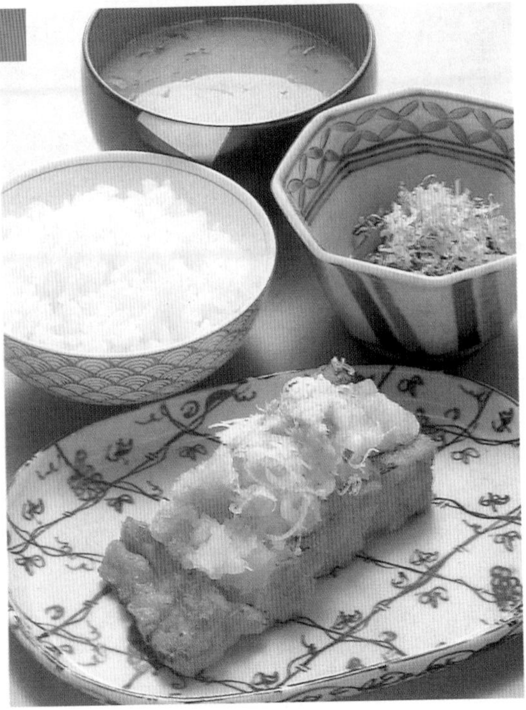

午餐

蛋包飯
中式涼拌菜
牛乳

●

孩子喜歡吃的蛋包飯，大人吃起來也非常美味。蛋盡可能攤得薄些，就能包住飯。涼拌菜運用干貝的美味，再加上芝麻油，所以口味可以淡一些。

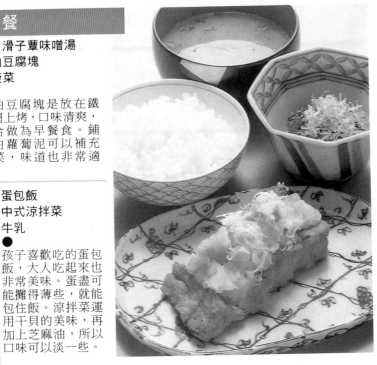

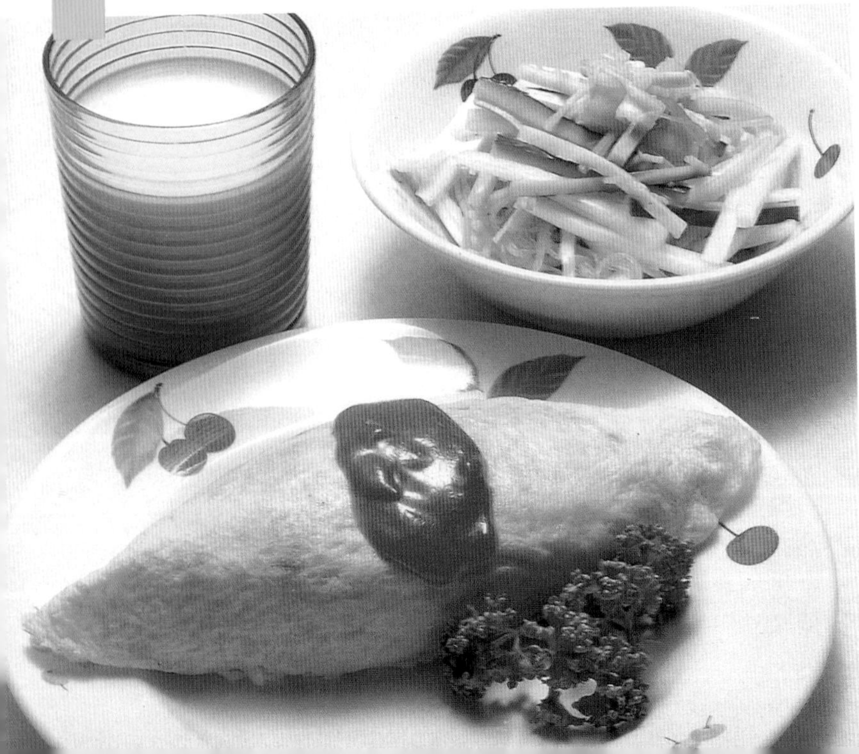

作法118頁

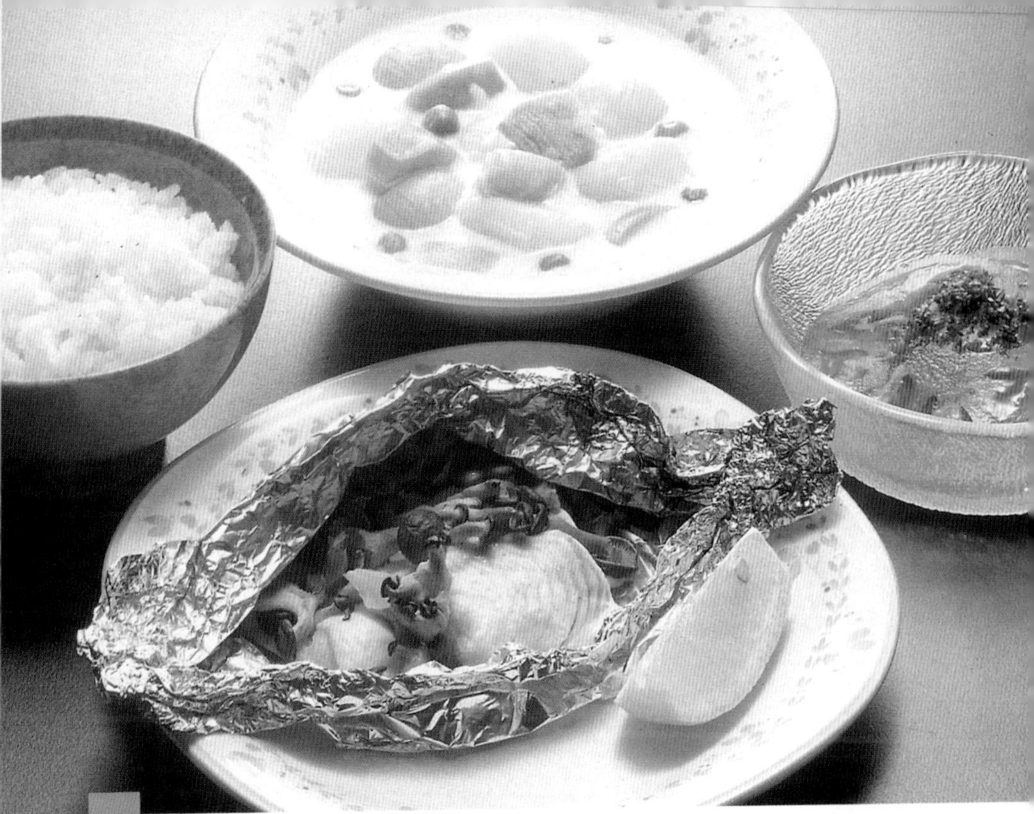

晚餐

飯
烤白肉魚
牛乳燉肉　番茄沙拉

●

烤的菜油比較少，為低熱量、低脂肪的調理法。如果和有香氣的蔬菜包在一起烤，就更美味了。牛乳燉肉的牛乳後來再加入就不會分開了。

點心

葡萄柚

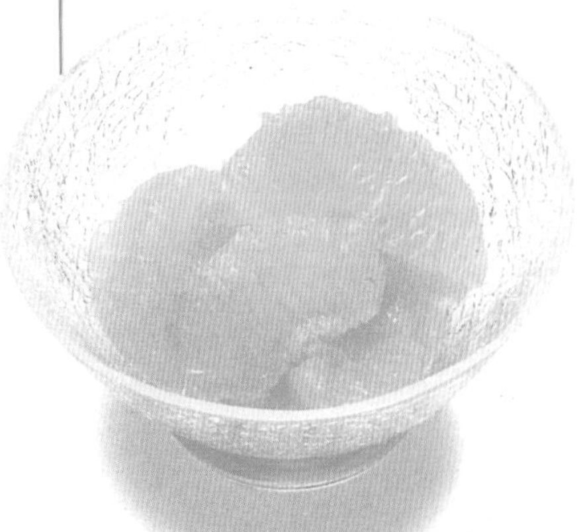

●四群點數法營養價

	♠	♥	♣	♦	計
早餐	0.0	1.4	0.4	3.1	4.9
午餐	2.5	0.5	0.4	5.3	8.7
點心	0.0	0.0	0.7	0.0	0.7
晚餐	0.8	1.1	1.3	2.6	5.8
合計	3.3	3.0	2.8	11.0	20.1

一六〇〇Kcal鹽分七g的菜單④

早餐

飯　高麗菜胡蘿蔔
味噌湯　鹽燒梭魚
香醃漬蕪菁　橘子

●
鹽燒梭魚如果燒太久會變得太硬，因此必須適可而止。香醃漬蕪菁運用檸檬的香氣，所以能夠控制鹽分的攝取量。

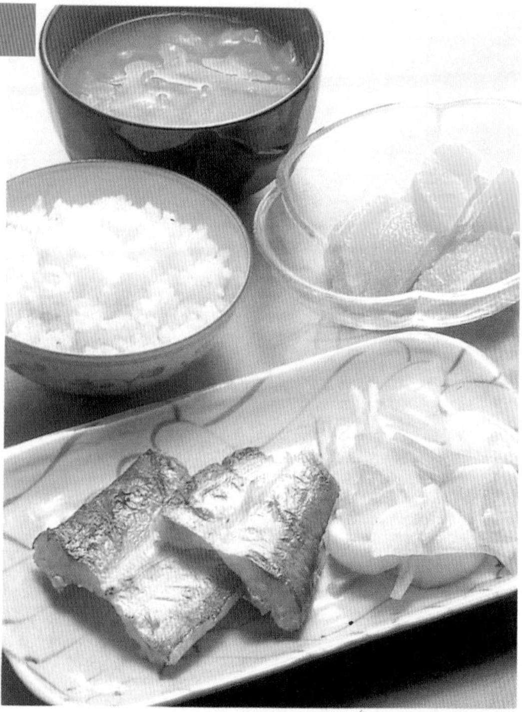

午餐

法國麵包
燉牛肉
生菜沙拉

●
燉牛肉的牛肉醃漬時不要使用鹽，只用醬油，就能達到減鹽效果。沙拉的調味醬的比例是醋1：油 0.6，就能夠減少油的攝取，進而控制熱量。

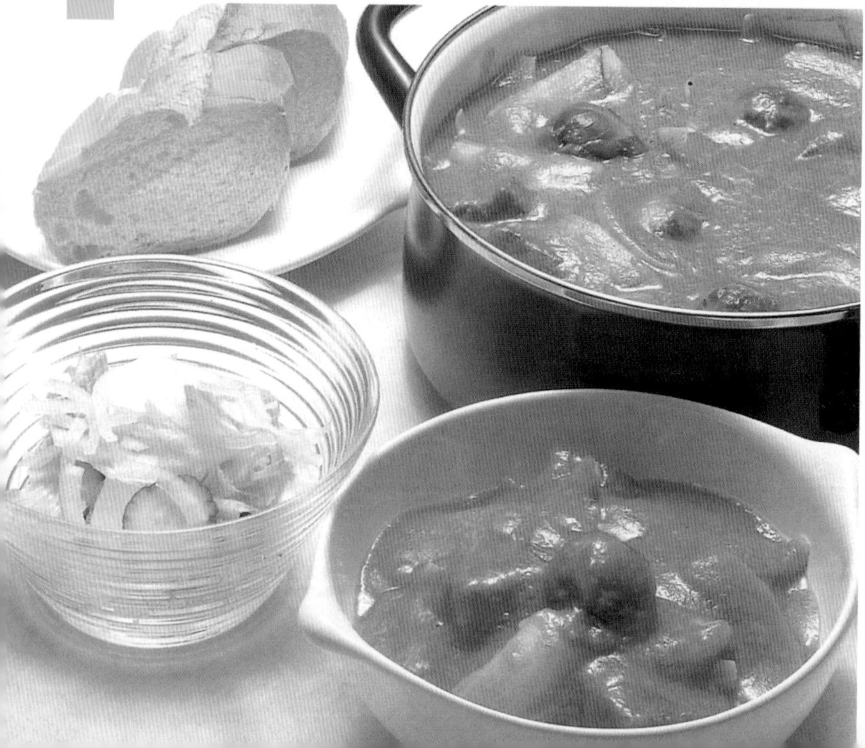

作法120頁

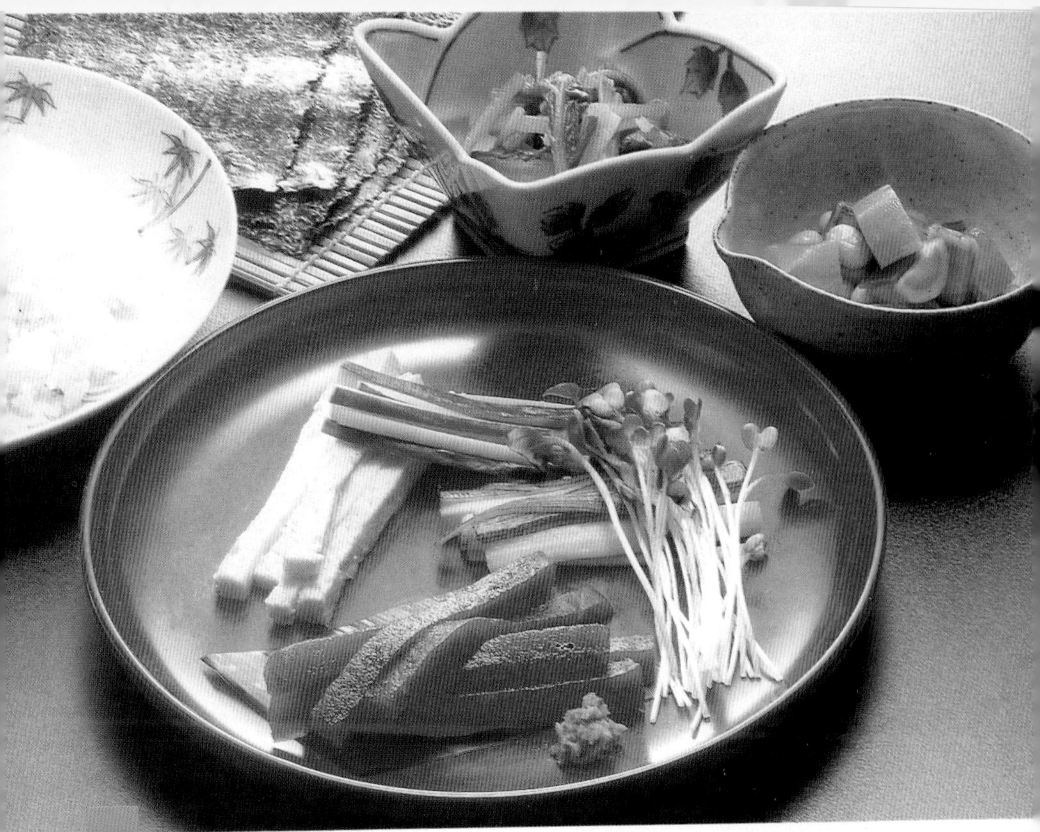

晚餐

手捲壽司
五目豆
小油菜拌芥末

●

可自行選擇喜歡的菜碼捲來吃的壽司，使你具有飲食的滿足感。添加新鮮的紅肉鮪魚，再加一些蔬菜搭配，也是視覺的一大享受。拌芥末的菜可利用芥末的辣味，減少醬油的使用量。

點 心

牛乳

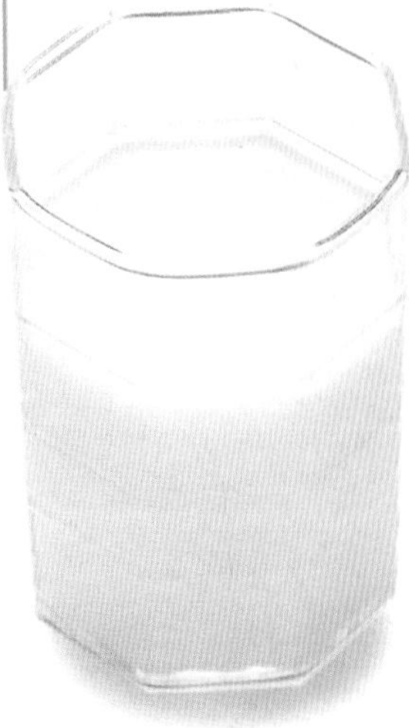

●四群點數法營養價

	♠	♥	♣	♦	計
早餐	0.0	1.3	0.7	3.1	5.1
午餐	0.0	0.7	1.5	4.5	6.7
點心	1.5	0.0	0.0	0.0	1.5
晚餐	1.0	2.0	0.4	4.0	7.4
合計	2.5	4.0	2.6	11.6	20.7

一六〇〇Kcal鹽分九g的菜單①

早餐

吐司
海鮮沙拉
牛乳

●

海鮮沙拉不光只用蛋和蔬菜，還加入胡蘿蔔和新鮮的海帶芽補充維他命A。鮪魚罐頭可用鮭魚或干貝等代替。

午餐

雞蛋烏龍麵
炸茄子淋味噌
哈蜜瓜

●

雞蛋烏龍麵是將打入雞蛋的湯汁用太白粉勾芡，所以很容易連湯全部喝下。味道必須淡些。炸茄子先在皮上劃幾刀，較容易炸熟。

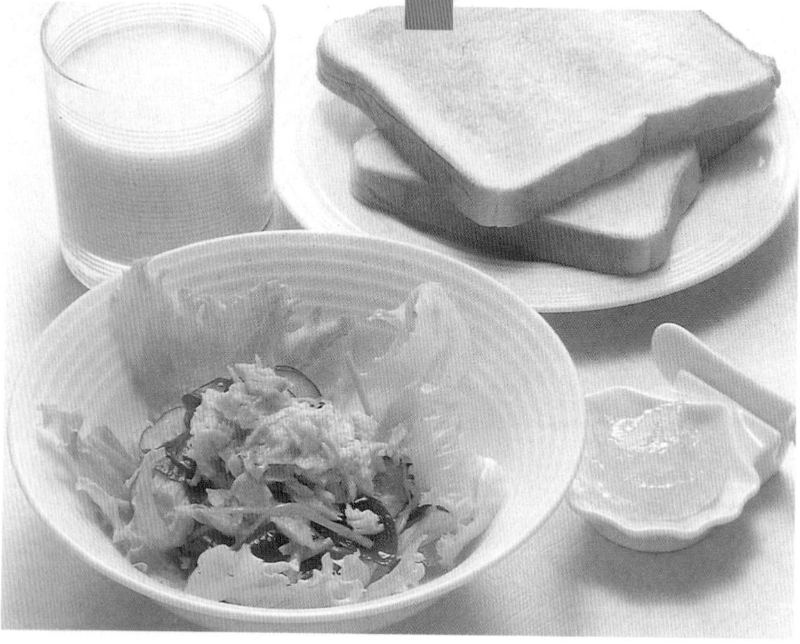

晚餐

飯　義大利式酥仔肉
油豆腐煮蔬菜
萵苣沙拉

●

義大利酥仔肉的麵衣是在蛋中加入麵粉和乳酪粉做成的，所以量較多。而油豆腐如果煮太久會漲起來，因此最後再加入。

●四群點數法營養價

	♠	♥	♣	♦	計
早餐	1.5	1.1	0.1	3.6	6.3
午餐	1.0	0.5	1.2	3.8	6.5
點心					
晚餐	0.5	1.6	0.9	5.1	8.1
合計	3.0	3.2	2.2	12.5	20.9

➡作法122頁

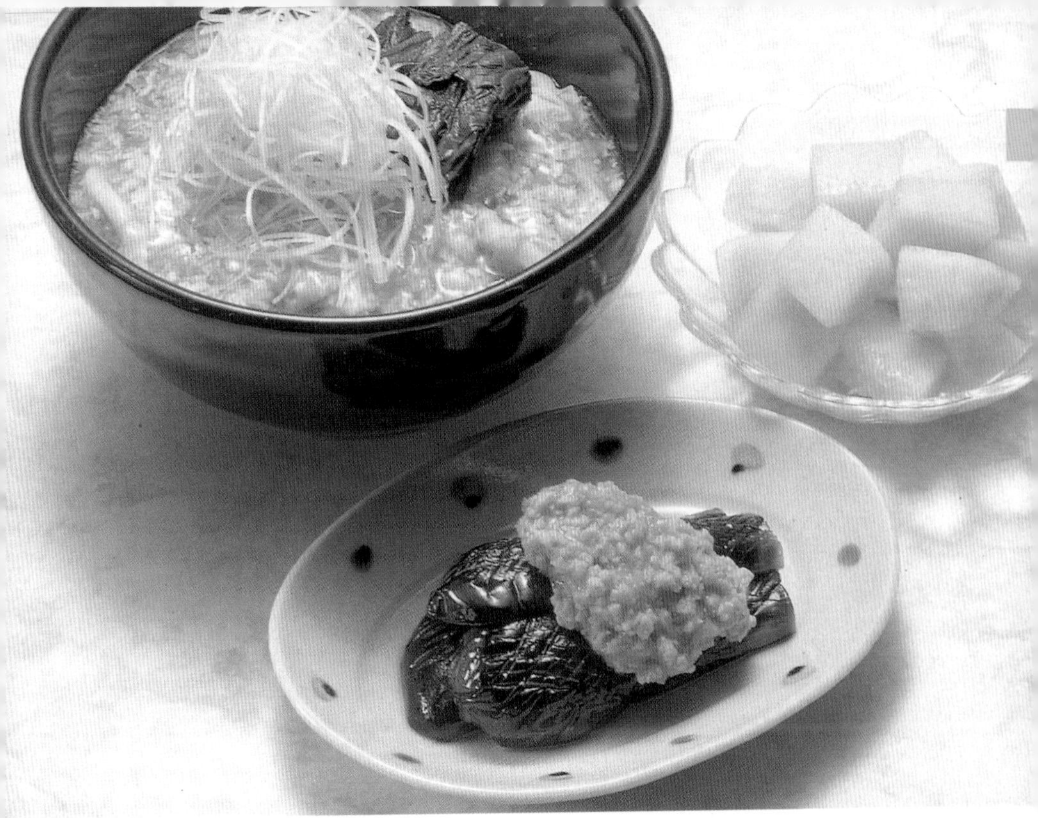

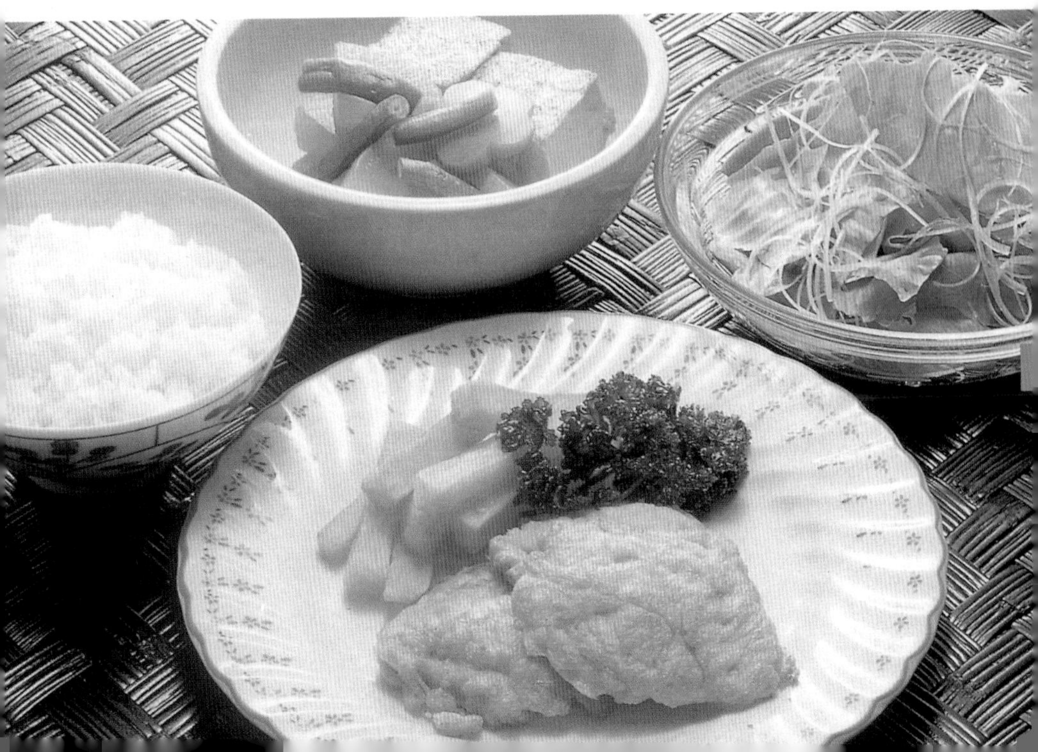

一六〇〇Kcal 鹽分九g的菜單②

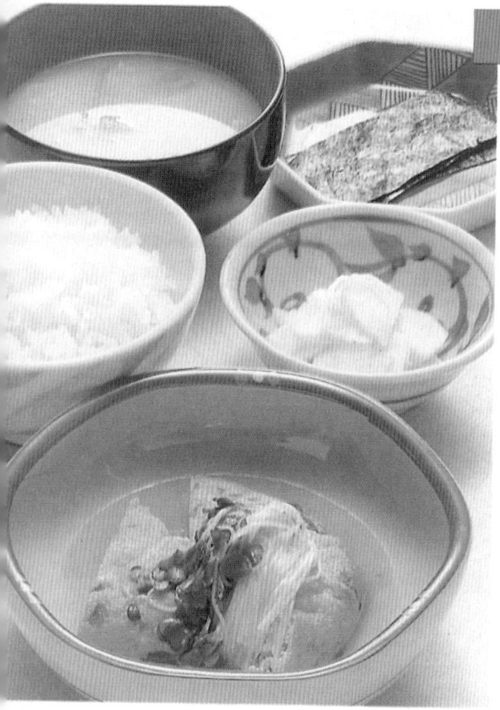

早餐

飯　豆芽菜胡蘿蔔味噌湯
煮青菜絲油豆腐　淺醃漬蕪菁
五香海苔

●

青菜絲油豆腐用滾水澆淋就能去除油分，而且也是促進入味的秘訣。煮汁煮滾之後再放入，關火之後隔一段時間再撈起來，就算口味淡些也容易入味。利用柚子皮引出蕪菁的香氣，更能增添食慾。

午餐

飯　炸魚
綠蘆筍湯
柴魚片配番茄

●

炸魚利用沙拉油和奶油一起炸，再淋上奶油醬，才是真正的味道。但是因為屬於高熱量食品，所以番茄不使用調味料，而使用柴魚片搭配調味。

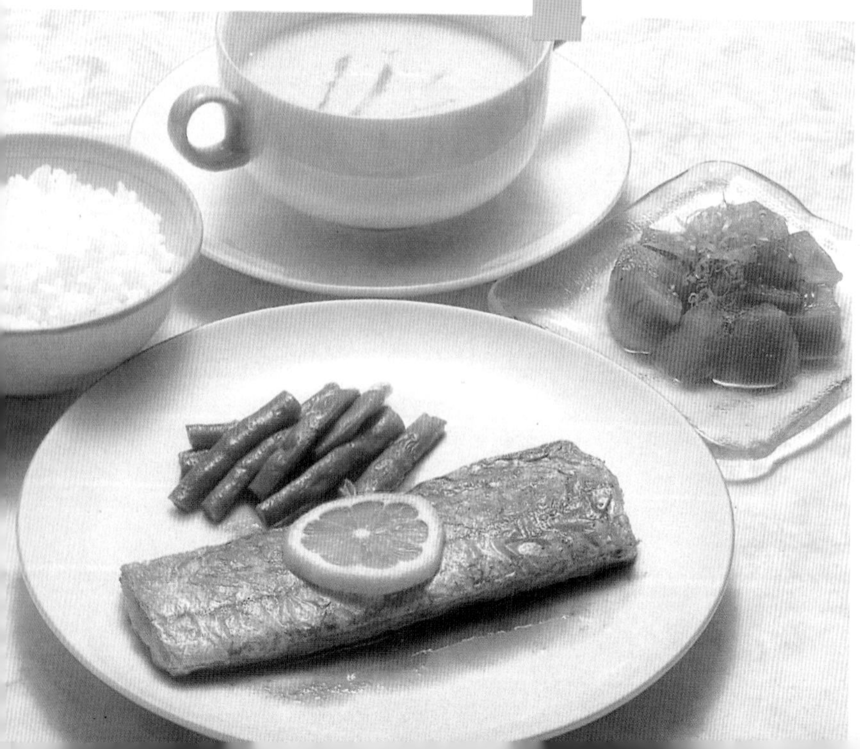

作法124頁

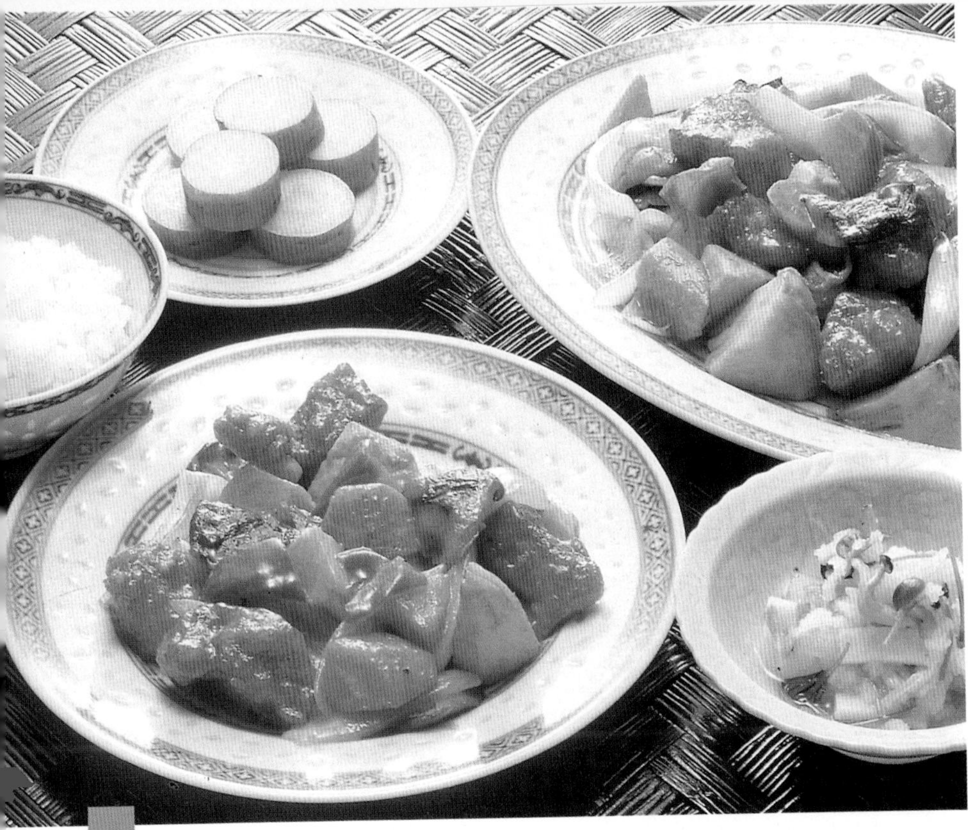

晚餐

飯　糖醋豬肉　拌白蘿蔔
炸煮甘藷

●

糖醋豬肉不只是肉，是一盤能攝取到豐富蔬菜的佳餚，看起來也非常豪華，使人忘了這是一道限制熱量的飲食，拌白蘿蔔添加香氣，吃起來非常爽口，甘藷先炸過之後更易吃出味道。

點心

牛乳　橘子

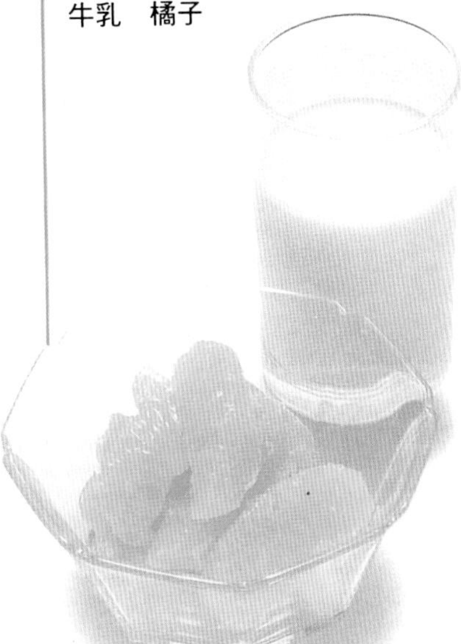

●四群點數法營養價

	♠	♥	♣	♦	計
早餐	0.0	2.0	0.2	2.2	4.4
午餐	0.8	1.2	0.5	4.1	6.6
點心	1.5	0.0	0.9	0.0	2.4
晚餐	0.0	1.0	1.6	4.4	7.0
合計	2.3	4.2	3.2	10.7	20.4

早餐

飯
白蘿蔔油豆腐包味噌湯
鮪魚炒蔬菜
燙小油菜

●

鮪魚炒蔬菜因為鮪魚中有鹽分,所以不需要調味料,吃起來也非常美味。使用罐頭素材時,必須注意其中所含的鹽分。

午餐

麵包捲三明治
水果捲酸乳酪　牛乳

●

做三明治不只限於使用吐司麵包,也可以使用麵包捲,在菜碼上也可以變化。製作炒蛋容易散開,秘訣是不要炒得太熟。水果拌酸乳酪只要運用水果的甘甜味就可以了。

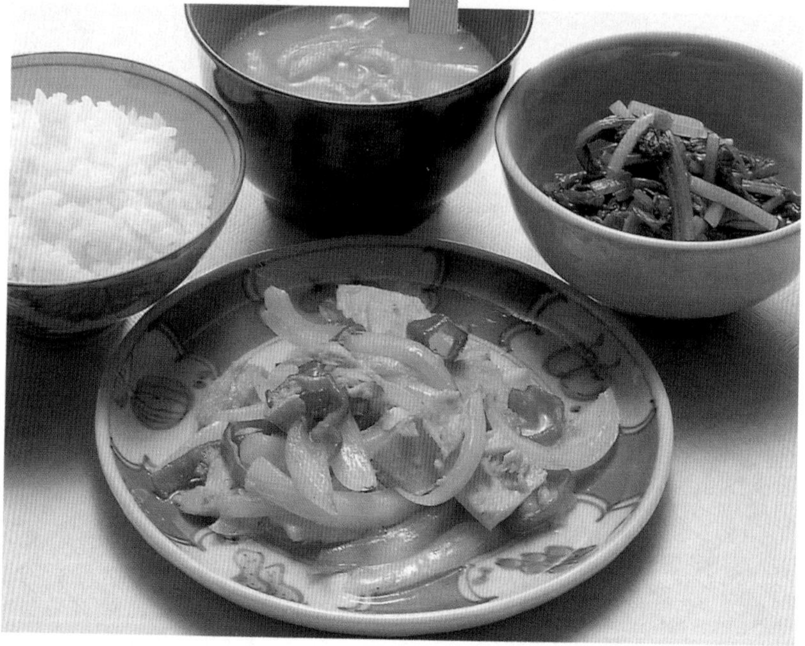

晚餐

飯
高麗菜捲
豆腐沙拉

●

高麗菜捲中的肉必須使用豬肉或牛肉脂肪較少的部分做成絞肉。上方撒上乳酪粉,吃起來較美味,可以滿足舌頭的感覺。豆腐沙拉在調味醬中加入醬油,別有一番風味。

⬇作法126頁

●四群點數法營養價

	♠	♥	♣	♦	計
早餐	0.0	1.9	0.5	2.5	4.9
午餐	3.5	0.1	1.7	3.4	8.7
點心					
晚餐	0.0	1.6	0.6	4.1	6.3
合計	3.5	3.6	2.8	10.0	19.9

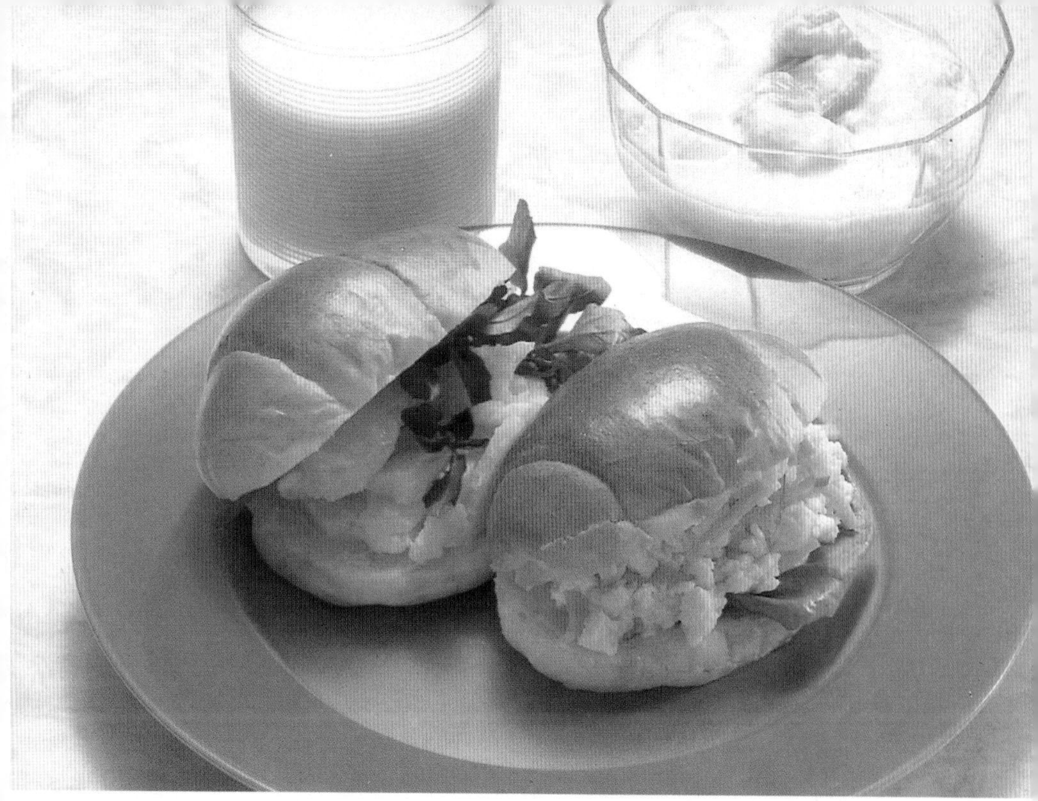

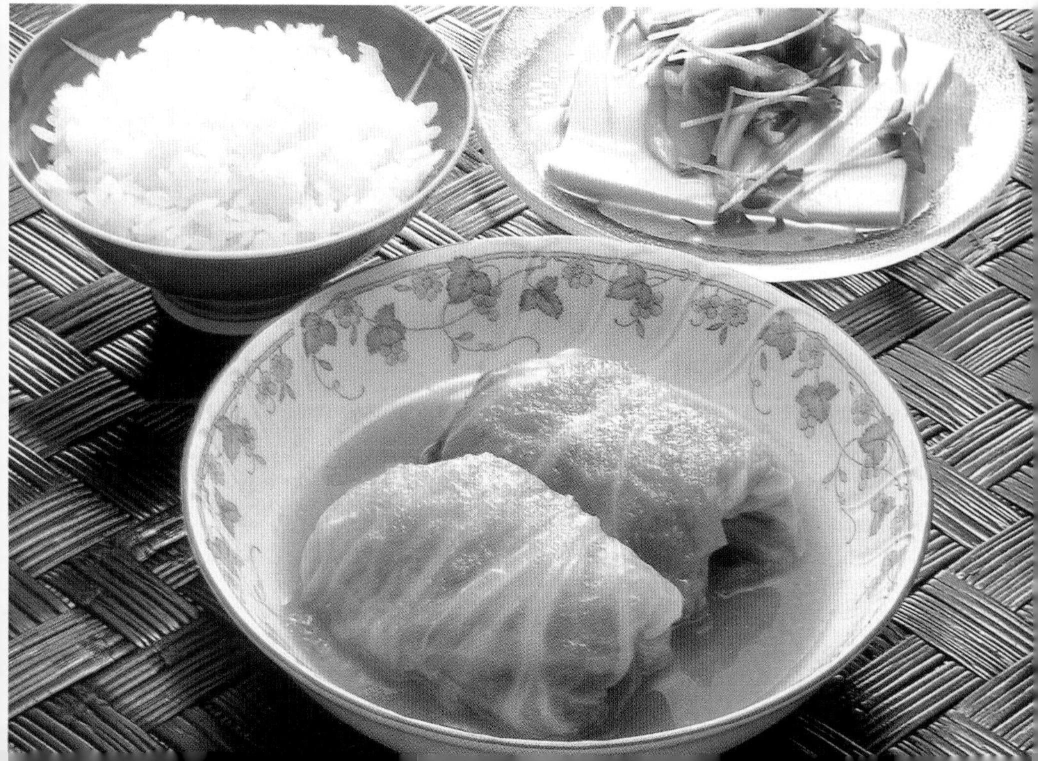

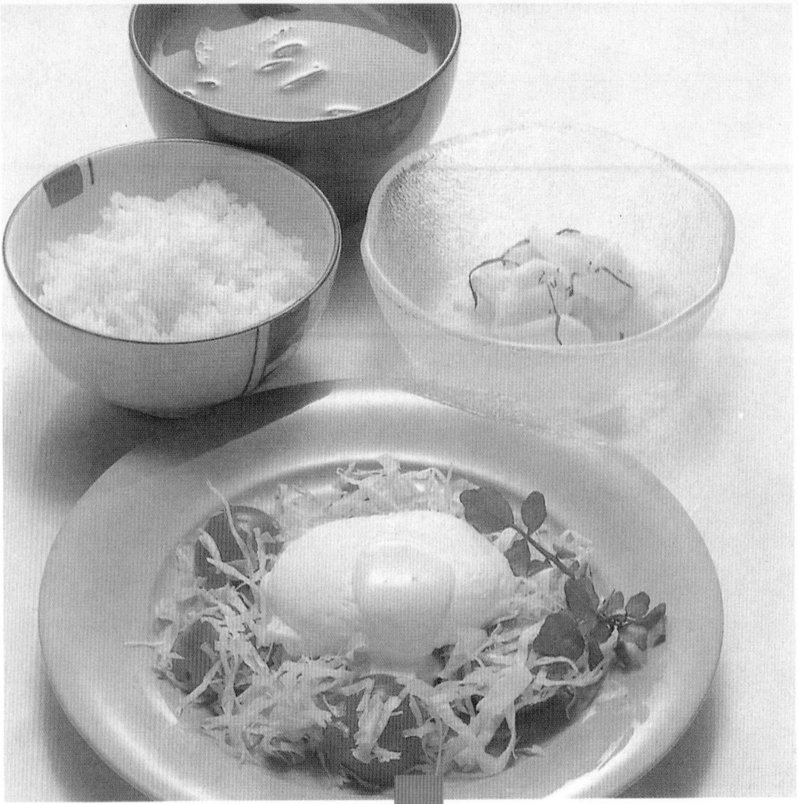

早餐

飯　海帶芽洋蔥味噌湯
水煮荷包蛋　醃漬紫蘇蕪菁

●

水煮荷包蛋是不帶殼的煮蛋，不使用油就能夠調理，能使餐桌上的菜色產生變化。蕪菁和紫蘇等具有香氣的蔬菜搭配更適合。

點心

酸乳酪
奇異果

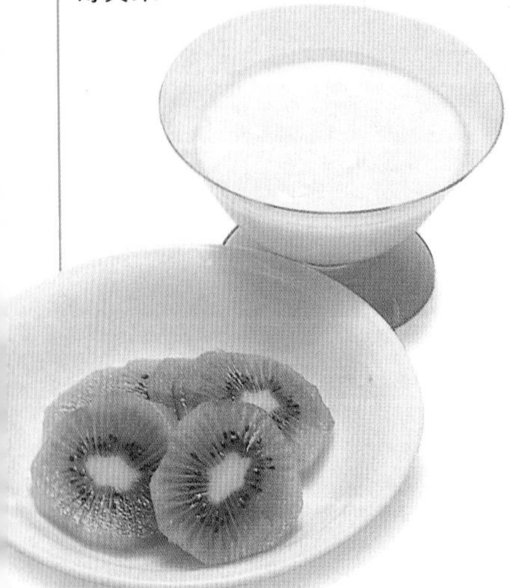

作法128頁

●四群點數法營養價

	♠	♥	♣	♦	計
早餐	1.0	0.2	0.3	4.2	5.7
午餐	0.0	2.4	0.9	3.7	7.0
點心	0.8	0.0	0.7	0.0	1.5
晚餐	1.2	1.2	1.2	5.0	8.6
合計	3.0	3.8	3.1	12.9	22.8

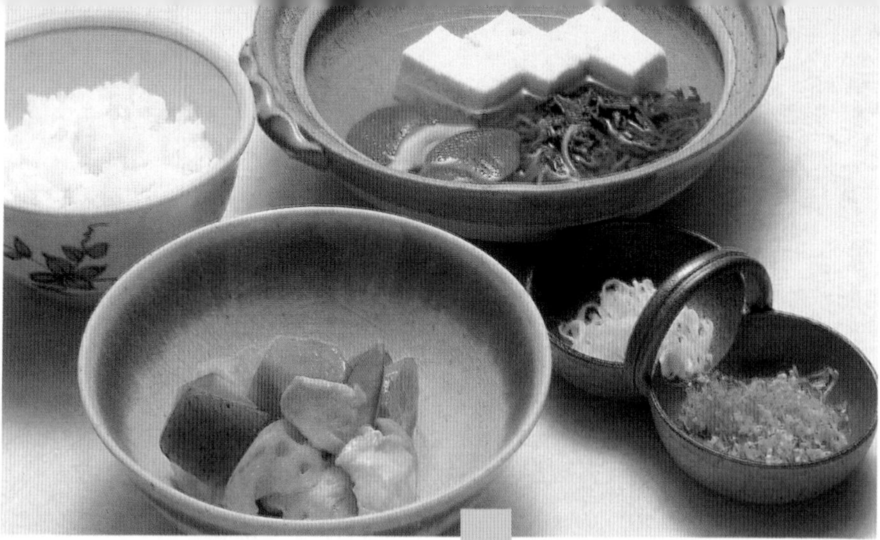

午餐

飯　筑前煮
湯豆腐

●

筑前煮是用油炒過材料後再煮，因此具有濃厚的口味，所以即使味道調得淡一些，吃起來也非常美味。湯豆腐不只含有豆腐，還要加入蔬菜，才能攝取到充足的營養。

晚餐

飯　牛乳通心粉湯
奶油煎若鰨魚　蔬菜絲沙拉

●

若鰨魚是西式料理經常使用的魚，非常適合與奶油搭配。因為奶油的熱量較高，因此沙拉不使用油，只用醋和醬油涼拌。

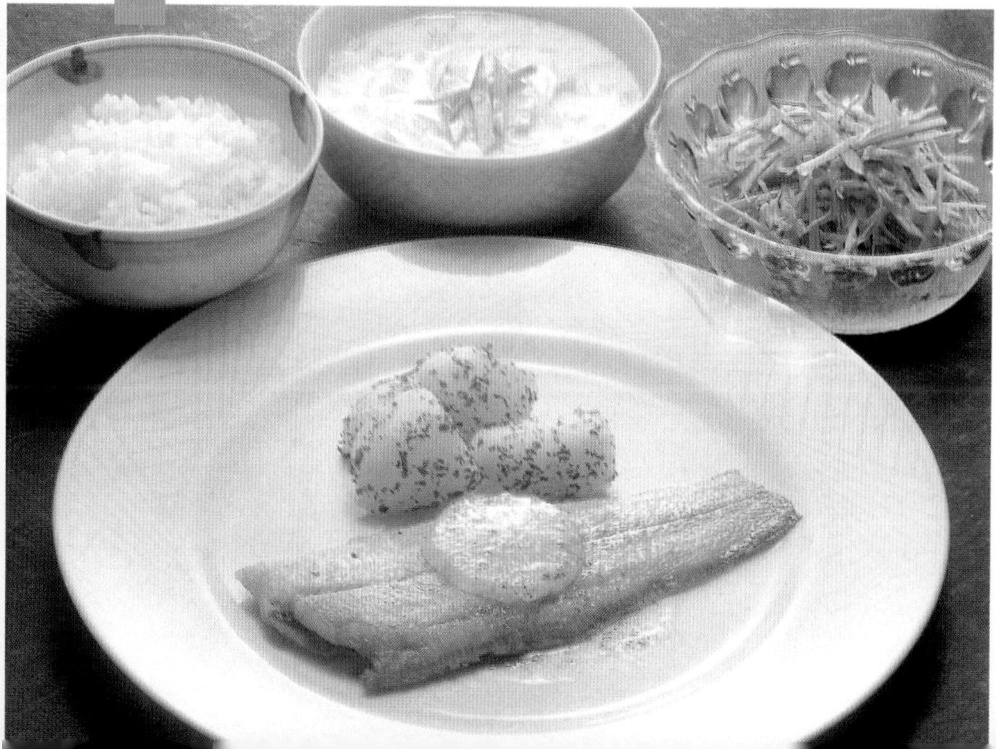

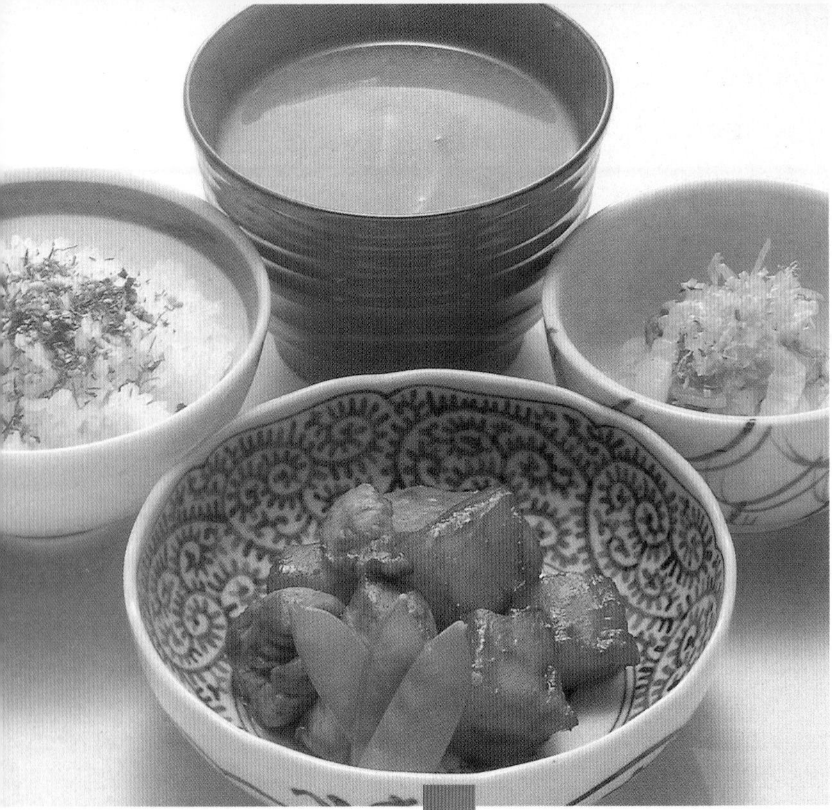

早餐

香鬆飯
糯米丸小油菜味噌湯
蒟蒻煮味噌
燙白菜

●

蒟蒻煮味噌使用的是櫻花味噌，看起來顏色較深，可是鹽分並不多。利用醃漬的方式處理白菜，會導致鹽分攝取過多，因此使用燙白菜的方式就可以安心地吃了。

點心

牛乳

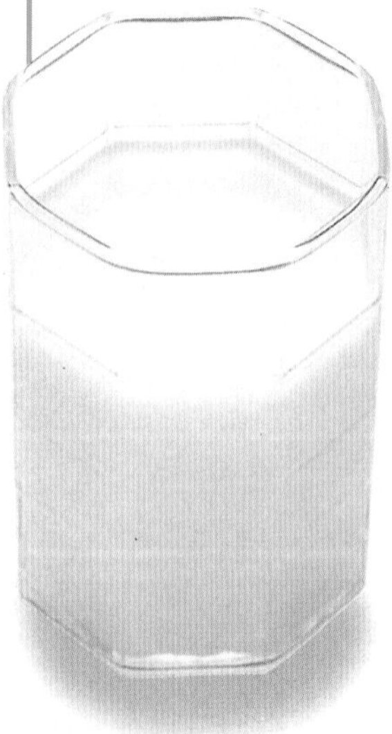

作法130頁

●四群點數法營養價

	♠	♥	♣	♦	計
早餐	0.0	1.2	0.2	3.9	5.3
午餐	0.7	0.9	1.1	5.2	7.9
點心	1.5	0.0	0.0	0.0	1.5
晚餐	1.5	0.8	1.1	4.3	7.7
合計	3.7	2.9	2.4	13.4	22.4

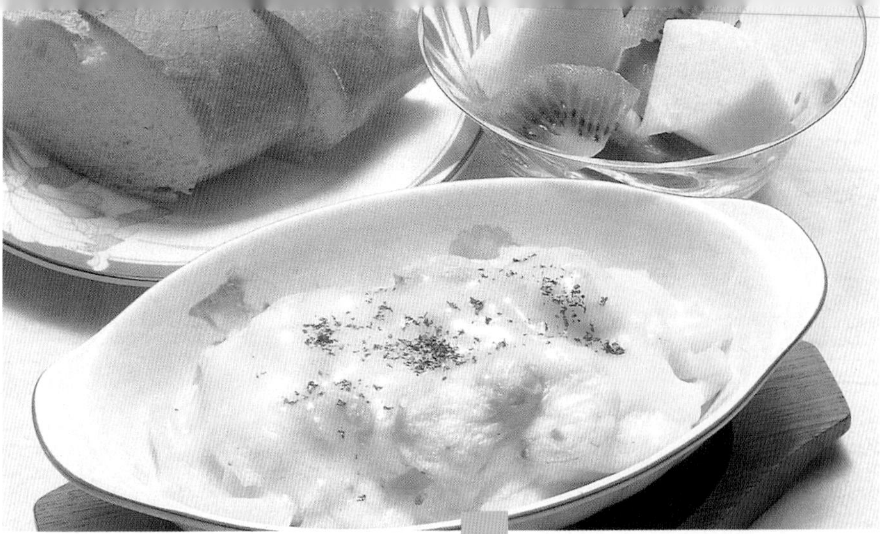

午餐

法國麵包　焗通心粉
水果

●

限制食大都是淡而無味的料理，但是利用烤通心粉可以產生變化。醬油和乳酪的量必須減少，就能抑制熱量的攝取。

晚餐

飯　千草燒　馬鈴薯紅燒肉
柚子皮拌菠菜玉蕈

●

蛋中加入蔬菜煎得厚厚的千草燒的量豐富，適合當主菜。主菜是蛋，副菜使用豬肉，雖然少量也能產生滿足感。

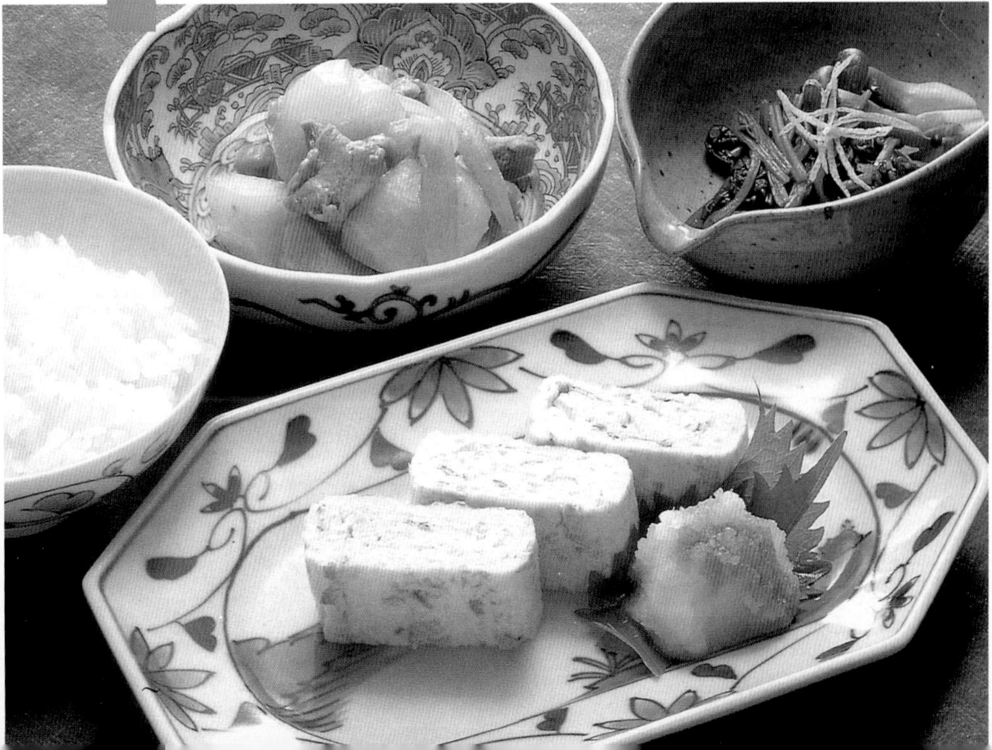

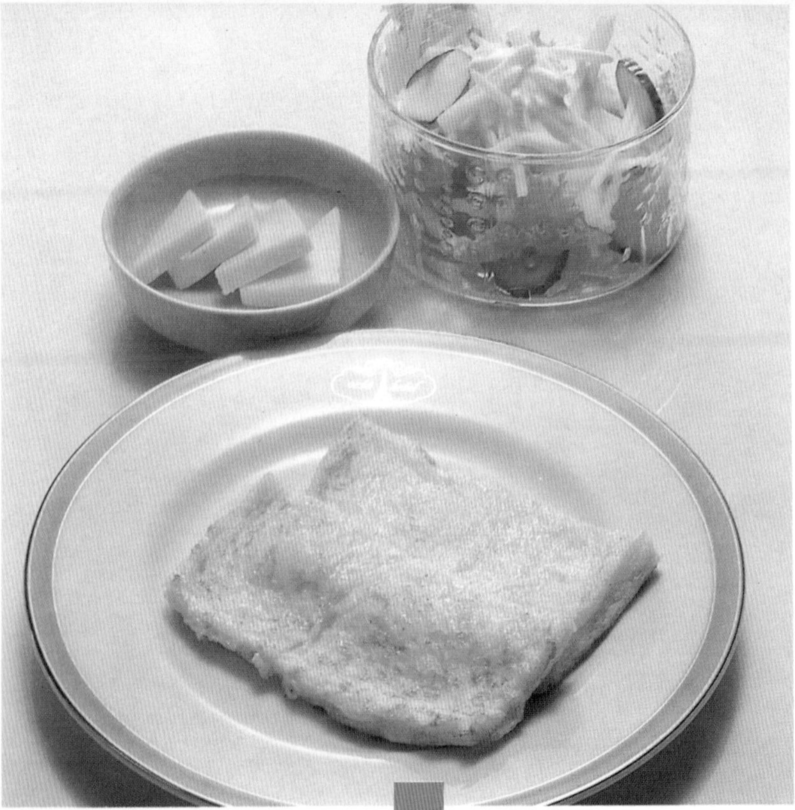

一八〇〇Kcal鹽分七g的菜單③

早餐

法式吐司
水果沙拉
三角乳酪

●

法式吐司是在麵包中加入蛋和牛乳一起煎，所以吃一盤就可以攝取到足夠的營養，而且因為很柔軟，年長者也很喜歡吃。因為麵包已經很豐富了，所以沙拉必須選擇簡單的沙拉。

點心

牛乳　橘子

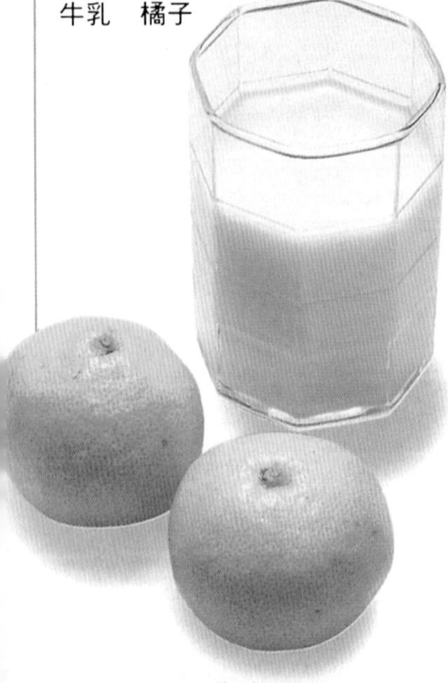

作法132頁

●四群點數法營養價

	♠	♥	♣	♦	計
早餐	2.5	0.0	0.6	4.6	7.7
午餐	0.0	0.9	0.4	4.8	6.1
點心	1.5	0.0	0.8	0.0	2.3
晚餐	0.0	2.8	0.6	3.4	6.8
合計	4.0	3.7	2.4	12.8	22.9

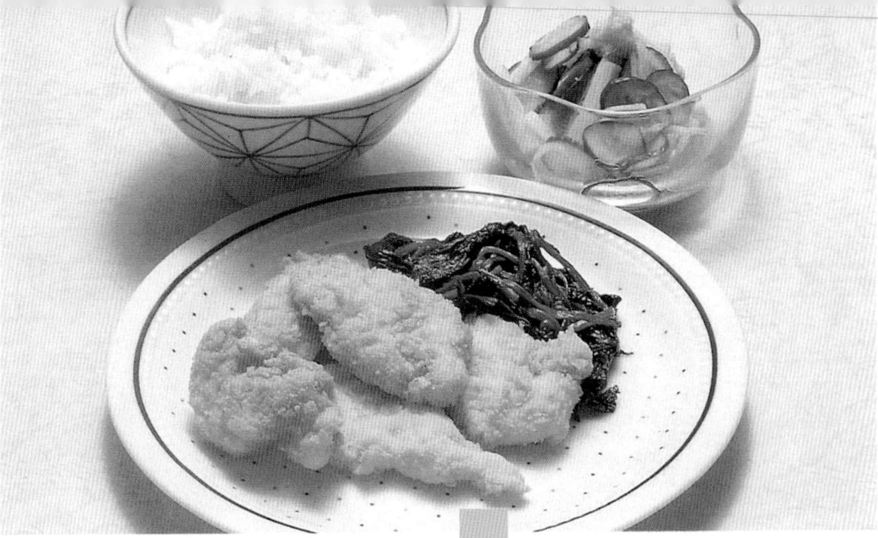

午餐

飯
炸雞胸肉　醋涼拌菜
●
炸雞胸肉的麵衣使用蘇打餅乾，具有與麵包粉完全不同的風味，吃起來非常美味。醋涼拌菜在材料的組合上下功夫，更富於變化。

晚餐

飯　烤魚　青菜絲油豆腐
煮蔬菜　小黃瓜拌蘘荷
●
鰈魚不僅適合紅燒，利用鹽燒的方式吃起來爽口美味。添加醋薑更能增添風味。青菜絲油豆腐煮蔬菜的蔬菜先煮過之後更容易入味，即使味較淡也非常好吃。

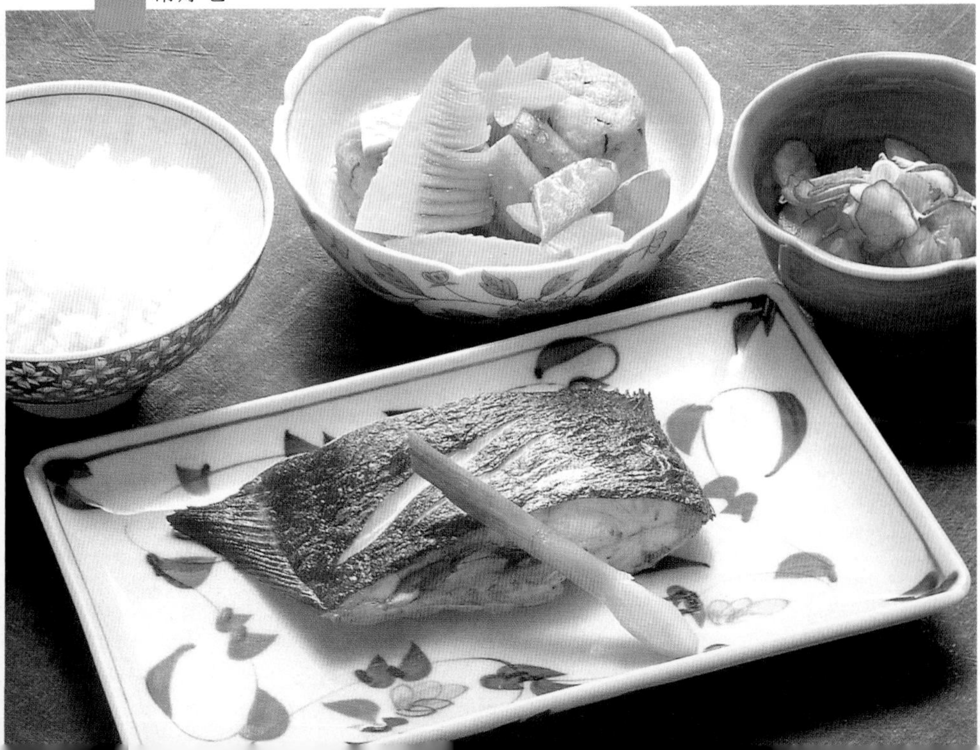

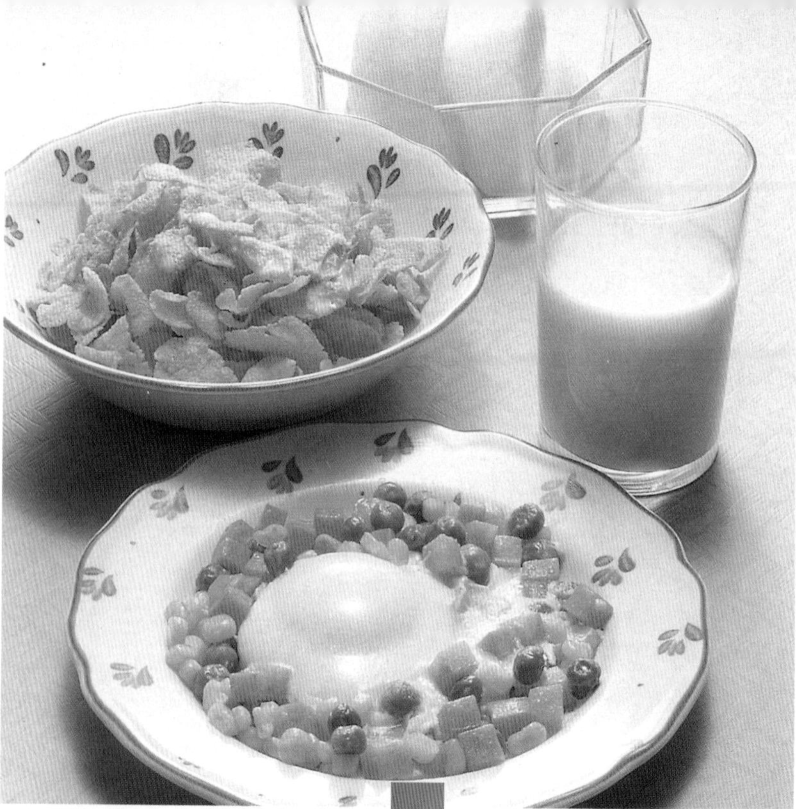

早餐

玉米片
鳥巢蛋　蘋果
●
玉米片加牛乳食用，最適合用來當早餐。鳥巢蛋不需要事先處理，使用綜合蔬菜做起來非常快。

點心

酸乳酪

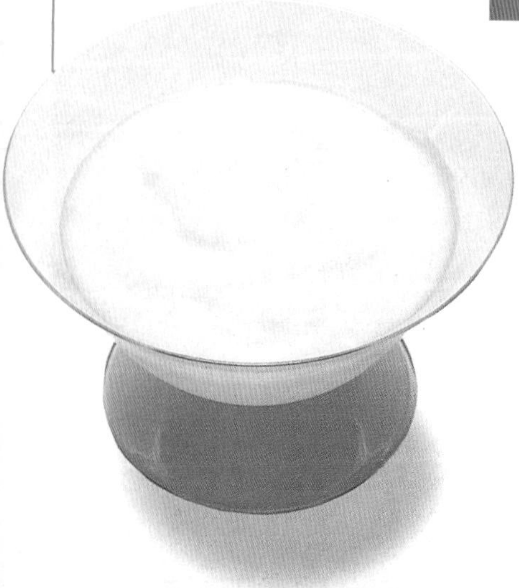

作法134頁

●四群點數法營養價

	♠	♥	♣	♦	計
早餐	2.5	0.0	1.8	2.6	6.9
午餐	0.0	1.8	0.9	4.5	7.2
點心	0.8	0.0	0.0	0.0	0.8
晚餐	0.0	1.7	0.2	5.2	7.1
合計	3.3	3.5	2.9	12.3	22.0

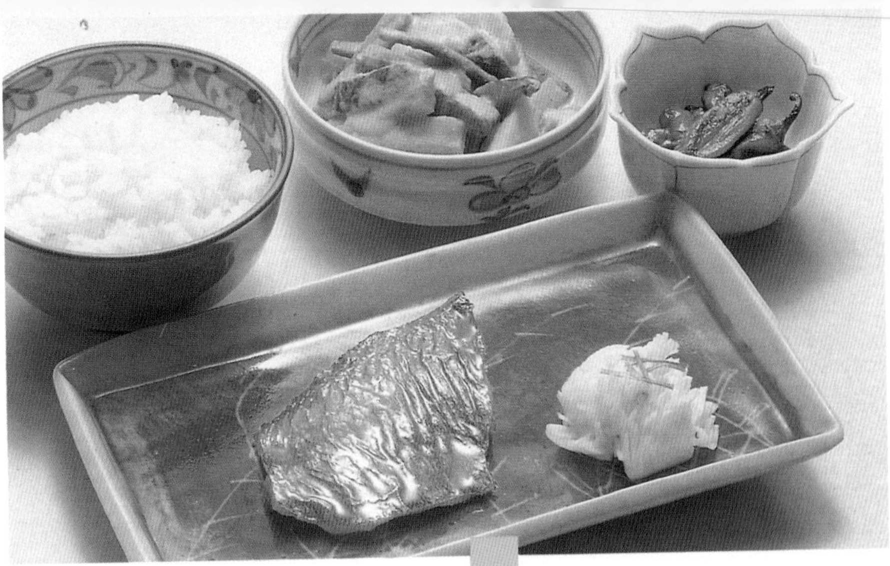

午餐

飯　照燒魚
雞肉煮小芋頭　醬油泡烤辣椒

●

照燒的秘訣是不要燒焦了。添上菊花、蕪菁更為鮮豔豪華。雞肉煮小芋頭是加上芝麻和白味噌煮成的。利用芝麻的香氣可增添食慾。

晚餐

五目炒飯　豆腐蝦子湯
中式甜醋醃漬小黃瓜

●

五目炒飯中加入豬肉、蟹、白肉魚等豐富的菜碼，做成豪華的飯。中式甜醋醃漬小黃瓜吃起來非常爽口，和炒飯搭配最適合。

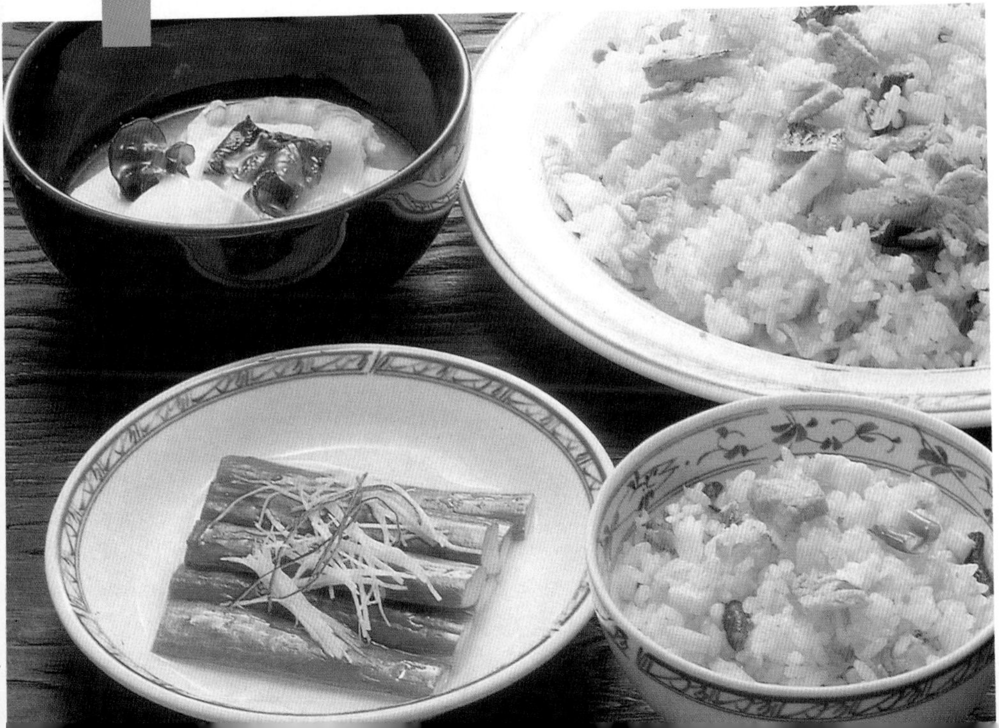

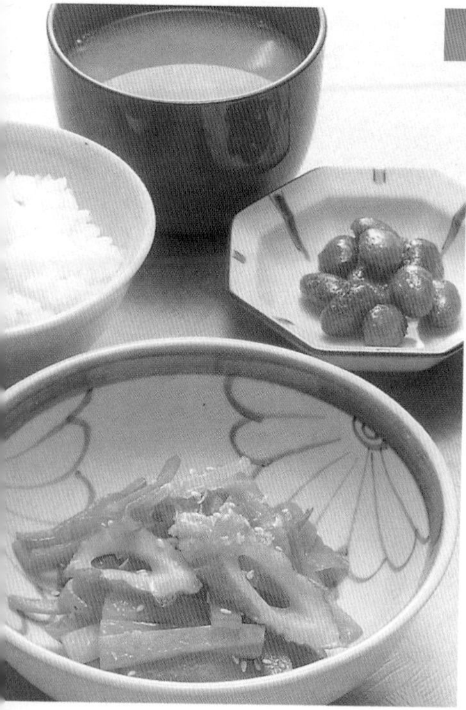

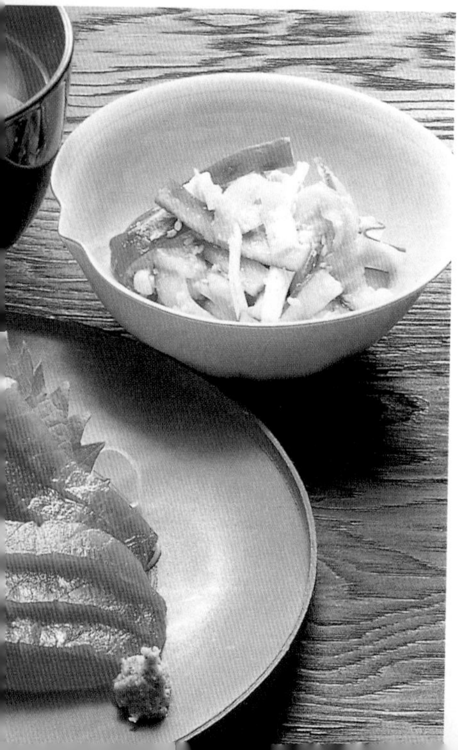

早餐

飯
豆腐蔥味噌湯
金平白蘿蔔竹輪
煮豆

●

白蘿蔔擦碎削成泥，或是將味噌湯中的菜碼用油炒過之後再煮，吃起來非常美味。而甜煮豆用來搭配菜單，只要使用少量就夠了。

點心

梨子
酸乳酪

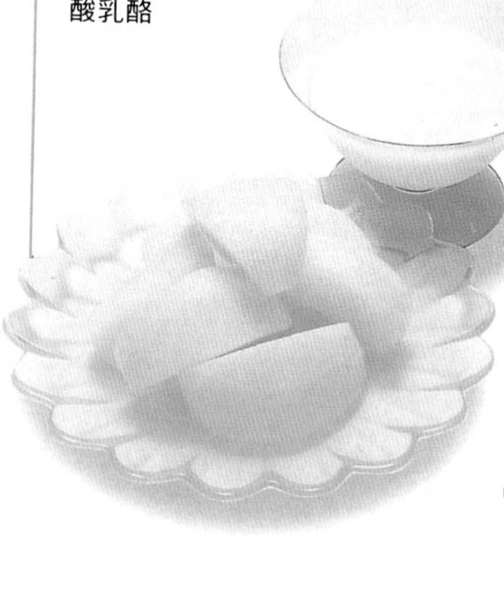

⬇作法136頁

●四群點數法營養價

	♠	♥	♣	♦	計
早餐	0.0	1.5	0.2	3.9	5.6
午餐	1.7	0.5	1.3	5.0	8.5
點心	1.5	0.0	0.8	0.0	2.3
晚餐	0.0	2.2	0.2	4.3	6.7
合計	3.2	4.2	2.5	13.2	23.1

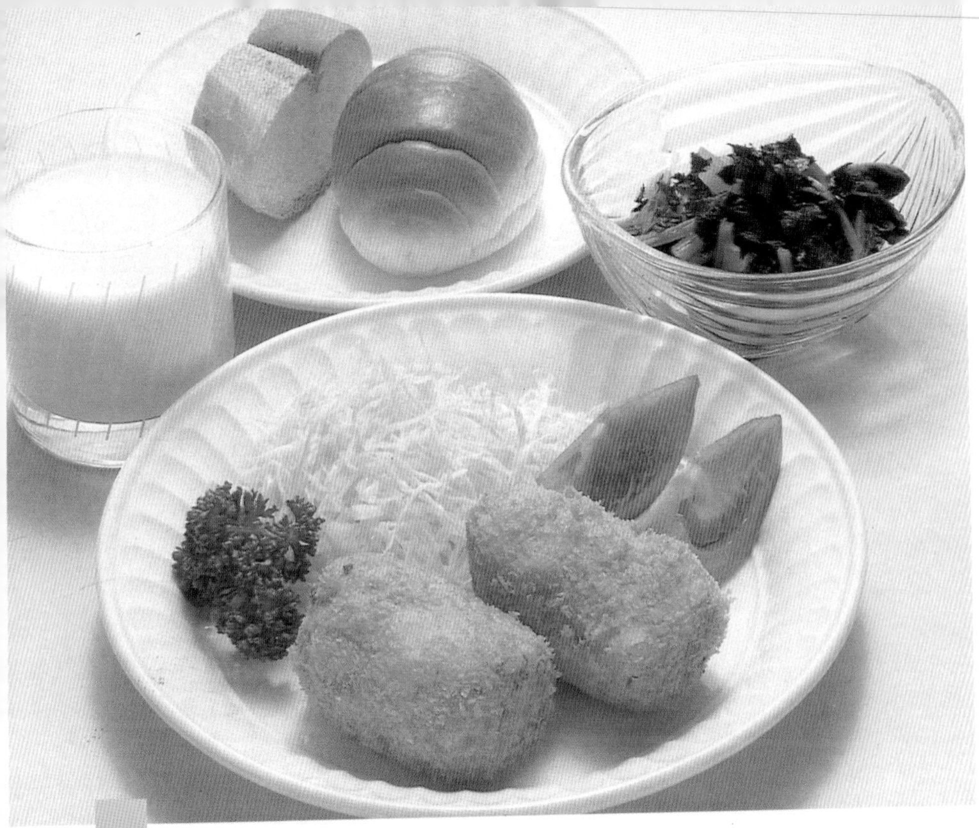

午餐

麵包　炸肉丸子
小油菜拌海苔　牛乳

●

在 1800kcal 的菜單中熱量較高的炸肉丸子也能安心食用，是令人懷念的菜單。小油菜拌海苔所使用的海苔不要選擇調味海苔，必須選擇五香海苔。

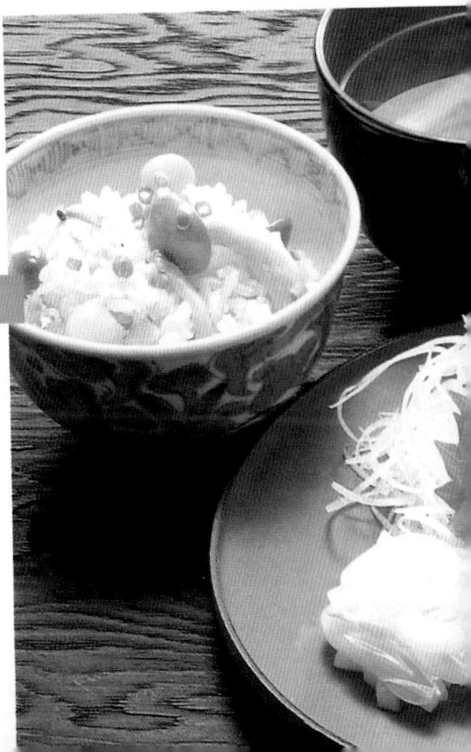

晚餐

玉蕈飯
青江菜土當歸湯
生魚片
小黃瓜拌金菇

●

秋天時可以做來嚐嚐的玉蕈飯煮好後，將菜碼混入飯中。使用這個方法即使較淡的口味，吃起來也非常美味。芝麻涼拌菜搭配小黃瓜與金菇的涼拌組合，吃起來非常爽口。也能增添芝麻的風味。

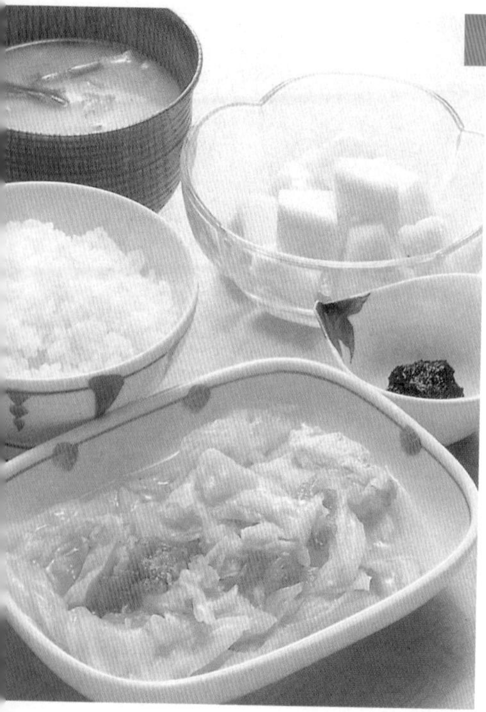

早 餐

飯
韮菜油豆腐包味噌湯
雞肉煮高麗菜
佃煮海苔
鳳梨
●
雞肉和高麗菜一起煮，加上番茄色彩豔麗，同時也添加了維他命A。佃煮海苔如果使用親手做的製品，就能控制鹽分的攝取量。

點 心

酸乳酪

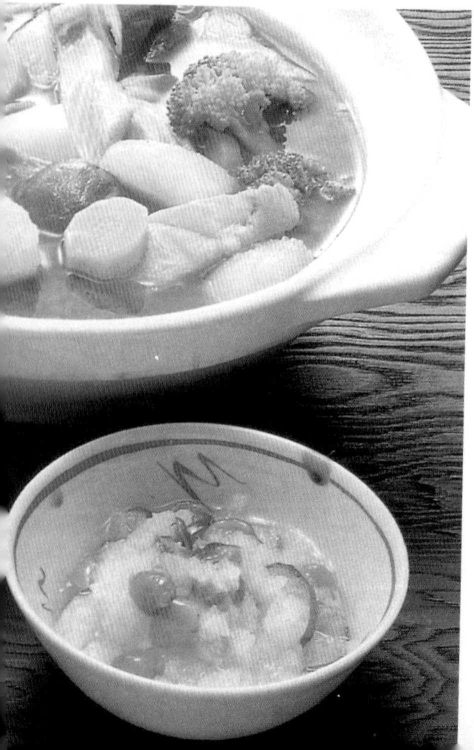

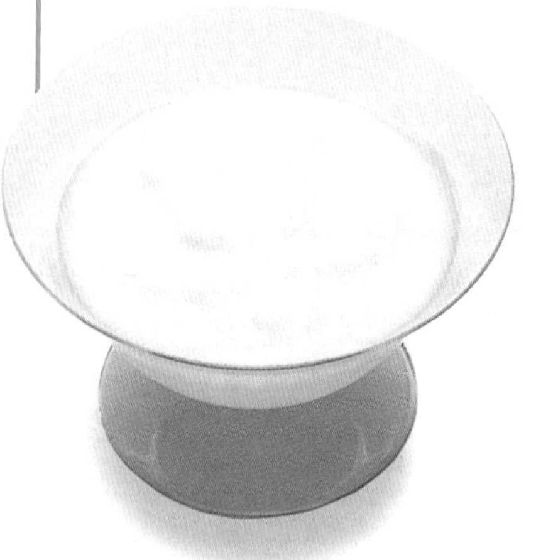

作法138頁

●四群點數法營養價

	♠	♥	♣	♦	計
早餐	0.0	0.8	1.2	3.1	5.1
午餐	1.9	0.9	1.0	5.7	9.5
點心	0.8	0.0	0.0	0.0	0.8
晚餐	0.0	2.0	1.5	3.7	7.2
合計	2.7	3.7	3.7	12.5	22.6

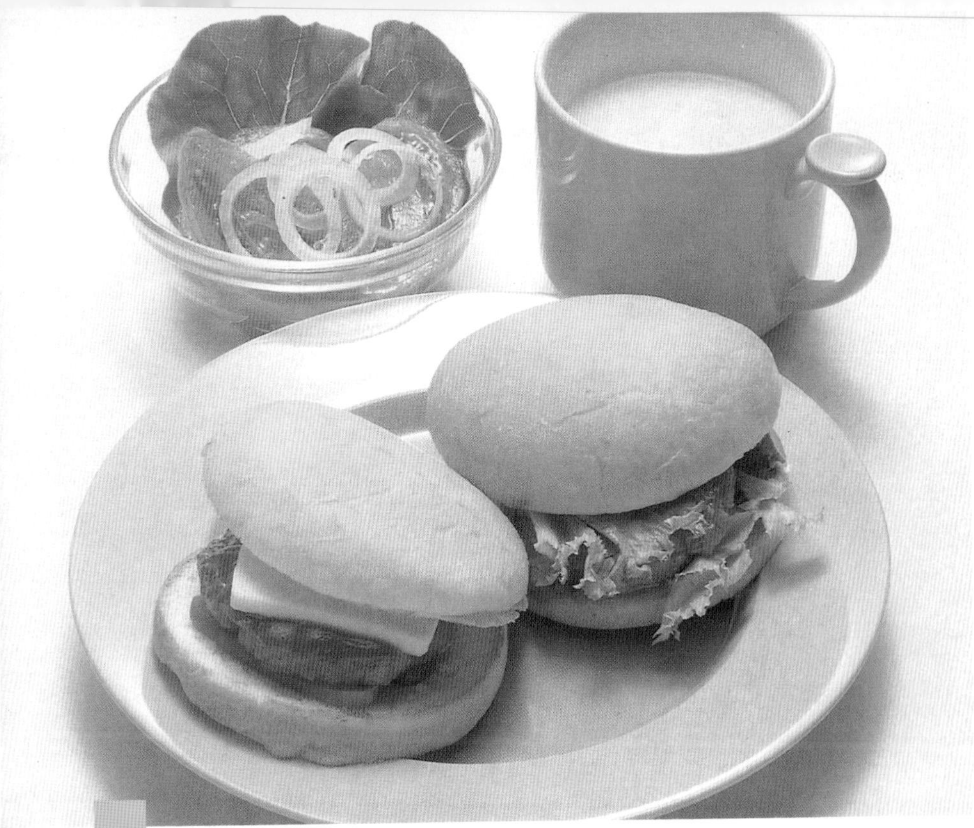

午餐

漢堡
玉米濃湯　沙拉
●
利用絞肉製作漢堡，但是不要使用市售的絞肉。選擇瘦肉較多的牛腿肉或豬腿肉做成絞肉較好。玉米濃湯先放入果汁機中攪拌之後，做起來快速又方便。

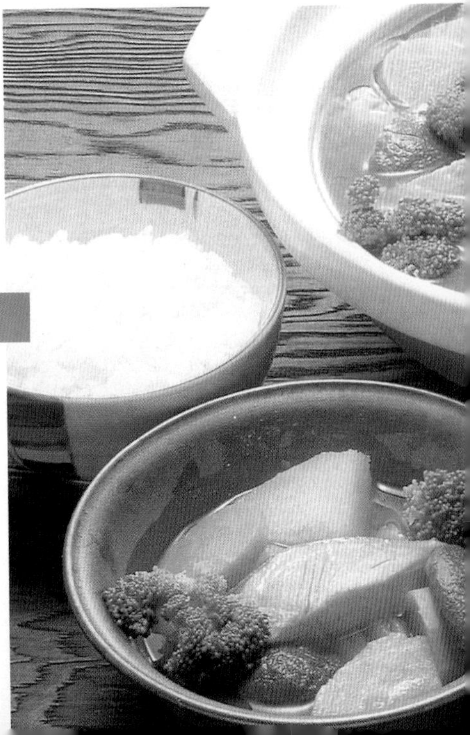

晚餐

飯　石狩鍋
滑子蕈拌白蘿蔔泥
●
石狩鍋中加入北海道的名產鮭魚及馬鈴薯，做成味噌的口味。考慮色彩時可以加入花椰菜，鍋中具有豐富的菜餚，因此副菜選擇爽口的滑子蕈拌白蘿蔔泥。

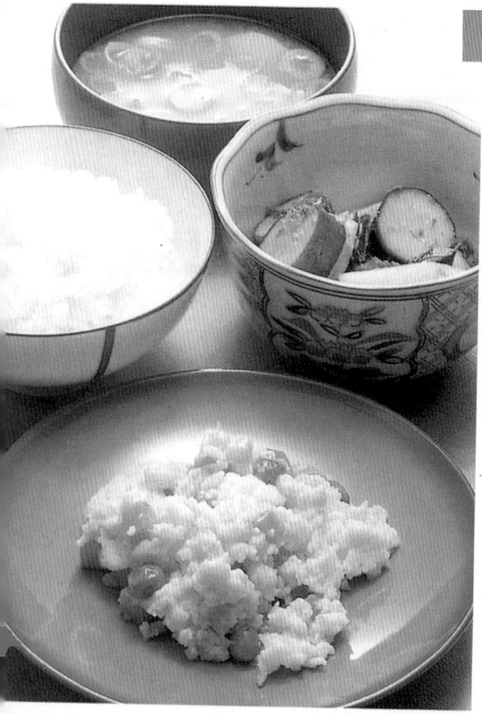

早餐

飯
芋頭蔥味噌湯
三色炒蛋
醃漬菜

●
三色炒蛋是運用玉米的甘甜味，吃起來非常美味的蛋料理。醃漬菜的製作要訣是醬油中加入昆布和柴魚片，吃起來更美味。

點心

酸乳酪

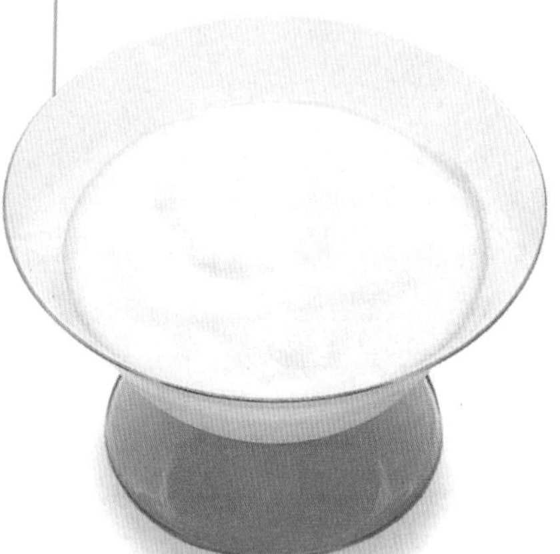

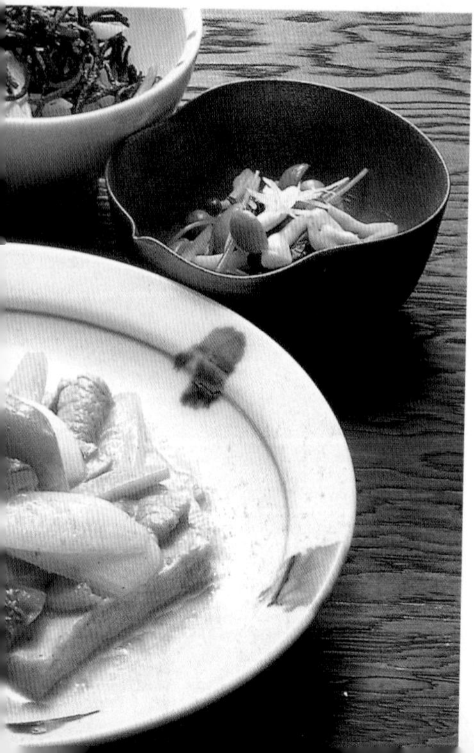

作法140頁

●四群點數法營養價

	♠	♥	♣	♦	計
早餐	1.0	0.4	0.7	2.7	4.8
午餐	2.2	1.5	1.8	5.1	10.6
點心	0.8	0.0	0.0	0.0	0.8
晚餐	0.0	2.1	0.5	4.4	7.0
合計	4.0	4.0	3.0	12.2	23.2

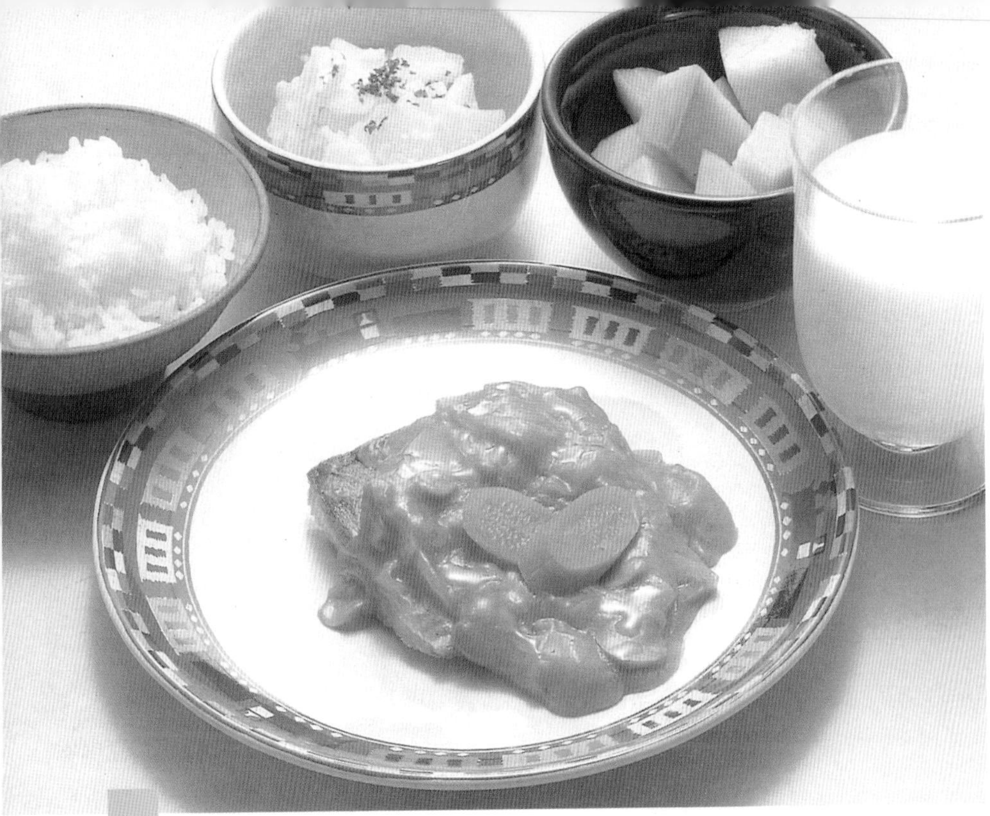

午餐

飯
馬賽虱目魚
馬鈴薯煮牛乳
哈蜜瓜　牛乳

●

虱目魚是味道較濃的魚，運用具有清爽酸味的番茄做成的調味醬搭配魚的甘甜味非常適合。馬鈴薯煮牛乳事先將馬鈴薯略煮之後擱置一旁，吃起來更為美味。

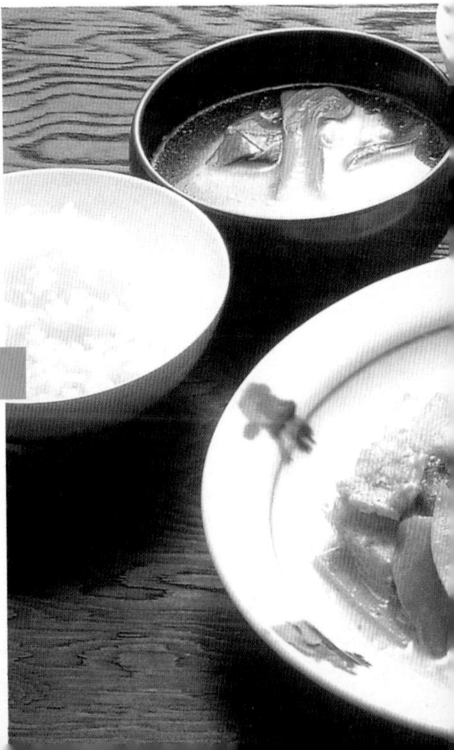

晚餐

飯　魚肉丸子湯
油豆腐塊炒味噌
涼拌玉蕈鴨兒芹　煮羊栖菜

●

炒油豆腐塊使用味噌或做成湯，味道均衡而且能控制鹽分的攝取量。醋漬涼拌菜增添帶有香氣的食品，即使口味較淡吃起來也非常美味。

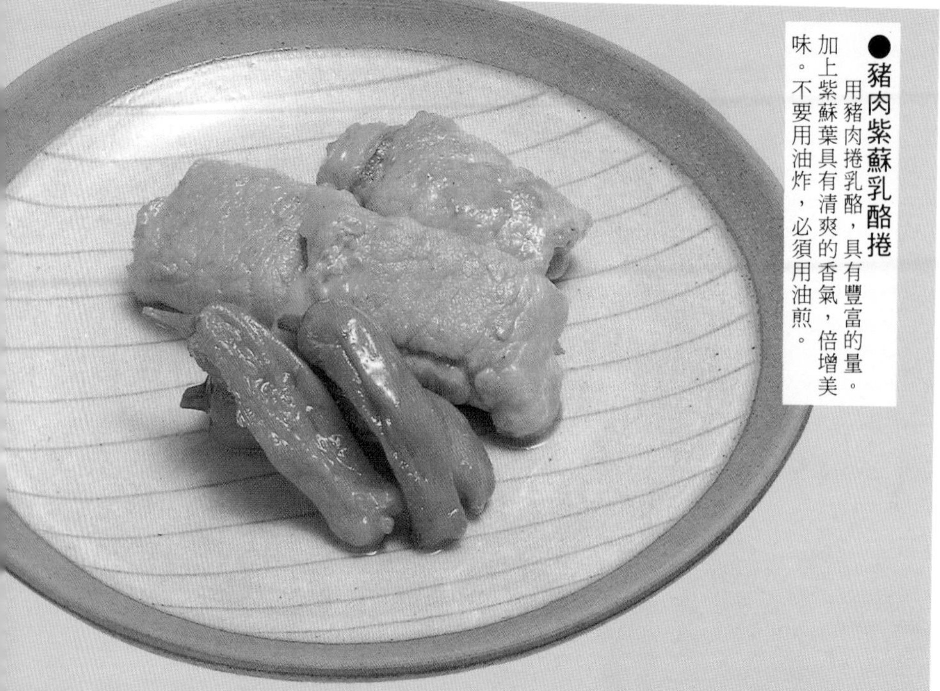

●豬肉紫蘇乳酪捲

用豬肉捲乳酪，具有豐富的量。加上紫蘇葉具有清爽的香氣，倍增美味。不要用油炸，必須用油煎。

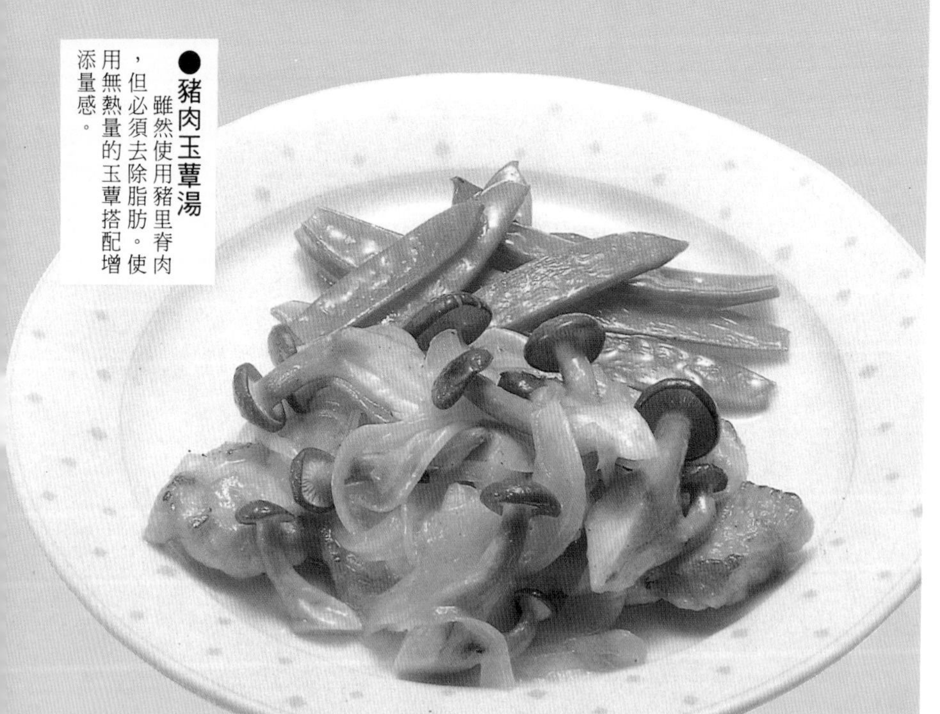

●豬肉玉蕈湯

雖然使用豬里脊肉，但必須去除脂肪。使用無熱量的玉蕈搭配增添量感。

作法34頁

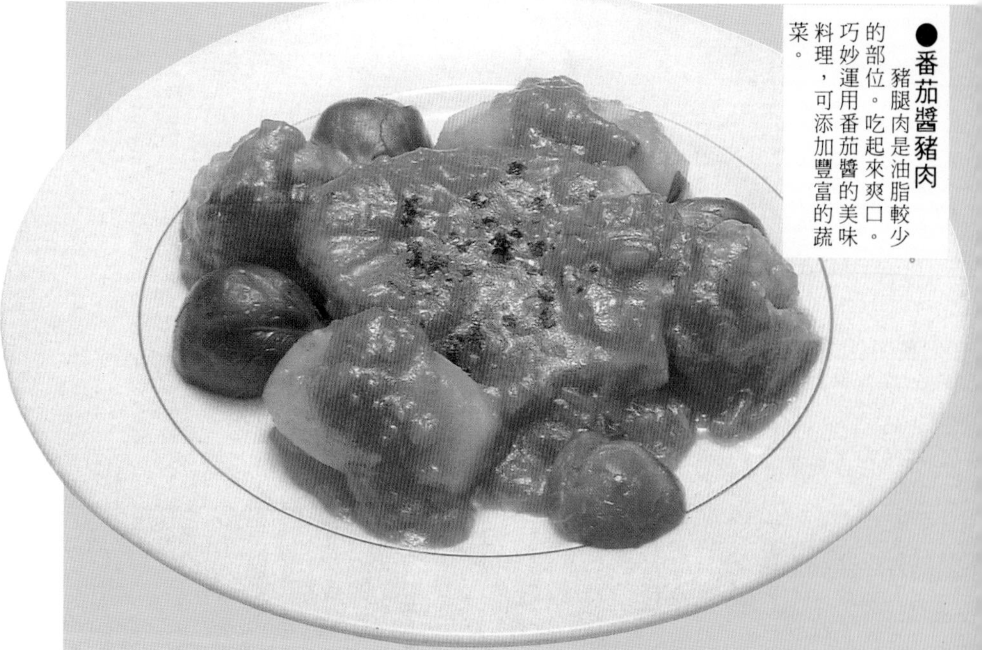

●番茄醬豬肉

豬腿肉是油脂較少的部位。吃起來爽口。巧妙運用番茄醬的美味料理，可添加豐富的蔬菜。

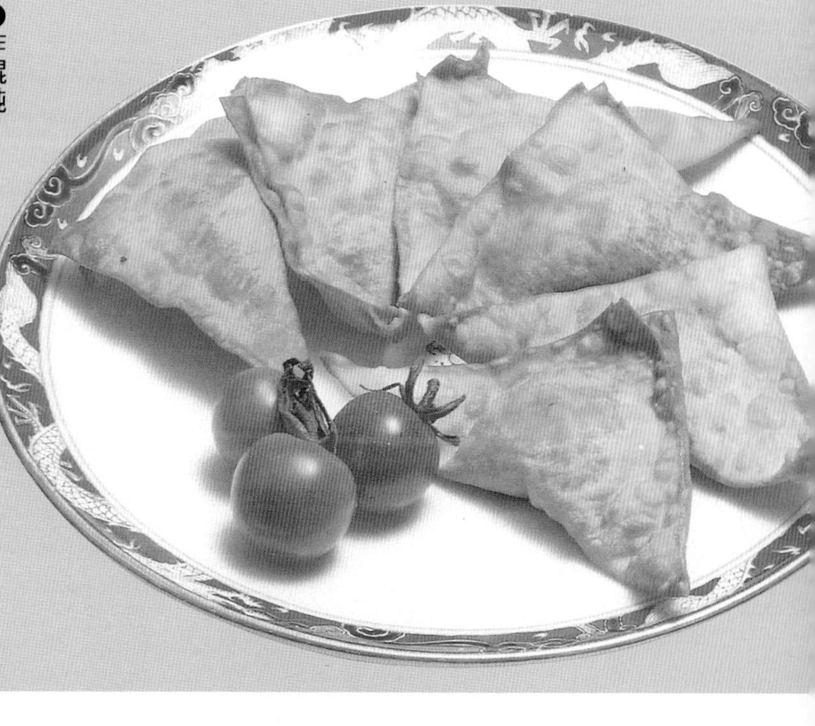

●炸餛飩

黃綠色蔬菜韮菜和等量的肉一起包入餛飩皮中，能補給維他命。秘訣是炸過之後吃起來具有清脆的口感。

參考32頁

[豬肉紫蘇乳酪捲]

①薄片豬肉淋上醬油和酒略醃。

②乳酪縱切成三條。

③攤開豬肉，鋪上紫蘇葉，放上一條乳酪捲起來。以同樣的方法做三份，沾上麵粉。

④煎鍋中倒入½量的油加熱，放入青辣椒略炒之後盛盤。

⑤④的煎鍋中倒入剩下的油，放入豬肉煎，注意不要煎焦了，盛盤之前淋上醬油，和青辣椒一起盛盤。

[豬肉玉蕈湯]

①豬肉撒上胡椒略醃，沾上麵粉。

②煎鍋中熱油，將豬肉的兩面煎成美麗的顏色後盛盤。

③豬肉煎熟後，煎鍋中加入洋蔥炒至熟透後，將豬肉倒回，淋上白葡萄酒後蓋上蓋子，燜二～三分鐘。

④加入去蒂的玉蕈和湯塊，燜到肉熟透為止。

⑤豌豆片去筋，略煮之後用油炒過，添加在肉旁邊。

[番茄醬豬肉]

①豬腿肉撒上胡椒略醃。

②馬鈴薯去皮，切成四公分長的棒狀，煮過。

③花菜分為小株煮過。

④高麗菜心縱剖為二，煮五分鐘。

⑤將瀝乾水分的②③④用油略炒。

⑥做調味醬。蒜切成蒜屑，洋蔥切成薄片。厚鍋中熱沙拉油，將蒜和洋蔥放入拌炒，撒上麵粉，加入番茄汁、番茄醬、湯塊、紅葡萄酒，煮到濃稠為止，注意不可以煮焦。

⑦將①的豬肉放入油已經加熱的煎鍋中，兩面煎過，加入⑥調味醬的½量。

⑧盛盤，添上蔬菜，淋上調味醬，撒上荷蘭芹碎屑。

[炸餛飩]

①韮菜洗淨後切成碎屑，撒上鹽擱置一會兒，柔軟之後擠乾水分，放入大碗中。

②在①之中加入豬絞肉、鹽、酒、醬油、芝麻油、薑汁，利用指尖用力調拌，直到產生粘性為止，分成六等份。

③餛飩皮攤開，各放一個②在中央。皮的周圍沾太白粉水後折成三角，邊緣捏緊。

④炸油加熱到一八○度，炸餛飩，盛盤，添上小番茄。

⑤依照各人的喜好，可以添上醬油、醋做成的蘸汁。

對你有益的素材話題——①

豬肉的動物性脂肪量

豬肉的價格穩定，含有豐富的維他命 B_1，為良質蛋白質源，但是「脂肪較多」，必須慎加選擇。

依部位的不同，有些脂肪較多，熱量較高，但是還是有低熱量、低脂肪的部位。

利用對照表比較五花肉和里肌肉。

以重量而言，同樣攝取 80kcal 的熱量，需要幾 g 呢？五花肉為 20g，里肌肉為 60g。也就是說，如果選擇里肌肉，可以吃五花肉的三倍量，所以算是低熱量食品。

蛋白質含量五花肉為 2.6g，里肌肉為 12.9g。里肌肉的蛋白質含量為五花肉的 5 倍。而相反地，五花肉的脂肪含量為里肌肉的 2.8 倍。

加工品方面，培根的脂肪較多，火腿類則是屬於脂肪較低、低脂肪的食品，香腸類因為混入脂肪，所以是高脂肪食品，必須注意。

●相當於 80kcal 的豬肉重量與蛋白質和脂肪量

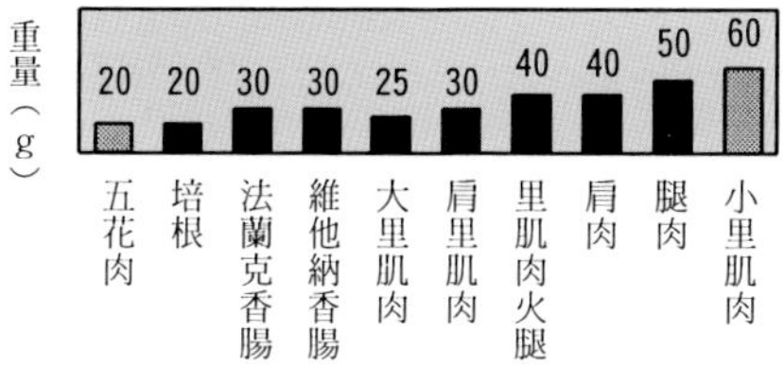

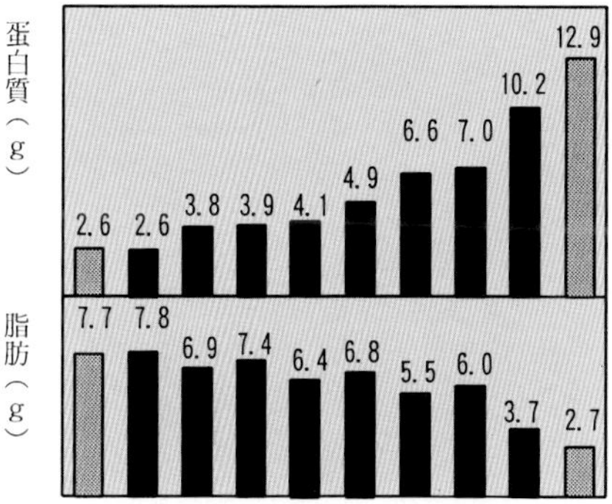

（資料『80 大卡成分表』女子營養大學出版部）

材料・1 人份

豬肉紫蘇乳酪捲

- 薄片豬腿肉……3 片(60g)
- 醬油・酒……各½小匙
- 紫蘇葉……3 片
- 乳酪……20g
- 麵粉……1 小匙
- 青辣椒……3 根(5g)
- 沙拉油……2 小匙
- 醬油……½小匙

豬肉玉蕈湯

- 豬里肌肉(去除脂肪)……80g
- 胡椒……少量
- 麵粉……½大匙
- 油……½大匙
- 洋蔥(薄片)……50g
- 玉蕈……30g
- 白葡萄酒……1 ⅓大匙
- 湯塊……½個(2g)
- 豌豆片……30g
- 油……½小匙

番茄醬豬肉

- 豬腿肉……80g
- 胡椒……少量
- 油……1 小匙
- 馬鈴薯……60g
- 花菜……50g
- 高麗菜心……30g
- 油……1 ½小匙
- 蒜……2g
- 洋蔥……30g
- 沙拉油……1 小匙強
- 麵粉……1 ⅔小匙
- 番茄汁……⅖杯
- 番茄醬……1 大匙強
- 湯塊……¼個(1g)
- 紅葡萄酒……1 大匙

炸餛飩

- 餛飩皮……6 張(18g)
- 豬腿瘦肉絞肉……50g
- 鹽……少量
- 酒……½小匙
- 醬油……⅙小匙
- 芝麻油……¼小匙
- 薑汁……少量
- 韮菜……50g
- 鹽……½迷你匙
- 太白粉・水……各少量
- 炸油……適量
- 小番茄……3 個
- 醬油……1 小匙強
- 醋……1 小匙

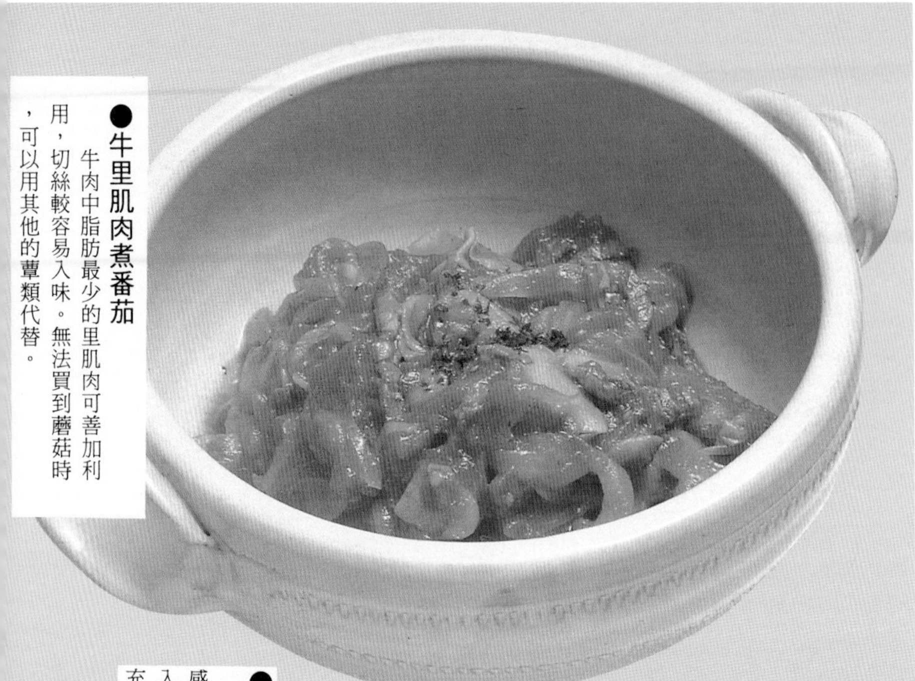

●牛里肌肉煮番茄

牛肉中脂肪最少的里肌肉可善加利用，切絲較容易入味。無法買到蘑菇時，可以用其他的蕈類代替。

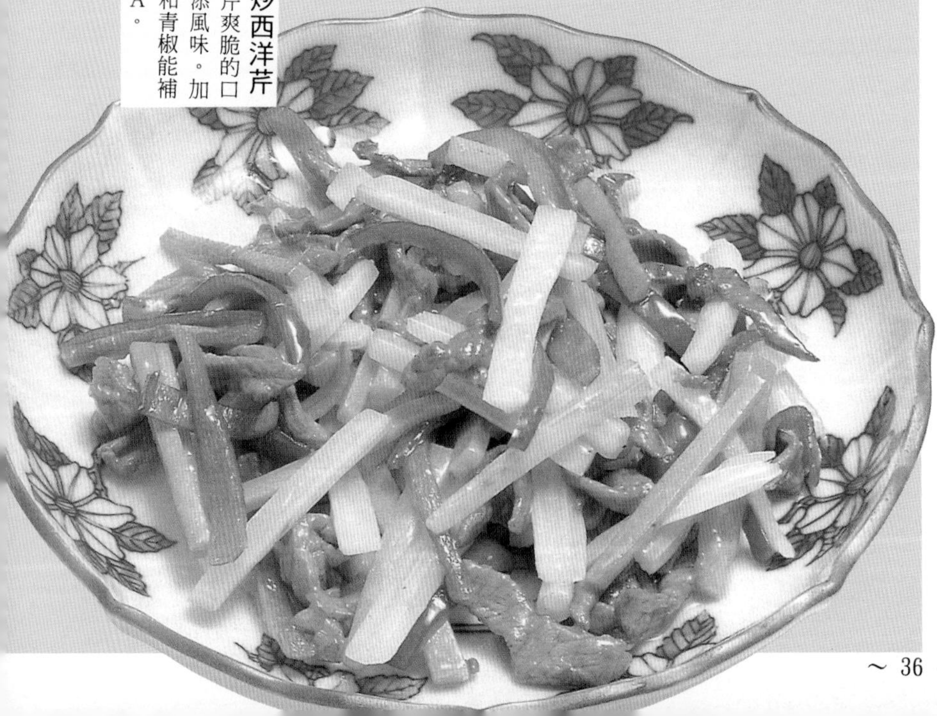

●牛肉炒西洋芹

西洋芹爽脆的口感更能增添風味。加入胡蘿蔔和青椒能補充維他命A。

作法38頁

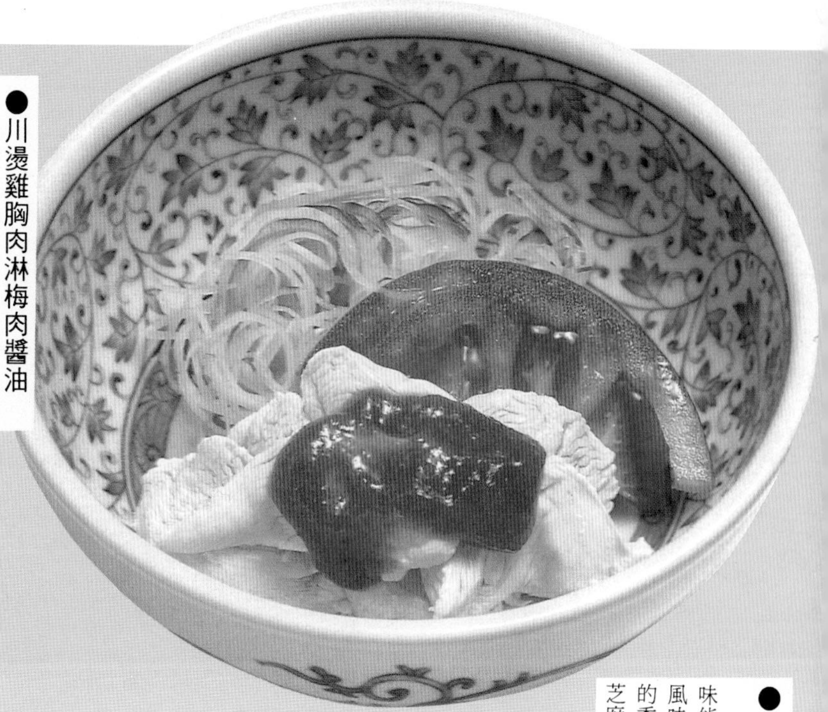

●川燙雞胸肉淋梅肉醬油

雞胸肉具有類似鮪魚瘦肉的味道。可自製低鹽的梅肉醬油。

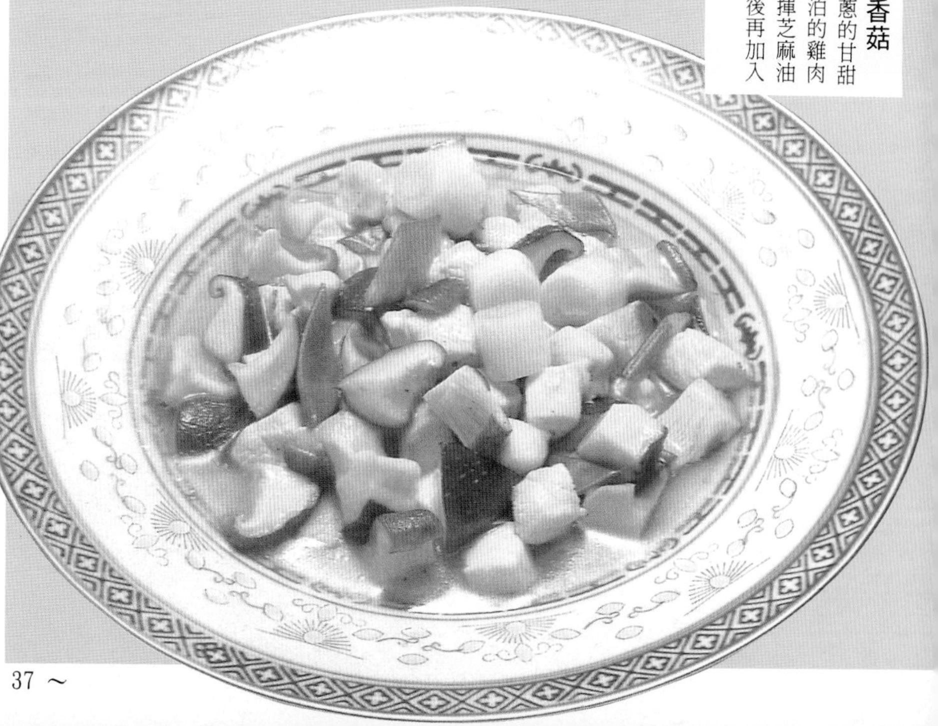

●雞肉炒香菇

香菇和蔥的甘甜味能增添淡泊的雞肉風味。為發揮芝麻油的香氣，最後再加入芝麻油。

參考36頁

[牛里肌肉煮番茄]

①牛里肌肉切絲。
②洋蔥切絲。
③蘑菇切成薄片。
④番茄放入滾水中浸泡一會兒取出。剝皮去籽後切成塊狀。
⑤煎鍋中加入沙拉油，依序放入牛肉、洋蔥及蘑菇拌炒。
⑥加入番茄混合之後，加入葡萄酒、湯塊及英國辣醬油。
⑦煮到濃稠後盛盤，撒上荷蘭芹。

[牛肉炒西洋芹]

①牛肉切成寬一公分的細絲，灑上酒、油、醬油、太白粉略醃。
②胡蘿蔔、青椒、西洋芹、蔥和肉一樣切細，胡蘿蔔略煮。
③鍋中熱油，放入蔥爆香。
④加入①的肉拌炒，肉變色之後加入胡蘿蔔、西洋芹、青椒拌炒。
⑤用Ⓐ調味。
⑥加入用一倍量的水調溶的太白粉水，沿著鍋邊倒入勾芡，即可盛盤。

[川燙雞胸肉淋梅肉醬油]

①雞胸肉切塊。
②小黃瓜刨成細絲再切絲。
③番茄切成半月形薄片。
④剝出梅乾的果肉，將果肉放入研缽中，加入醬油研碎。
⑤雞胸肉放入滾水中略燙之後，放入冷水中浸泡後瀝乾水分，放入冰箱裡冷藏。
⑥盤中擺飾胡蘿蔔和番茄，加上雞胸肉，淋上④的梅肉醬油。

[雞肉炒香菇]

①雞肉切成一公分正方形，淋上酒和薑汁略醃。
②香菇去蒂，切成一公分正方形。
③蔥切成一公分長度。
④豌豆片去筋，用鹽水略煮後瀝乾水分，斜切。
⑤鍋中熱油，放入蔥過油，放入雞肉迅速拌炒。
⑥炒到肉變色之後，加入香菇續炒。
⑦加上鹽、醬油調味，盛盤前加上胡椒、芝麻油調味。
⑧加上煮過的豌豆片增添色彩，即可盛盤。

對你有益的素材話題——②

關於牛肉與雞肉的動物性脂肪量

一般人認為牛肉是病人不可以吃的食品，但是如果選對部位，則為低熱量、高蛋白、低脂肪的食品。里肌肉和腿肉等瘦肉的部分 80kcal 的熱量為 55g 的重量，與豬里肌肉大致相同。而脂肪為 3.7 與 3.4 非常底，只要不是大量攝取，也是可以吃的食品。

雞肉的味道較淡，一般人認為是低熱量食品，但是據說烤雞在短時間內會使人發胖，因此還是有很多脂肪。

嫩雞腿肉與連皮的雞胸肉和去皮的雞胸肉相比較時，可發現脂肪量有很大的差距。

利用雞肉做菜時，必須去皮，或是選擇脂肪特別少的雞胸肉較好。

總之，為了健康著想，必須選擇低脂肪的食品，如果有脂肪附著時，一定要去除脂肪後再烹調。

●相當於 80kcal 的牛肉、雞肉重量與蛋白質和脂肪量

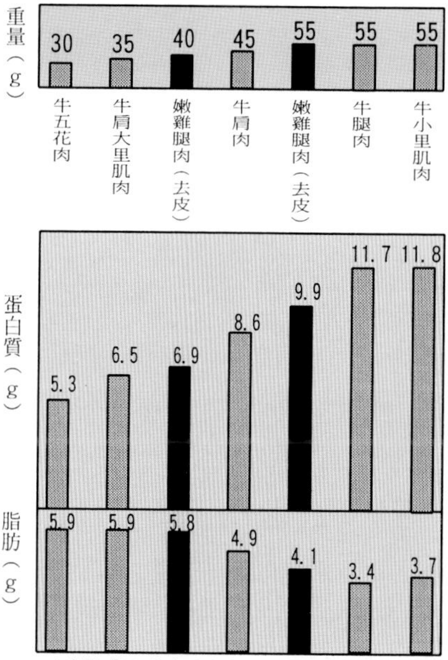

（資料『80 大卡成分表』女子營養大學出版部）

材料・1人份

牛里肌肉煮番茄

- 牛里肌肉 ---- 60g
- 洋蔥 ---- ½個(80g)
- 蘑菇 ---- 2 個(15g)
- 番茄 ---- ½個(100g)
- 沙拉油 ---- 2 ½小匙
- 葡萄酒 ---- 1 大匙
- 湯塊 ---- ¼個(1g)
- 英國辣醬油 ---- 1 小匙
- 荷蘭芹 ---- 少量

牛肉炒西洋芹

- 薄片牛瘦肉 ---- 60g
- { 酒 ---- ½小匙
- 油 ---- ½小匙
- 醬油 ---- ⅔小匙
- 太白粉 ---- ⅔小匙 }
- 胡蘿蔔 ---- 20g
- 青椒 ---- 20g
- 西洋芹 ---- 80g
- 蔥 ---- 20g
- 油 ---- 2 ½小匙
- Ⓐ { 酒 ---- 1 小匙強
- 醬油 ---- 1 小匙
- 鹽 ---- ⅓迷你匙
- 砂糖 ---- ⅓小匙 }
- 太白粉 ---- ⅓小匙

川燙雞胸肉淋梅肉醬油

- 雞胸肉 ---- 2 條(60g)
- 小黃瓜 ---- 50g
- 番茄 ---- 60g
- { 梅乾 ---- 1 個(6g)
- 醬油 ---- ½小匙 }

雞肉炒香菇

- 去皮雞翅膀肉 ---- 60g
- { 酒 ---- 1 小匙
- 薑汁 ---- 少量 }
- 香菇 ---- 4 朵(80g)
- 蔥 ---- 20g
- 豌豆片 ---- 3 片(1g)
- 油 ---- 2 小匙
- { 鹽 ---- 1 迷你匙
- 醬油 ---- ½小匙
- 芝麻油 ---- ¼小匙
- 胡椒 ---- 少量 }

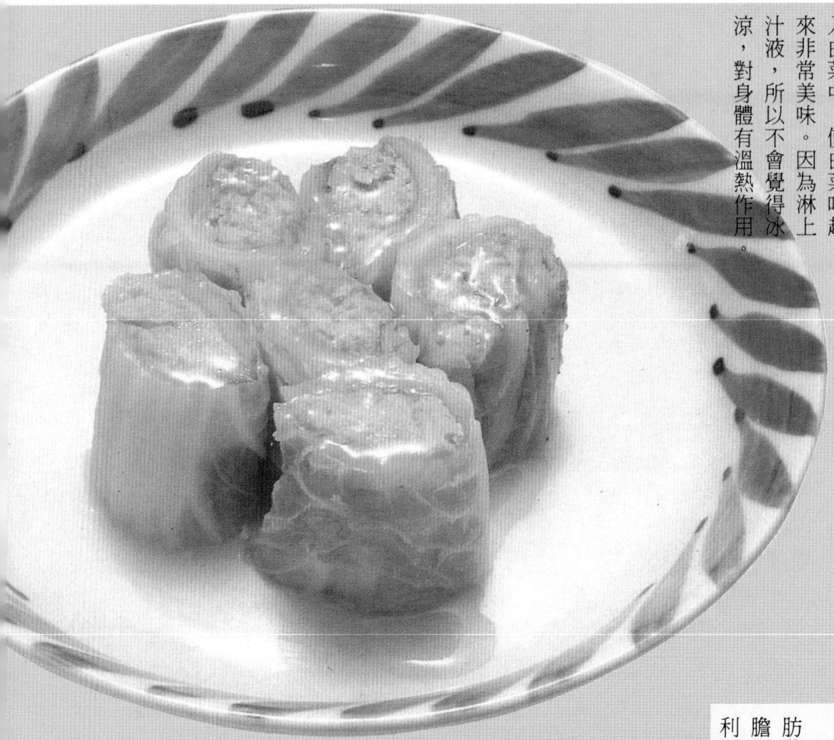

●白菜鮭魚捲

鮭魚罐頭的味道溶入白菜中，使白菜吃起來非常美味。因為淋上汁液，所以不會覺得冰涼，對身體有溫熱作用。

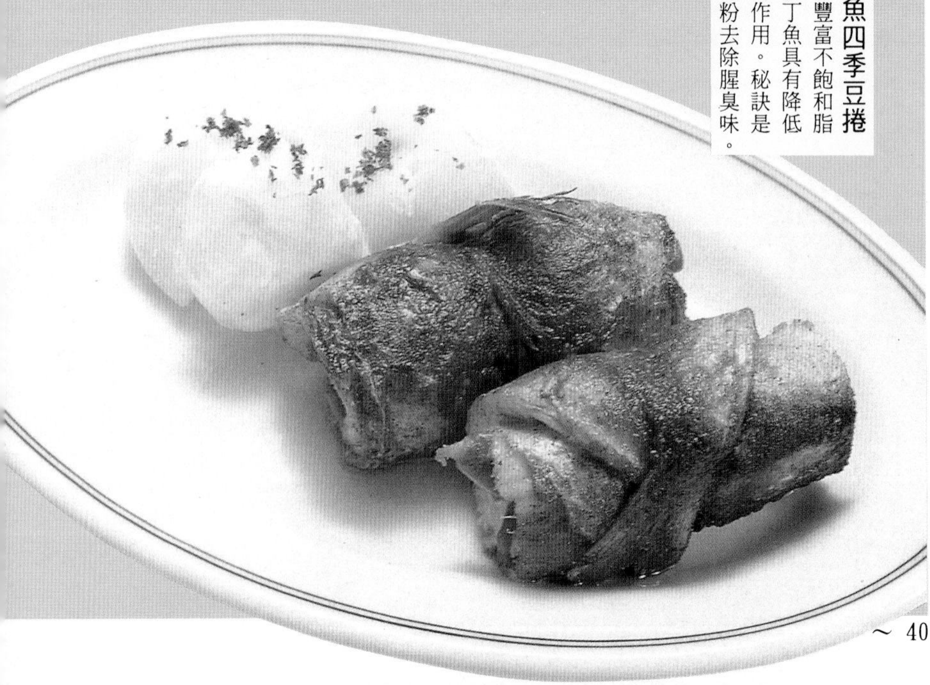

●沙丁魚四季豆捲

含有豐富不飽和脂肪酸的沙丁魚具有降低膽固醇的作用。秘訣是利用咖哩粉去除腥臭味。

作法42頁

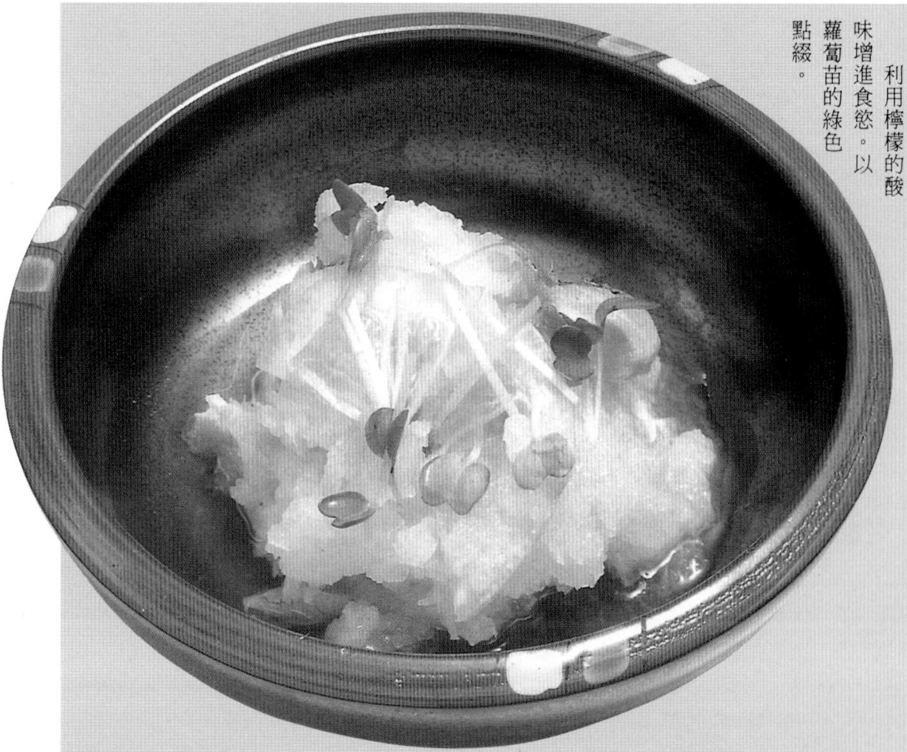

●烤鯵魚配檸檬泥

利用檸檬的酸味增進食慾。以蘿蔔苗的綠色點綴。

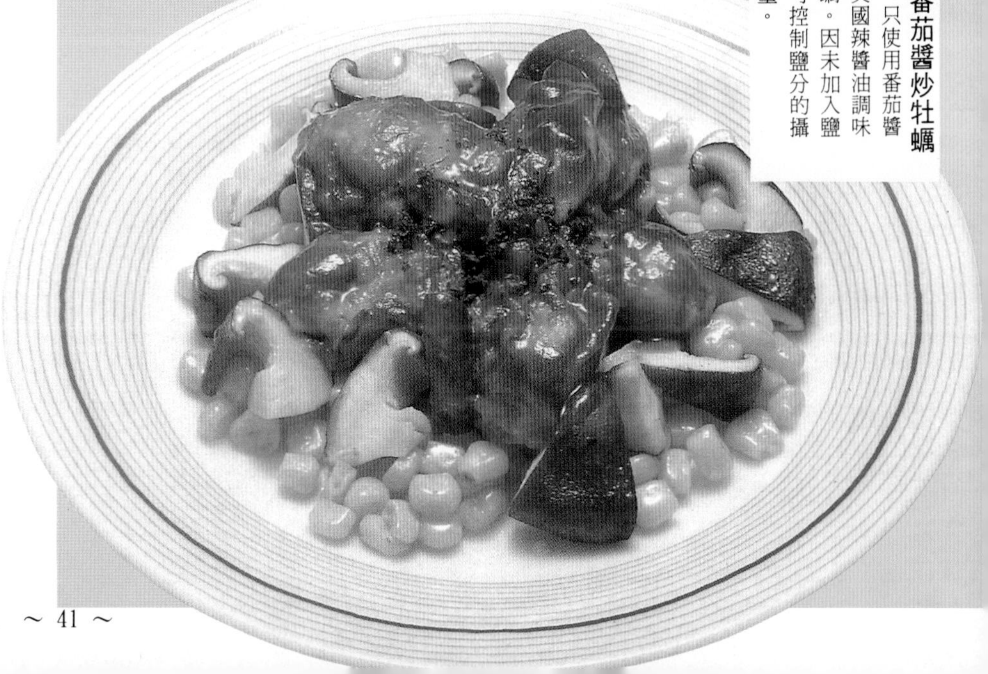

●番茄醬炒牡蠣

只使用番茄醬和英國辣醬油調味牡蠣。因未加入鹽，可控制鹽分的攝取量。

參考40頁

[白菜鮭魚捲]

①白菜放入滾水中略煮，撈起放入冷水中泡一會兒，放入簍子中瀝乾水分。

②剝開罐頭鮭魚肉，加入薑汁、酒、太白粉、蛋混合調味。

③將①的白菜攤在捲簾上，②的鮭魚擺在前端。依照捲紫菜捲的要領捲起，調整為棒狀，捲完的部分朝下。

④將③鋪入深盤中，放入冒著蒸氣的蒸籠中蒸十五分鐘。

⑤取出④，切成一口的大小盛盤。

⑥留在深盤中的汁倒回鍋中，開火，加入芝麻油和太白粉水，煮滾後勾芡，淋在⑤的上方。

[沙丁魚四季豆捲]

①沙丁魚去頭掰開，去除背骨和腹骨。去除背鰭。

②四季豆去筋，煮成美麗的顏色。

③將沙丁魚的皮朝下，撒上咖哩粉和麵粉，將②的四季豆擺在頭側。從頭到尾捲起，用牙籤固定。

④煎鍋中熱油，放入③的沙丁魚，一邊滾動一邊將表面煎成金黃色。蓋上蓋子燜三分鐘，熟了之後淋上檸檬汁。

⑤馬鈴薯去皮切成大塊，煮過之後去除煮汁，一邊搖動鍋子，一邊去除水分，做成粉吹芋。

⑥沙丁魚盛盤後撒上⑤，上方撒些荷蘭芹，依照個人喜好可添上番茄醬。

[烤鯵魚配檸檬泥]

①去除鯵魚的鰓及內臟，直接烤。肉略為掰開，灑上酒和檸檬汁。

②白蘿蔔削成蘿蔔泥。

③檸檬切成薄銀杏形。

④檸檬和白蘿蔔泥混入鯵魚中，淋上醬油，再添上去除根部的蘿蔔苗。

[番茄醬炒牡蠣]

①牡蠣放入簍子洗淨，瀝乾水分，淋上檸檬汁。

②香菇去蒂，分為八瓣。

③煎鍋中加入½量的乳瑪琳，加熱之後依序炒香菇、玉米盛盤。

④將①的牡蠣沾麵粉。

⑤③的煎鍋洗淨之後倒入剩下的乳瑪琳，放入牡蠣略炒。

⑥加入番茄醬和英國辣醬油，淋在③的器皿上，上方撒上荷蘭芹碎屑。

對你有益的素材話題——③

魚的多價不飽和脂肪酸量

我們所說的脂肪有各種不同的種類，如果大致區分時，以化學構造加以區分可以分為飽和脂肪酸與不飽和脂肪酸。不飽和脂肪酸又可以分為一價與多價不飽和脂肪酸。

其中飽和脂肪酸與一價不飽和脂肪酸可以在體內合成，但是多價不飽和脂肪酸不能在體內合成，只能經由食物攝取，因此也稱為必須脂肪酸。

大量攝取不飽和脂肪酸能使好膽固醇ＨＤＬ增加，而大量攝取飽和脂肪酸會使壞膽固醇ＬＤＬ增加，因此一般建議多攝取不飽和脂肪酸。

不飽和脂肪酸主要存在於植物油、魚油中較多，例如亞油酸和二十碳五烯酸、二十二碳六烯酸等都屬於此類。

這些多價不飽和脂肪酸的專門說法就是碳結合之間有雙重結合，其中之一的結合脫落，而與膽固醇結合，能夠去除血管壁的膽固醇。

表上記載的是對於魚的全脂肪酸而言二十碳五烯酸與二十二碳六烯酸的含有率。

一般所謂的青魚，例如沙丁魚、虱目魚含有大量的二十碳五烯酸，而玉筋魚、三線雞魚、鯛魚、阿戈飛魚等白肉魚含有較多的二十二碳六烯酸。所以，不要偏食而應攝取各種魚類食品的理由就在於此。

材料・1人份

白菜鮭魚捲

- 白菜……2片(160g)
- 鮭魚罐頭……½罐(100g)
- { 薑汁、酒……各½小匙
- 太白粉……1小匙
- 蛋……10g }
- { 芝麻油……½小匙
- 太白粉……⅓小匙 }

沙丁魚四季豆捲

- 沙丁魚……2尾(80g)
- 四季豆……20g
- 咖哩粉……½小匙
- 麵粉……1⅔小匙
- 油……2½小匙
- 檸檬……⅛個(10g)
- 馬鈴薯……80g
- 荷蘭芹……1朵
- 番茄醬……1大匙弱

烤鯵魚配檸檬泥

- { 鯵魚……1尾(80g)
- 酒、檸檬汁……各½小匙 }
- 白蘿蔔……70g
- 檸檬……10g
- 醬油……1小匙
- 蘿蔔苗……15g

番茄醬炒牡蠣

- { 牡蠣……5個(80g)
- 檸檬汁……½小匙 }
- 麵粉……⅔小匙
- 乳瑪琳……1大匙強
- { 番茄醬……1大匙
- 英國辣醬油……½小匙 }
- 香菇……20g
- 玉米粒……50g
- 荷蘭芹碎屑……少量

●主要魚類的多價不飽和脂肪酸量（對於全脂肪酸的%）

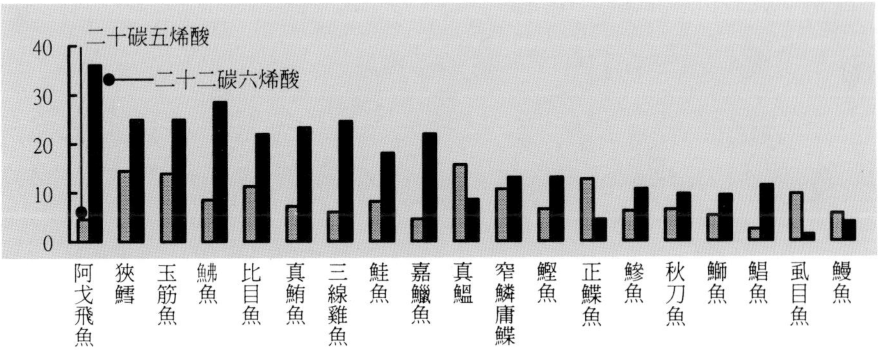

（資料『食品的食物纖維・無機質、膽固醇、脂肪酸含有量』醫齒藥出版株式會社）

含有豐富植物性蛋白質的大豆製品一品料理

●秋葵納豆

納豆與飯搭配非常適合，但是會導致飯吃得太多，加入秋葵和蔥能夠緩和味道，成為不需要飯的一道菜。

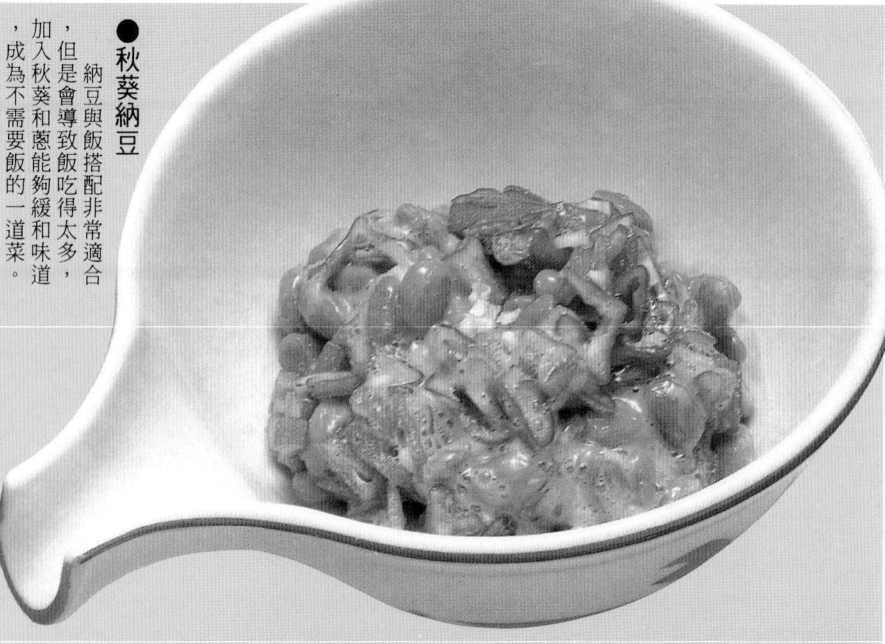

●青江菜炒豆腐

青江菜的綠色和豆腐的白色、蝦子的紅色形成色彩豔麗的炒菜。使用的是中國蔬菜，但是使用不同的醬油能創造不同的口味。

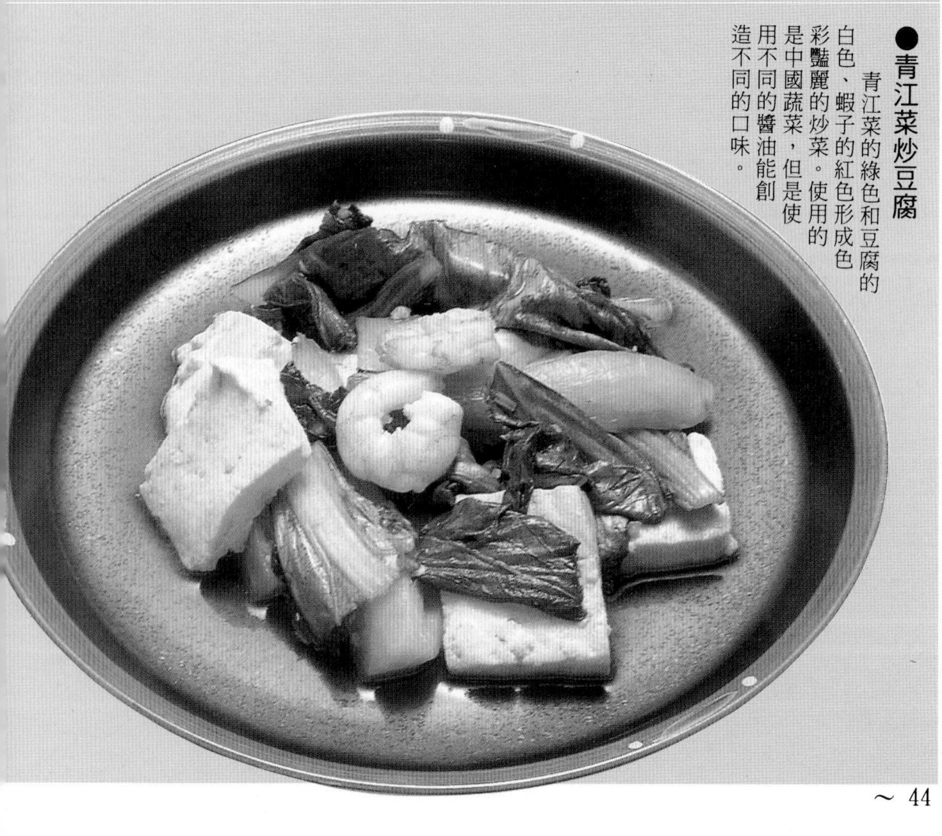

作法46頁

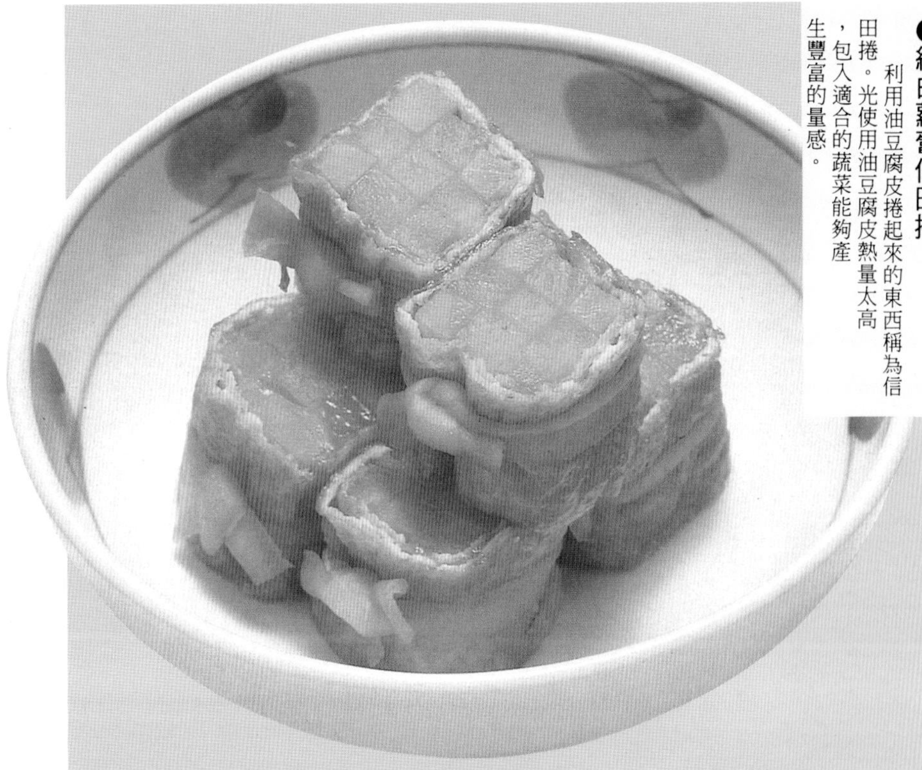

●紅白蘿蔔信田捲

利用油豆腐皮捲起來的東西稱為信田捲。光使用油豆腐皮熱量太高，包入適合的蔬菜能夠產生豐富的量感。

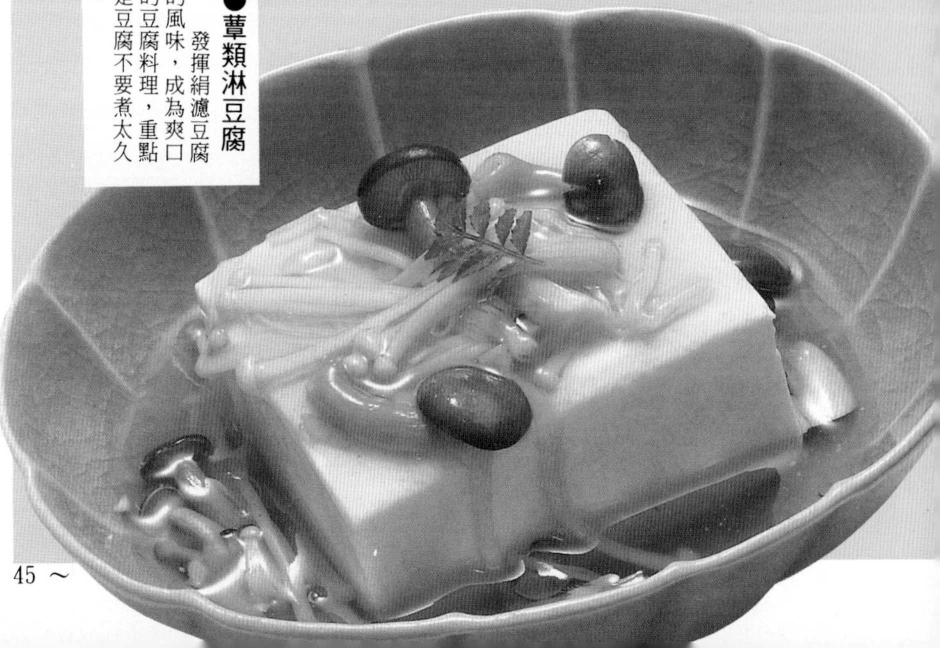

●蕈類淋豆腐

發揮絹濾豆腐的風味，成為爽口的豆腐料理，重點是豆腐不要煮太久。

↑參考44頁

[秋葵納豆]

①秋葵用鹽水煮過後泡在冷水中，撈起瀝乾水分、去蒂，對半縱剖取出種籽，切成小段再切細。

②納豆、蔥秋、葵混合到產生粘性為止。

③高湯與醬油混合調拌，做成高湯醬油。

④盤中放入②，淋上③。

[青江菜炒豆腐]

①青江菜分成莖與葉，葉子略切，莖縱分為六等分，略煮。

②豆腐瀝乾水分，切成一公分的厚度。

③混合砂糖、醬油、酒等調味料，擱置一旁。

④在炒菜鍋中熱油，爆香蔥屑、蒜屑。產生香氣後依序加入青江菜的莖、葉一起拌炒。

⑤加入蝦仁，炒到變色之後加入豆腐，用③調味，略煮之後即可盛盤。

[紅白蘿蔔信田捲]

①油豆腐皮放入簍子裡，用滾水從上方澆淋去除油分，瀝乾水分。

②留下較長的一邊，剩下的三邊用菜刀切，將內側白色的部分朝上打開，撒上太白粉。

③白蘿蔔和胡蘿蔔切成一公分的棒狀，煮十分鐘後瀝乾水分。

④葫蘆乾浸泡在水中，撒上鹽（份量外）揉搓，一邊揉搓一邊洗淨。

⑤在油豆腐皮的前方堆積好像馬賽克形的四方形白蘿蔔和胡蘿蔔。捲起油豆腐，利用葫蘆乾在兩處打結。

⑥鍋中煮滾高湯，加入鹽、醬油、米酒，煮滾後放入⑤，關小火，煮到汁收乾為止。

⑦以葫蘆乾為中心，切成二塊，重疊盛盤。

[蕈類淋豆腐]

①豆腐自然瀝乾水分。

②玉蕈洗淨去蒂，均勻掰開。

③金菇洗淨，切除根部，掰開。

④鍋中煮滾高湯，加入米酒和低鹽醬油調味，放入豆腐。

⑤煮滾之後豆腐溫熱，入味後只撈起豆腐盛盤。

⑥⑤的煮汁煮滾之後加入玉蕈金菇略煮。

⑦用一倍量的水溶解太白粉，做成太白粉水，從周圍倒入鍋中勾芡淋在⑤的豆腐上。

⑧添上木芽。

對你有益的素材話題——④

大豆的亞油酸量

脂肪依種類不同，在體內發揮的作用也不同。動物性脂肪（除了魚的脂肪以外一般而言含有較多的飽和脂肪酸與膽固醇，攝取過多時，會使血清膽固醇上升，也是引起動脈硬化的原因之一。

但是植物性的油和新鮮魚的脂肪中含有很多多價不飽和脂肪酸，具有抑制動脈硬化的作用。

尤其亞油酸和亞麻酸等多價不飽和脂肪酸，在體內無法合成，因此稱為必須脂肪酸，和維他命同樣地，必須經由食物攝取。

一旦缺乏時成長不良，也容易罹患疾病。

參看下表可知，大豆是這種亞油酸的供給源。比起其他的菜豆、小紅豆等豆類的含有量豐富。可以和最近備受矚目的綿籽油、葵花油、玉米油相匹敵。

經常使用大豆做料理吧！

●主要食品中的亞油酸量（對於全脂肪酸的%）

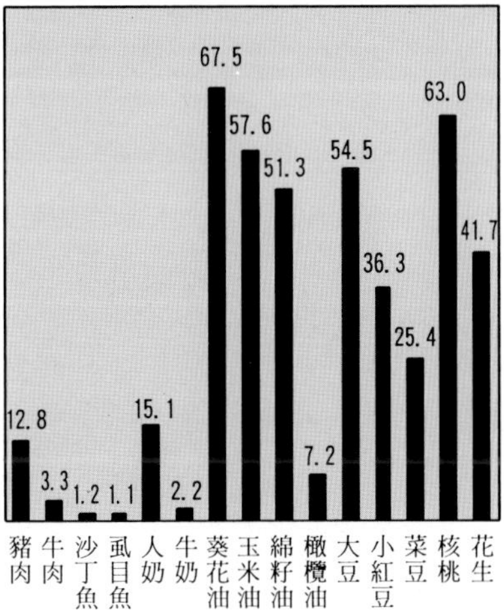

（資料『四訂食品成分表』女子營養大學出版部

材料・1人份

秋葵納豆

- 納豆---20g
- 蔥花---1小匙
- 秋葵---4個(20g)
- { 高湯---1小匙
- { 醬油---1小匙

青江菜炒豆腐

- 青江菜---80g
- 豆腐---⅓塊(100g)
- 蝦仁---25g
- 沙拉油---1大匙
- { 蔥花---1小匙
- { 薑屑---1大匙
- { 砂糖---1小匙
- { 醬油---2小匙
- { 酒---1小匙

紅白蘿蔔信田捲

- 油豆腐皮---20g
- 太白粉---少量
- 白蘿蔔---50g
- 胡蘿蔔---50g
- 葫蘆乾---長16cm2條(8g)
- 高湯---½杯
- { 鹽---½迷你匙
- { 醬油---1小匙弱
- { 米酒---1小匙

蕈類淋豆腐

- 絹濾豆腐---½塊(15g)
- 玉蕈---25g
- 金菇---10g
- { 高湯---杯
- { 米酒---1⅔小匙
- { 低鹽醬油---1大匙弱
- 太白粉---⅔小匙
- 木芽---1片

簡便營養蛋、牛乳的一品料理

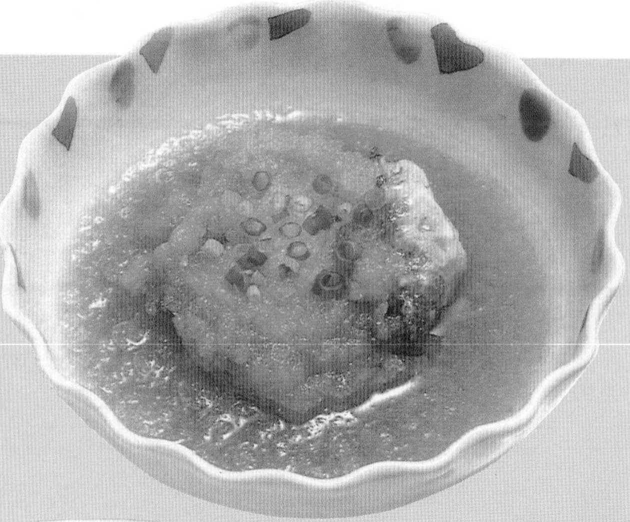

●油豆腐白蘿蔔泥煮蛋

比起水煮的蛋而言不容易失敗，做起來非常簡單。略煎之後趁熱吃吧！添上白蘿蔔泥別有一番風味。

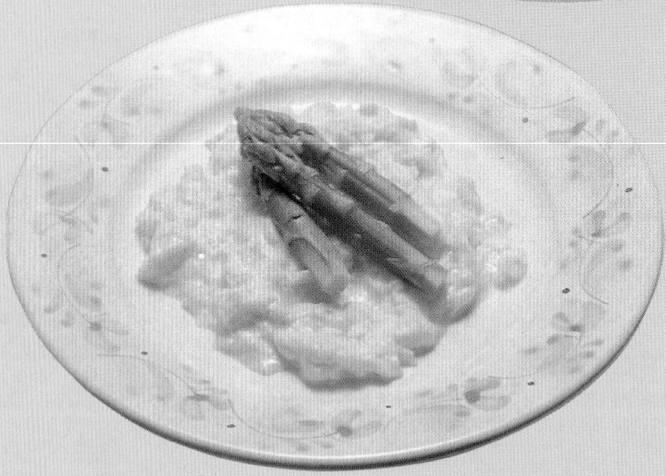

●炒蛋配綠蘆筍

加入蛋的牛乳口感滑順、風味絕佳。配上綠蘆筍一起享用。蛋不要炒太熟，炒成柔軟的蛋即可。

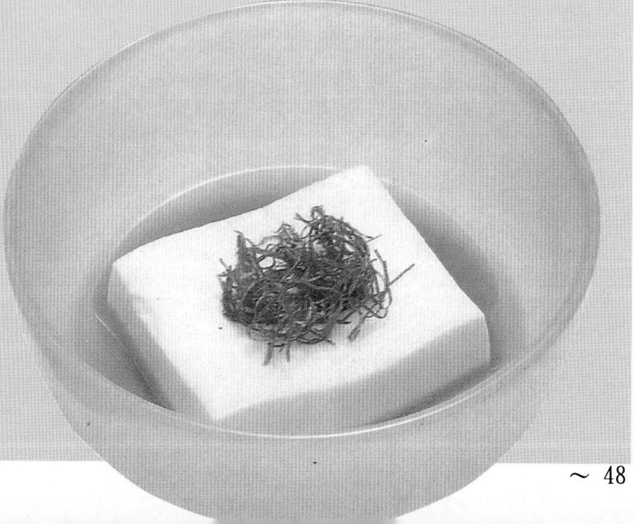

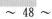

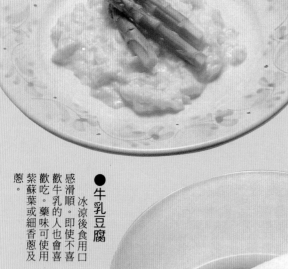

●牛乳豆腐

冰涼後食用口感滑順。即使不喜歡牛乳的人也會喜歡吃。藥味可使用紫蘇葉或細香蔥及蔥。

作法50頁

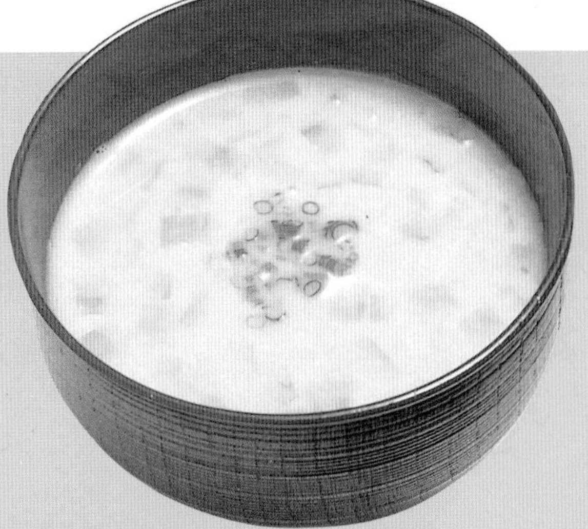

●牛乳味噌湯

加入牛乳的味噌湯即使鹽分較少，吃起來也非常美味。牛乳不可以煮滾，另外溫熱後最後再加入，是使口感順暢的秘訣。

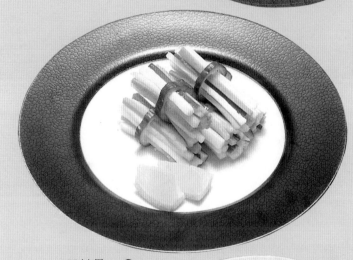

●乳酪棒

最適合當成開胃菜。紅、黃、綠、白色彩鮮豔。不需要用火煮就能做成，非常方便。

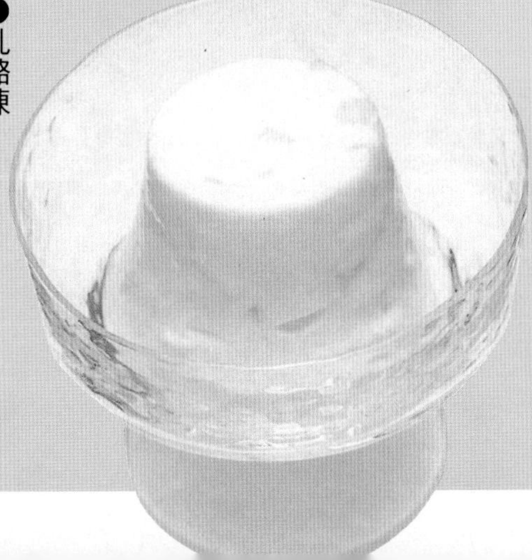

●乳酪凍

不使用砂糖，只利用鳳梨罐頭的甜味就可以做成。低熱量具有爽口的甘甜味。

參考48頁

[油豆腐白蘿蔔泥煮蛋]

①將蛋打入器皿中。

②炸油加熱到一七〇度。

③在②的油中靜靜放入蛋，煎到變色為止，去除油。

④白蘿蔔擦成蘿蔔泥。

⑤鍋中加入高湯、米酒、醬油，煮滾後加入蘿蔔泥。

⑥煎好的蛋放入小碗中，倒入熱騰騰的⑤，上方撒上蔥花即成。

[炒蛋配綠蘆筍]

①綠蘆筍去除根部較硬的部分，剩餘較硬的部分去皮。切半後用滾水煮，浸泡在冷水中後撈起，瀝乾水分。

②蛋和牛乳充分混合。

③煎鍋中熱奶油，放入②。用叉子略為混合後立刻關火。

④將半熟狀的③的蛋盛盤，鋪上綠蘆筍。

[牛乳豆腐]

①牛乳和蛋白充分混合，加入鹽，用過濾器濾過。

②倒入蛋豆腐等的模型中，放入冒著蒸汽的蒸籠中，用中火靜靜地蒸十分鐘。直接冷卻，配合器皿的大小切塊冷卻。

③高湯、醬油、米酒一起煮滾之後冷卻。

④牛乳豆腐放入盤中，淋上③，再鋪上切成絲狀的紫蘇葉即成。

[牛乳味噌湯]

①馬鈴薯、洋蔥、胡蘿蔔切成一公分正方形。

②鍋中熱高湯，放入①，煮軟。

③蔬菜煮軟之後倒入味噌。

④用另一個鍋子熱牛乳，加入③混合。

⑤盛入碗中，撒上蔥花。

[乳酪棒]

①乳酪切成六公釐厚度，再縱切為四條。

②小黃瓜只留下當成環用的少量部分，剩下的和乳酪切成同樣的大小。胡蘿蔔、西洋芹也切成同樣的大小。

③當成環用的小黃瓜切成六公釐的圓片，中間挖洞，做成四個環，將①與②放入，添上檸檬。

[乳酪凍]

①明膠用水打濕。

②乳酪和酸乳酪充分混合。

③罐頭鳳梨切碎。

④罐頭鳳梨汁中混入①的明膠，放入容器中隔水加熱，溶化明膠。

⑤②中混入④。

⑥⑤中加入③全體混合，倒入喜歡的模型中，冷卻凝固。模型外側稍微用熱水澆淋後，就能取出。

對你有益的素材話題——⑤

牛乳和蛋的營養價值

牛乳與蛋以前是病人和孩子可以吃的滋養食品。牛乳可以直接用來孕育小牛，而蛋則是生命源，也就是說含有能夠支撐生命的必要完善營養。

尤其具有良質蛋白質，能夠補充穀類中容易缺乏的必須氨基酸。

維他命、礦物質的含量豐富，尤其維他命A、B_2較多，蛋中含有鐵質，牛乳則是鈣的寶庫。

值得注意的是，牛乳的鈣質能夠補給現代國人飲食生活中唯一缺乏的鈣質，具有非常重要的作用。

不容易接受牛乳的中高年齡層可以使用發酵後容易消化吸收的酸乳酪或乳酪。

只要不是極端大量攝取，能夠補充國人的均衡營養。這二種食品是不可或缺的。

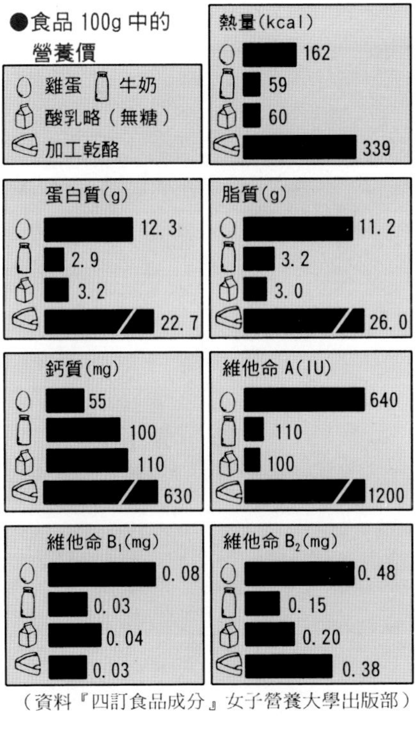

（資料『四訂食品成分』女子營養大學出版部）

材料・1人份

油豆腐白蘿蔔泥煮蛋

- 蛋——1個
- 油豆腐——適量
- 白蘿蔔——50g
- 高湯——¼杯
- 米酒・醬油——各1⅓小匙
- 青蔥——少量

炒蛋配綠蘆筍

- 綠蘆筍——30g
- 蛋——1½個
- 牛乳——2大匙
- 奶油——1小匙強

牛乳豆腐

- 牛乳——50g
- 蛋白——60g
- 鹽——⅗迷你匙
- 高湯——⅕杯
- 醬油——1小匙
- 米酒——⅔小匙
- 紫蘇葉——1片

牛乳味噌湯

- 馬鈴薯——70g
- 洋蔥——30g
- 胡蘿蔔——10g
- 高湯——¾杯
- 味噌——1⅔小匙
- 牛乳——¼杯
- 細香蔥——少量

乳酪棒

- 乳酪——厚6mm1片(25g)
- 小黃瓜——35g
- 胡蘿蔔——25g
- 西洋芹——25g
- 檸檬——⅛個

乳酪凍

- 鬆軟白乾酪(奶油狀)——30g
- 明膠粉——⅔小匙
- 水——1大匙
- 酸乳酪——⅕杯
- 鳳梨(罐頭)——30g
- 鳳梨(罐頭)汁——2大匙

維他命含量豐富的綠色蔬菜的一品料理

作法54頁

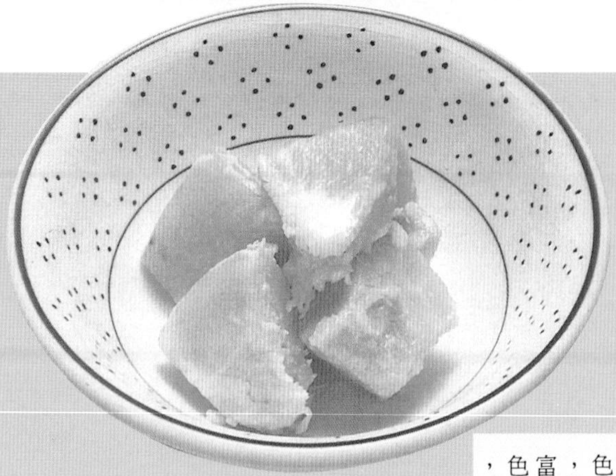

●牛乳煮南瓜

南瓜的甘甜味可以藉由牛乳引出來。加入少量奶油味道更濃，可增添風味。

●焗菠菜

菜的綠色和蛋的黃色搭配組合，色彩豔麗，能促進食慾。含有豐富維他命及礦物質的綠色蔬菜加上良質蛋白質，營養均衡。

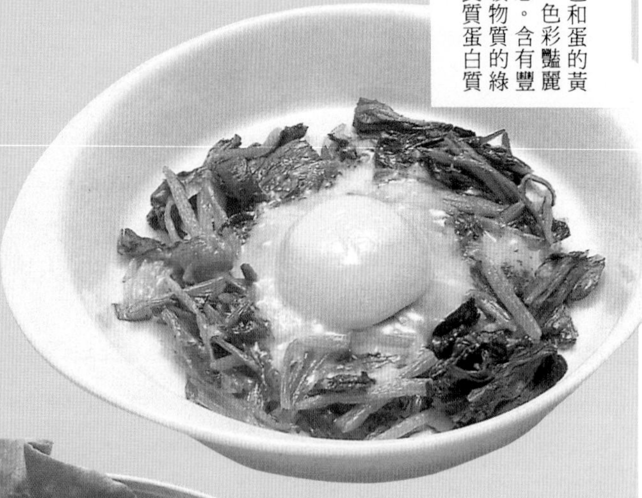

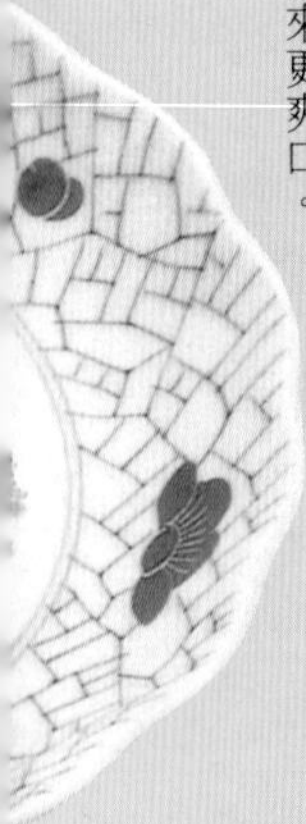

●青椒雞胸肉炒咖哩

雞胸肉為高蛋白、低脂肪食品，因為味道較淡，所以非常適合搭配有香氣的蔬菜。炒成咖哩口味吃起來更爽口。

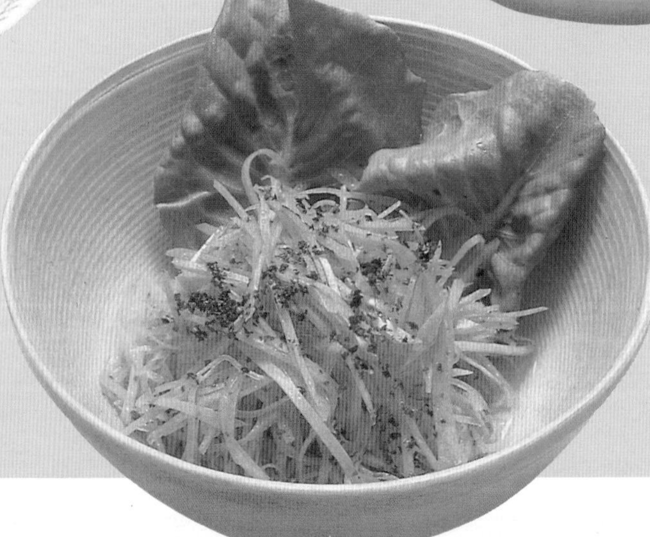

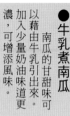

●胡蘿蔔沙拉

含有豐富胡蘿蔔素的胡蘿蔔不要煮，只用鹽揉捏就可以吃。所以必須選擇良質的胡蘿蔔。調味醬使用酒醋可增添風味、緩和酸味。

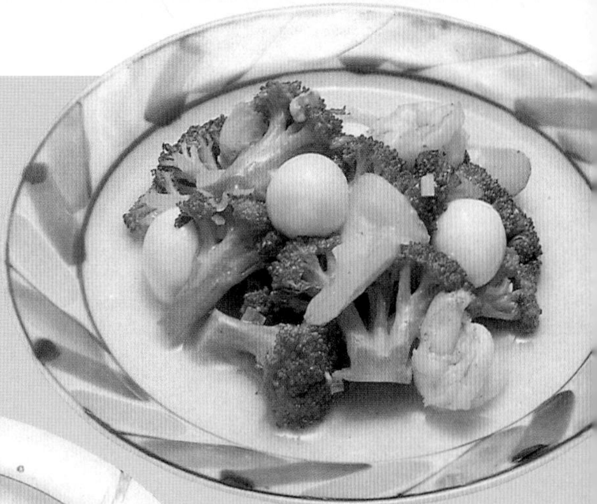

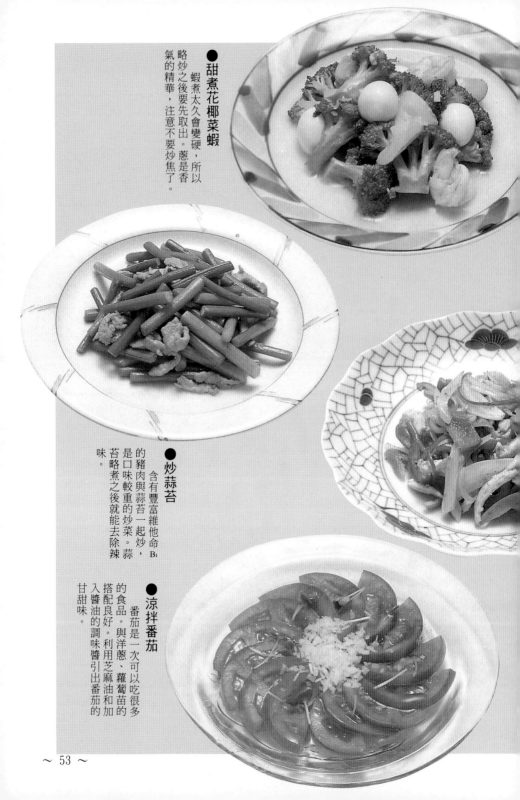

●甜煮花椰菜蝦

蝦煮太久會變硬，所以略炒之後要先取出。蔥是香氣的精華，注意不要炒焦了。

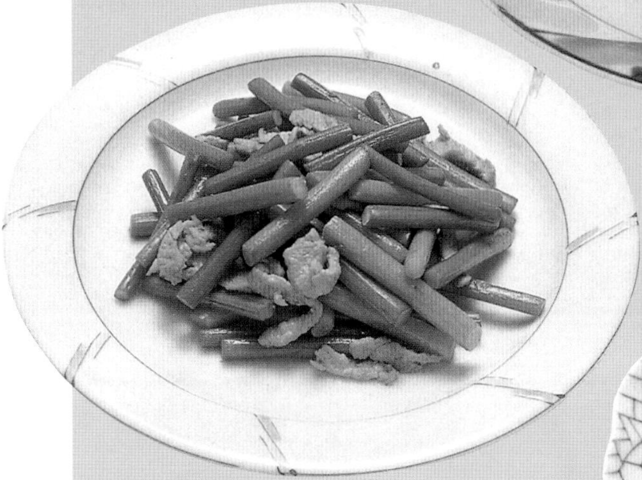

●炒蒜苔

含有豐富維他命B_1的豬肉與蒜苔一起炒，是口味較重的炒菜。蒜苔略煮之後就能去除辣味。

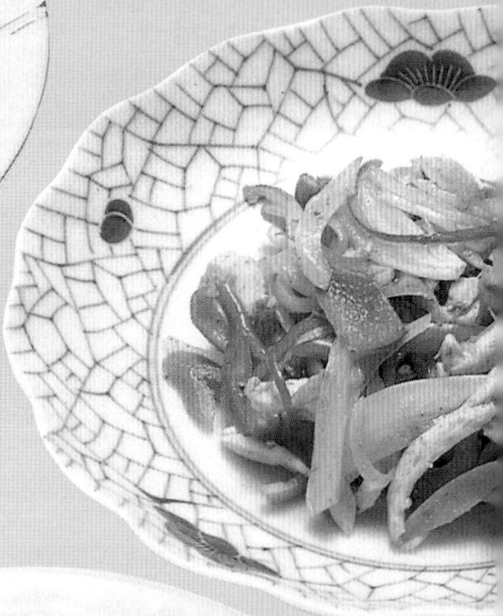

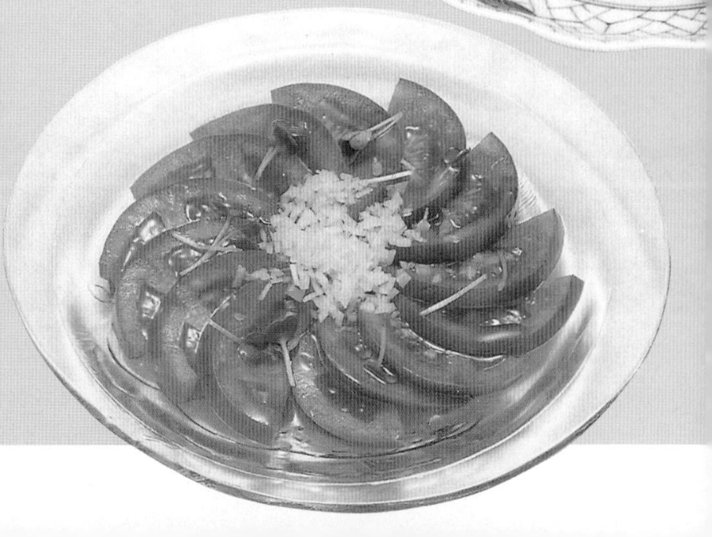

●涼拌番茄

番茄是一次可以吃很多的食品。與洋蔥、蘿蔔苗的搭配良好。利用芝麻油和加入醬油的調味醬引出番茄的甘甜味。

參考52頁

[牛乳煮南瓜]

①南瓜切成三公分正方形。

②將①煮五分鐘後倒掉煮汁，加入牛乳、奶油、鹽、砂糖煮約二十五分鐘，煮到柔軟為止。

[焗菠菜]

①菠菜用滾水略煮，放入冷水中浸泡，撈起瀝乾水分，切成二公分長度。

②煎鍋中熱乳瑪琳，炒①。

③耐熱容器的內側塗抹油（分量外），放入菠菜，中央部分做成凹陷，打入蛋，放入二○○度的烤箱中烤二分鐘，撒上乳酪粉烤一分鐘。

[胡蘿蔔沙拉]

①胡蘿蔔切絲，用鹽揉捏。

②酒、醋、沙拉油、荷蘭芹混合之後醃胡蘿蔔。

③醃三十分鐘後瀝乾汁液，盛盤，添上生菜。

[青椒雞胸肉炒咖哩]

①雞胸肉去筋切絲。

②青椒和洋蔥切成粗絲。

③煎鍋中熱油，炒雞胸肉。肉變色之後放入洋蔥繼續炒，熟透之後加入青椒再炒。

④撒上葡萄酒，用咖哩粉和鹽調味。

[甜煮花椰菜蝦]

①花椰菜分為小株煮過。

②西洋芹去筋切塊

③青蝦去除泥腸剝殼。

④鵪鶉蛋煮過之後剝殼。

⑤鍋中熱½量的油，爆香蔥後加入蝦子拌炒後取出。

⑥倒入剩下的油，依序炒花椰菜、荷蘭芹，加入酒、鹽、肉湯煮二分鐘。

⑦倒入蝦子，加入鵪鶉蛋拌炒，沿著鍋邊倒入用一倍量的水調溶的太白粉水勾芡。

[炒蒜苔]

①豬腿肉切細。

②蒜苔切成三公分長度，略煮。

③炒菜鍋中熱油，倒入豬腿肉，迅速拌炒。

④炒到肉變色後加入蒜苔炒，加入醬油、鹽、酒、芝麻油調味。

[涼拌番茄]

①番茄對半縱剖，再切成厚八公釐的半月形。

②洋蔥切成碎屑，用水浸泡，撈起用紗布擠乾水分。

③蘿蔔苗切除根部洗淨。

④用芝麻油、醋、醬油混合做成調味醬。

⑤將番茄擺成風車的形狀，上方鋪上洋蔥和蘿蔔苗，淋上④即成。

對你有益的素材話題——⑥

黃綠色蔬菜的維他命A含有量

黃綠色蔬菜是指綠色或黃色等深色蔬菜。近年來，黃綠色蔬菜能防癌的問題備受矚目。

黃綠色蔬菜包括在體內會變成維他命A的胡蘿蔔素、維他命C、E、鈣質、食物纖維等含量豐富的成分。維他命A能夠抑制致癌促進因子的作用，而維他命C和E能抑制致癌原因誘發因子的作用。

此外，據說鈣質也具有制癌作用，同時，食物纖維能將致癌物質排出到糞便中。

黃綠色蔬菜的「定義」是100g中含有600ug（微克）以上的胡蘿蔔素的蔬菜，像600ug以下的番茄或青椒因為在餐桌使用的次數很多，因此也將其納入黃綠色蔬菜的行列中。

一天必須攝取的黃綠色蔬菜量為100g。三餐中如果每餐都食用，一定可以攝取到足夠的量。

好好地攝取黃綠色蔬菜是維持健康的第一步。

●主要黃綠色蔬菜100g中的維他命A含有量

蔬菜	維他命A效力（IU）
荷蘭芹	4,200
胡蘿蔔	4,100
茼蒿	1,900
小油菜	1,800
韮菜	1,800
菠菜	1,700
白蘿蔔葉	1,400
蕪菁葉	1,000
青江菜	830
生菜	780
葉蔥	480
西洋南瓜	470
鴨兒芹	440
花椰菜	400
四季豆	270
高麗菜心	220
番茄	220
綠蘆筍	190
秋葵	190
青椒	150

日本厚生省將其納入黃綠色蔬菜的範圍中

（資料『四訂食品成分』女子營養大學出版部）

材料・1人份

牛乳煮南瓜
- 南瓜(去皮)……80g
- 牛乳……½杯
- 奶油……1 ⅔小匙
- 鹽……½迷你匙
- 砂糖……1小匙

焗菠菜
- 菠菜……100g
- 乳瑪琳……1小匙強
- 蛋……1個
- 乳酪粉……1大匙弱

胡蘿蔔沙拉
- 胡蘿蔔……80g
- 鹽……½迷你匙
- 酒醋・沙拉油……各½大匙
- 荷蘭芹碎屑……少量
- 生菜……2片

青椒雞胸肉炒咖哩
- 雞胸肉……1條(30g)
- 青椒……2個(50g)
- 洋蔥……50g
- 油……½大匙
- 葡萄酒……1大匙
- 咖哩粉……½小匙
- 鹽……1迷你匙

甜煮花椰菜蝦
- 花椰菜……100g
- 西洋芹……20g
- 青蝦……30g
- 鵪鶉蛋……4個(40g)
- 蔥碎屑……10g
- 油……2 ½小匙
- 酒……1 ½小匙
- 鹽……1 ⅕迷你匙
- 雞湯……½杯
- 太白粉……⅔小匙

炒蒜苔
- 豬腿肉……30g
- 蒜苔……100g
- 油……2小匙弱
- 醬油……1小匙
- 鹽……½迷你匙
- 酒……1小匙
- 芝麻油……¼小匙

涼拌番茄
- 番茄……1個(150g)
- 洋蔥……10g
- 蘿蔔苗……少量
- 芝麻油……1小匙
- 醋……1小匙
- 醬油……1小匙

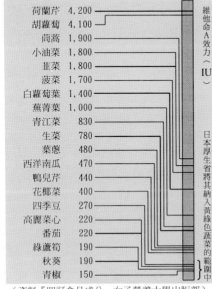

提升味覺的新鮮淡色蔬菜的一品料理

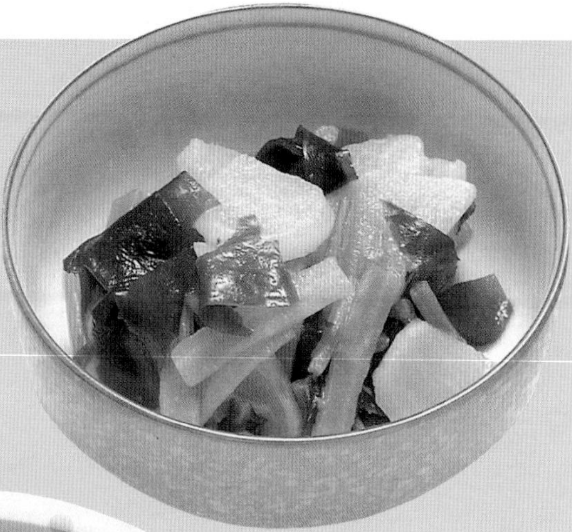

●蕪菁海帶芽拌芥末

除了蕪菁和海帶芽外，加入胡蘿蔔和蕪菁葉，也能補充維他命。藉由芥末的辣味，做成爽口的涼拌菜。

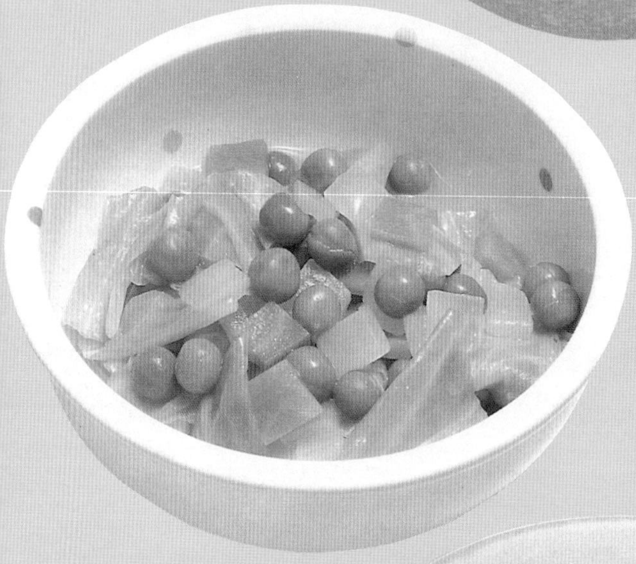

●青豆蔬菜湯

用湯慢慢煮，更能引出蔬菜的甘甜味。青豆於春天時可以買到，可嘗試這道菜。

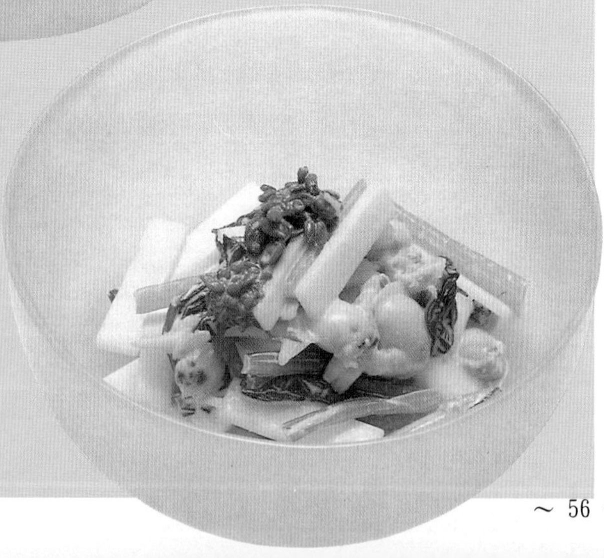

●蛤仔油菜沙拉

油菜加入土當歸，充滿春天的氣息。蛤仔淋上白葡萄油，與蔬菜搭配更爽口。

作法58頁

●豆芽菜拌芝麻

豆芽菜略煮，留下爽口的口感，加入少量砂糖，使味道吃起來更棒。

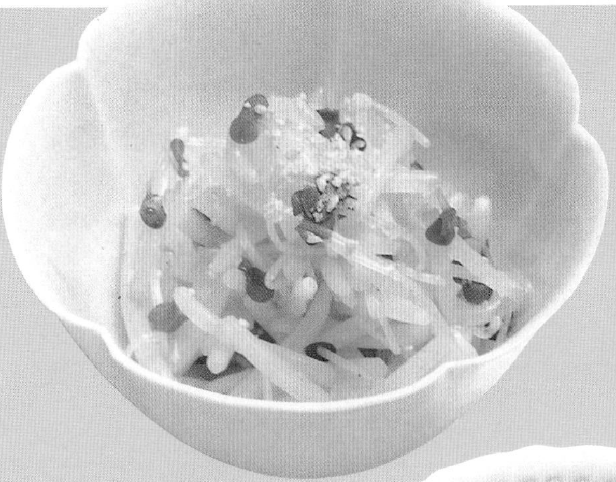

●茄子沙拉

充分冷卻後再吃的沙拉。運用芝麻油調味，能夠增添食慾。

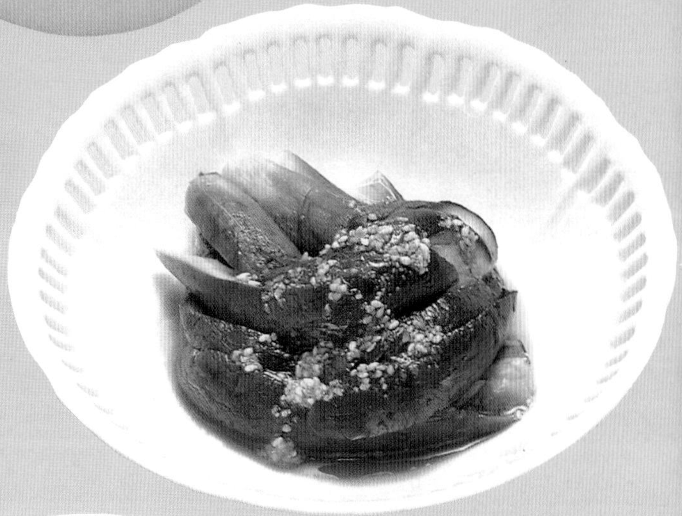

●生菜沙拉

大家所熟悉的沙拉，要在調味醬上下工夫。加入洋蔥或檸檬汁，更能增加爽快感。

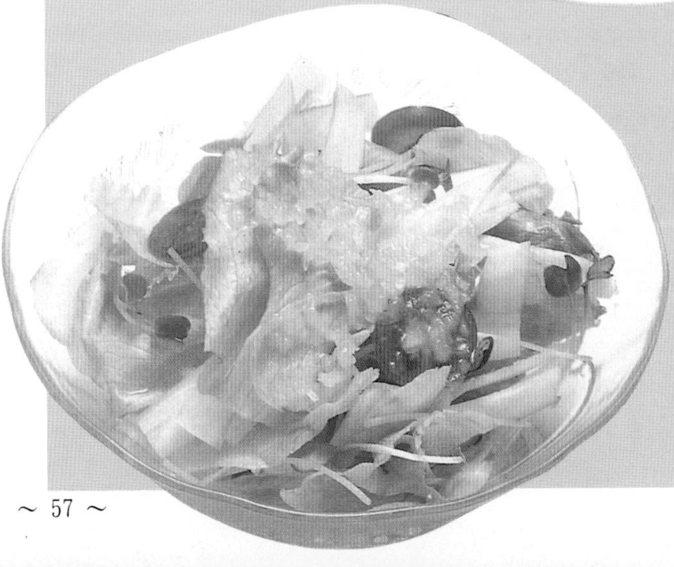

參考56頁

[蕪菁海帶芽拌芥末]

①蕪菁去皮，對半縱剖，切成三公釐厚度，煮軟。

②胡蘿蔔切成長三公分的短條狀，煮過。

③海帶芽用水浸泡還原，略切。

④蕪菁葉切成三公分長度，煮過。

⑤醬油、芥末醬、高湯混合。

⑥將①~④的材料一起放入冰箱中冰過，吃之前用⑤的芥末醬油涼拌。

[青豆蔬菜湯]

①青豆放入鹽水中煮出美麗的顏色，瀝乾水分。

②洋蔥、胡蘿蔔切成一公分正方形。

③高麗菜切成三公分正方形。

④鍋中熱奶油，陸續加入蔬菜拌炒，倒入溶化湯塊的水，用小火煮到蔬菜柔軟為止。

[蛤仔油菜沙拉]

①去殼的蛤仔淋上白葡萄酒，用火略煮，放入簍子裡瀝乾水分。

②油菜去除莖較硬的部分，用鹽水煮過，撈起浸泡在冷水中，再瀝乾水分。

③土當歸去皮，切成三公分長的短條狀，浸泡在醋水中去除澀液，瀝乾水分。

④白味噌、蛋黃醬及醋一起混合。

⑤將①②③的材料混合，用④涼拌。

[豆芽菜拌芝麻]

①豆芽菜去根，煮過瀝乾水分，冷卻。

②蘿蔔苗去根，用水洗淨，瀝乾水分。

③白芝麻研碎後，加入砂糖、醬油、高湯一起混合。

④豆芽菜和蘿蔔苗放在一起，用③涼拌。

[茄子沙拉]

①茄子去蒂，縱剖為六，排在盤中，放入蒸籠中蒸十分鐘。冷卻後放入冰箱中冷藏。

②Ⓐ的芝麻醬油調拌到材料混合為止，食用前倒在茄子上涼拌。

[生菜沙拉]

①萵苣洗淨，撕成易吃的大小。

②西洋芹去筋，切成五公分的薄片。

③小番茄去蒂，切成薄圓片。

④蘿蔔苗去根，充分洗淨後瀝乾水分。

⑤洋蔥切成碎屑、醋、檸檬汁、沙拉油、鹽一起混合，做成調味醬。

⑥蔬菜擺在一起，淋上⑤的調味醬。

對你有益的素材話題——⑦

淡色蔬菜的維他命 C 含量

淡色蔬菜的水分較多，熱量較少，大都可以生吃，因此很受減肥人士的歡迎。

一般人認為生（新鮮）就等於維他命 C，除了維他命 C 含量較多以外，也是其他的維他命類和礦物質源，因此，一天最好攝取 200g 淡色蔬菜。

但是，像生菜沙拉這種生吃的調理法，外觀上量很多，但光靠生菜沙拉無法攝取 200g 的量。

煮過之後能使量稍微減少後，較容易吃。

很多人相信「用火煮食會破壞維他命」，但是請安心。水溶性的維他命的確不耐熱，但是最容易受到破壞的維他命 C 煮過之後也會留下一半。與其吃 50g 新鮮蔬菜，還不如吃 100g 煮過的蔬菜較容易吃，而且也能攝取到其他的營養素。

煮過、蒸過、炒過或生吃，在各種調理法上下工夫，可使餐桌富於變化。

●主要淡色蔬菜 100g 中的
主要維他命 C 量（mg）

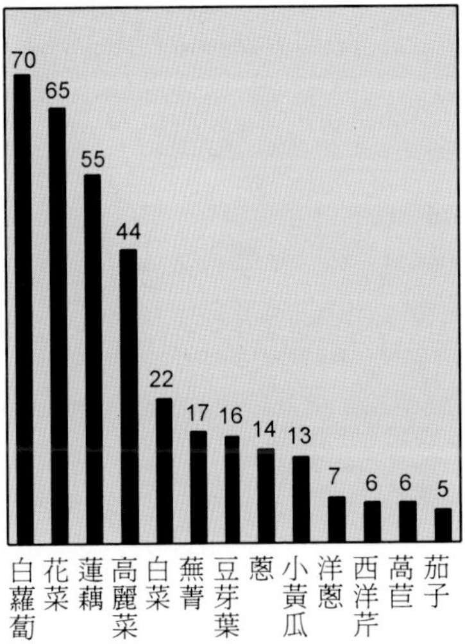

（資料『四訂食品成分』女子營養大學出版部）

材料・1 人份

蕪菁海帶芽拌芥末
- 蕪菁 ------ 50g
- 胡蘿蔔 ------ 10g
- 乾海帶芽 ------ 1g
- 蕪菁菜 ------ 25g
- ┌醬油 ------ 1 小匙弱
- ｛芥末醬 ------ ⅕小匙
- └高湯 ------ 1 大匙

青豆蔬菜湯
- 青豆 ------ 30g
- 洋蔥 ------ 50g
- 胡蘿蔔 ------ 20g
- 高麗菜 ------ 50g
- 奶油 ------ 1 小匙強
- ┌水 ------ 1 杯
- └湯塊 ------ 1 個(4g)

蛤仔油菜沙拉
- ┌蛤仔(去殼) ------ 30g
- └白葡萄酒 ------ 1 小匙
- 油菜 ------ 30g
- 土當歸 ------ 20g
- ┌白味噌 ------ ½小匙
- ｛蛋黃醬 ------ 2 小匙
- └醋 ------ 1 迷你匙

豆芽菜拌芝麻
- 豆芽菜 ------ 70g
- 蘿蔔苗 ------ 5g
- ┌白芝麻 ------ 1 小匙
- ｜砂糖 ------ 1 小匙
- ｜醬油 ------ ⅔小匙
- └高湯 ------ 1 小匙

茄子沙拉
- 茄子 ------ 1 個(100g)
- Ⓐ┌芝麻屑 ------ ⅗小匙
- 　｜芝麻油 ------ ⅔小匙
- 　｜醋 ------ ⅗小匙
- 　｜醬油 ------ 1 小匙
- 　└砂糖 ------ ⅔小匙

生菜沙拉
- 萵苣 ------ 40g
- 西洋芹 ------ 20g
- 小番茄 ------ 1 個(5g)
- 蘿蔔苗 ------ 5g
- ┌洋蔥碎屑 ------ 10g
- ｜醋 ------ 1 小匙
- ｜檸檬汁 ------ 1 小匙
- ｜沙拉油 ------ 2 ½小匙
- └鹽 ------ ½迷你匙

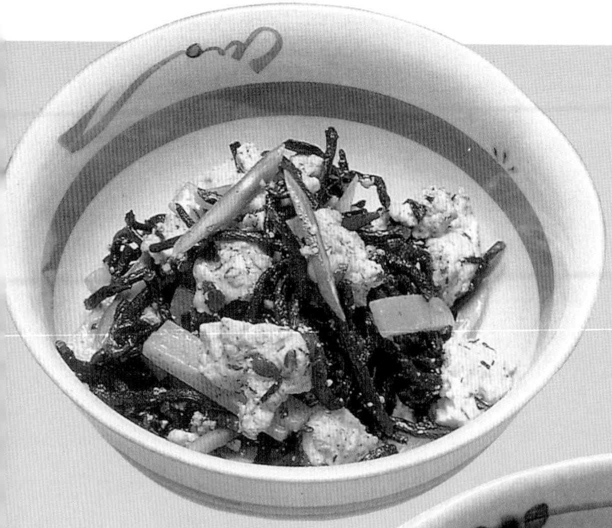

●羊栖菜炒煮豆腐

羊栖菜和油的搭配很多，利用炒煮的方式吃起來非常美味。豆腐略煮較容易瀝乾水分。

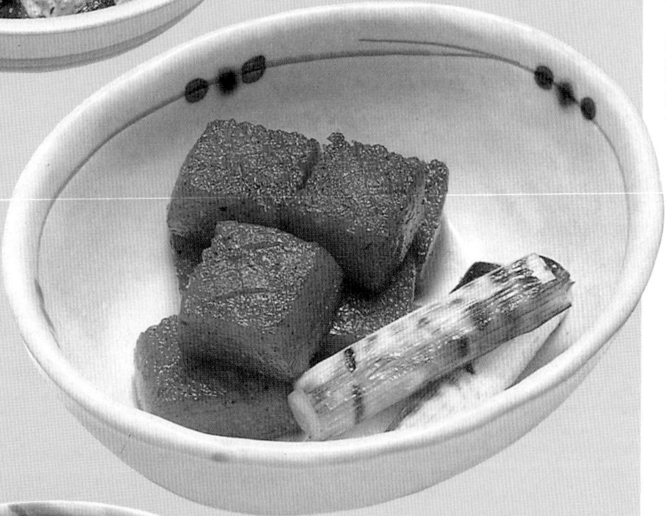

●油煮蒟蒻蔥

用油煮蒟蒻，蔥塗上油，煎過之後再煮，為低熱量食品。

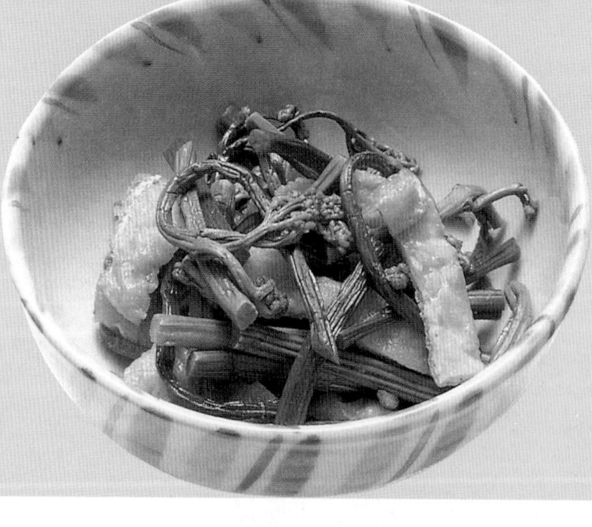

●蕨菜煮油豆腐皮

山菜是食物纖維的寶庫。使用薇菜代替蕨菜吃起來也很美味。

作法62頁

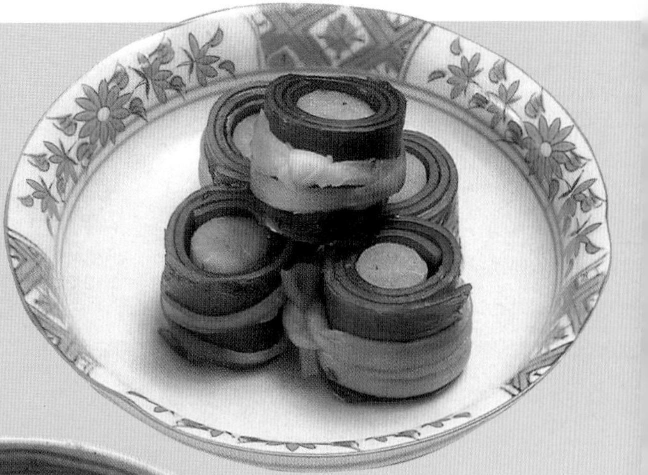

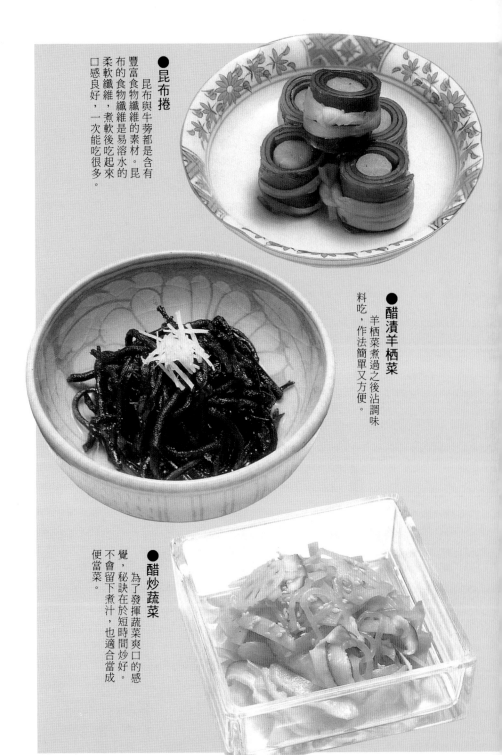

●昆布捲

昆布與牛蒡都是含有豐富食物纖維的素材。昆布的食物纖維是易溶水的柔軟纖維，煮軟後吃起來口感良好，一次能吃很多。

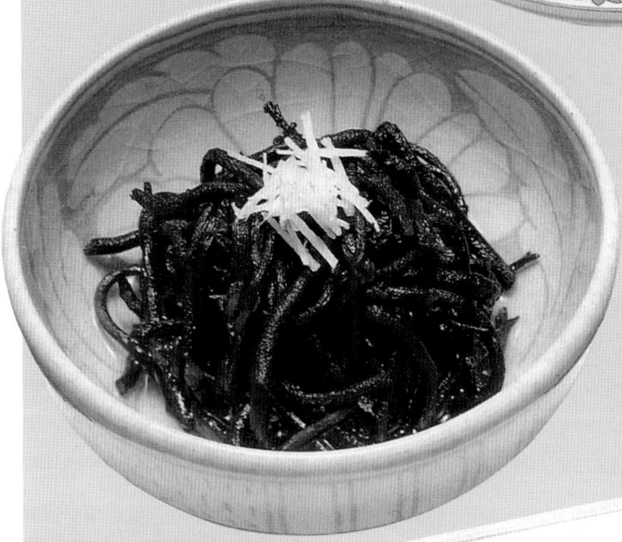

●醋漬羊栖菜

羊栖菜煮過之後沾調味料吃，作法簡單又方便。

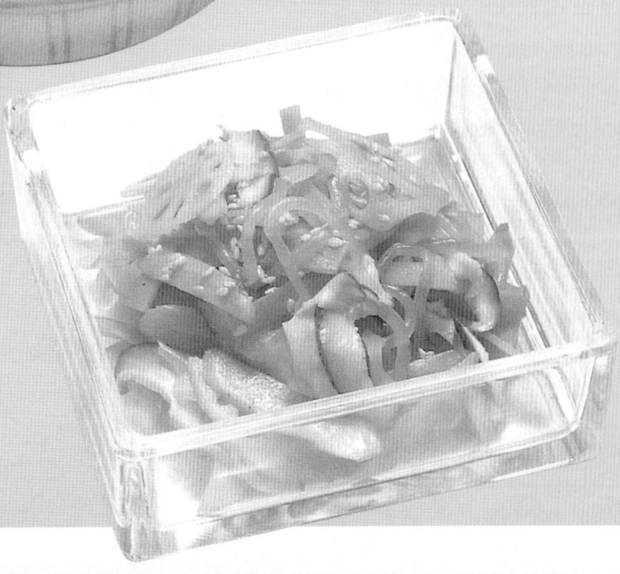

●醋炒蔬菜

為了發揮蔬菜爽口的感覺，秘訣在於短時間炒好。不會留下煮汁，也適合當成便當菜。

參考60頁

[羊栖菜炒煮豆腐]

①羊栖菜用水浸泡還原，瀝乾水分。

②豆腐用手掰開，放入滾水中略煮，撈起放入簍子裡瀝乾水分。

③胡蘿蔔切成長三公分的短條。

④四季豆切成短斜絲。

⑤鍋中熱油，依序放入胡蘿蔔、羊栖菜、豆腐拌炒，炒到胡蘿蔔軟了之後放入四季豆，加入醬油、米酒調味、拌炒。

[油煮蒟蒻蔥]

①蒟蒻兩面用菜刀斜畫出格子狀，切成一口大小。

②蔥切成六公分的長度。

③蔥塗抹少量的油，用竹籤穿過，放在火上烤成稍微有點焦為止。

④煎鍋中熱剩下的油，放入蒟蒻，兩面煎過。加入高湯和調味料，煮十五分鐘後加入蔥，煮二～三分鐘。

[蕨菜煮油豆腐皮]

①蕨菜切成二～三公分長度。

②油豆腐皮用滾水澆淋，去除油分，對半縱切，再切成一公分寬度。

③鍋中熱高湯，放入蕨菜和油豆腐皮煮五分鐘，加入調味料，小火煮七～八分鐘。

[昆布捲]

①昆布去除砂，浸泡在水中使其柔軟後取出，浸泡汁擱置一旁。

②牛蒡去皮，配合昆布的寬度切好，略煮。

③葫蘆乾撒上少量鹽（分量外）揉洗，浸泡在水中還原，瀝乾水分。

④昆布攤開捲牛蒡，用葫蘆乾綁住。

⑤鍋中擺好昆布，放入調味料，加滿昆布汁，煮二十～三十分鐘，直到昆布軟了為止。

[醋漬羊栖菜]

①羊栖菜浸泡在水中二十鐘還原。

②鍋中煮滾水，放入①的羊栖菜，煮四～五分鐘，瀝乾水分。

③醋、高湯、鹽、砂糖、醬油混合調拌。

④趁②的羊栖菜仍然溫熱時，放入③中浸泡。

⑤醃漬二十～三十分鐘，入味之後盛盤，上方鋪上薑絲。

[醋炒蔬菜]

①牛蒡去皮，切成四公分長的薄片，浸泡在水中。

②胡蘿蔔切成長四公分的薄片，略煮。

③蓮藕切成圓片，浸泡在水中。

④香菇切成薄片。

⑤蒟蒻粉條切成四公分長度，煮過。

⑥鍋中熱芝麻油，炒上述材料，過油之後加入調味料略炒，盛盤時撒上白芝麻。

對你有益的素材話題——⑧

海藻的食物纖維量

厚生省基於新頒布的「食品中的食物纖維量」計算，認為「日本人的食物纖維攝取量，比 30 年前減少了二成」。

食物纖維是指在人體內不會被消化吸收的食物殘渣。這個殘渣吸收水分之後會像海綿一樣膨脹，而增加糞便的量，加速通過大腸內的時間，減少致癌物質接觸腸粘膜的機會。此外，食物纖維對於腸內細菌也會造成影響，所以不容易使致癌物質等有害物質在腸內製造出來。

另一方面，也具有抑制膽固醇值上升的作用。

某種食物纖維在腸內附著於食鹽的鈉，能將其排泄到體外，因此據說具有抑制血壓上升的作用。

近年來，備受矚目的食物纖維已經開始缺乏的現代飲食普遍化，因此下意識地多攝取食物纖維非常重要。

含有較多食物纖維的食品是乾物類。尤其海藻類是無熱量食品，除了食物纖維以外，還含有豐富的鈣質及維他命，屬於必須大量攝取的食品。

●100g 海藻中的食物纖維量

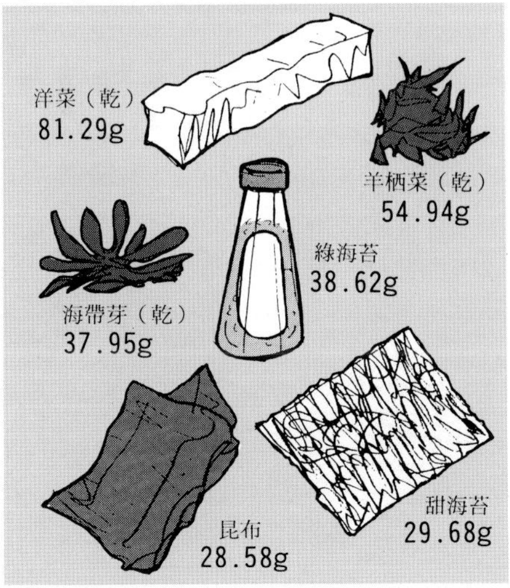
洋菜（乾）
81.29g
羊栖菜（乾）
54.94g
綠海苔
38.62g
海帶芽（乾）
37.95g
昆布
28.58g
甜海苔
29.68g

（資料『四訂食品成分』女子營養大學出版部）

材料・1 人份

羊栖菜炒煮豆腐

- 乾燥羊栖菜 ---------- 8g
- 木棉豆腐 ---------- 100g
- 胡蘿蔔 ---------- 25g
- 四季豆 ---------- 2g
- 油 ---------- 2 小匙
- 米酒 ---------- 1 小匙弱
- 醬油 ---------- 1 小匙

油煮蒟蒻蔥

- 蒟蒻 ---------- ¼塊(80g)
- 蔥 ---------- 30g
- 油 ---------- ½大匙
- 高湯 ---------- 2 大匙
- 砂糖 ---------- 1 小匙
- 鹽 ---------- ½迷你匙
- 醬油 ---------- 1 小匙

蕨菜煮油豆腐皮

- 蕨菜(去除澀液) ---------- 80g
- 油豆腐皮 ---------- ½片(20g)
- 高湯 ---------- ¼杯
- 米酒 ---------- 1 小匙
- 醬油 ---------- 1 小匙

昆布捲

- 昆布 ---------- 15g
- 牛蒡 ---------- 30g
- 葫蘆乾 ---------- 20cm(5g)
- 醋 ---------- ⅓小匙
- 砂糖 ---------- 1 小匙
- 醬油 ---------- 1 小匙
- 酒 ---------- ½小匙強

醋漬羊栖菜

- 乾燥羊栖菜 ---------- 8g
- 醋 ---------- ½大匙
- 高湯 ---------- ½大匙
- 鹽 ---------- ⅓迷你匙
- 砂糖 ---------- ½大匙
- 醬油 ---------- ⅗小匙
- 薑絲 ---------- 2g

醋炒蔬菜

- 牛蒡 ---------- 40g
- 胡蘿蔔 ---------- 20g
- 蓮藕 ---------- 20g
- 香菇 ---------- 10g
- 蒟蒻粉條 ---------- 20g
- 芝麻油 ---------- 1 小匙強
- 砂糖 ---------- 1 小匙
- 鹽 ---------- ⅕迷你匙
- 醬油 ---------- 1 小匙
- 醋 ---------- ½小匙
- 白芝麻 ---------- 少量

虛血性心臟疾病的病態與原因

心臟的基本構造與功能

心臟不眠不休地進行收縮與放鬆，將血液送到全身。為了支撐這個功能，心臟具有①心肌、②冠狀動脈、③瓣膜、④刺激傳導系等四種基本構造。

心肌具有將積存在心臟內腔的血液藉著收縮而送出的幫浦作用，冠狀動脈則供給心肌氧和營養，在心臟四個位置的瓣膜是為了防止血液逆流，使血液朝向一定的方向流動的必要構造。在內左房與左室之間的二尖瓣，左室與主動脈之間的是主動脈瓣。心臟的右側有二瓣，引起瓣膜症的是在右側的這二種瓣膜，因此非常重要。此外，刺激傳導系是大家沒有聽過的組織。是人的心跳起搏器，決定心臟跳動的規律，將電氣刺激傳到整個心臟引起心肌收縮。

●心臟的４種基本構造

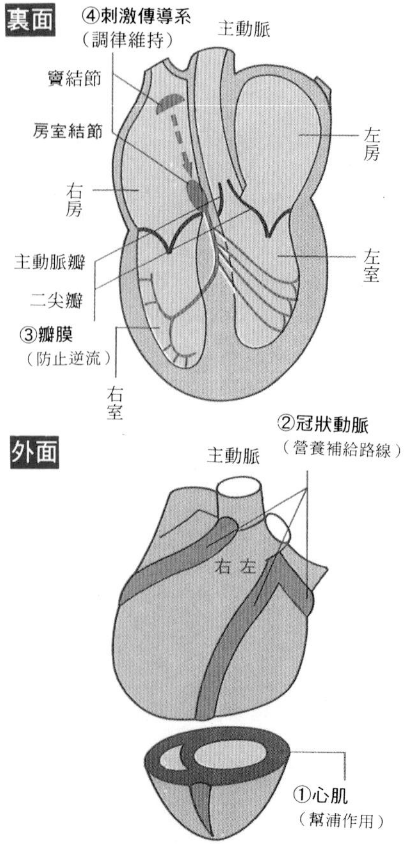

如表所示的各種心臟病，都是發生於這四種構造中的任何一處。也就是，心肌可能出現各種心肌炎、肥大型心肌症、擴張型心肌症、高血壓性心臟肥大、虛血性心臟疾病、老人性心類澱粉症等。

一旦冠狀動脈出現動脈硬化時，就是形成虛血性心臟疾病的原因。幼兒期的川崎病原因不明，但罹病的場所卻是冠狀動脈。

瓣膜的毛病會引起各種瓣膜症，而二尖瓣與主動脈瓣各自會出現狹窄與閉鎖不全二種瓣膜症。其中較常見的是主動脈瓣閉鎖不全，其次是二尖瓣閉鎖不全。

●各種心臟疾病

青年期以後發生的心臟疾病	1. 先天性心臟疾病 2. 風濕性瓣膜症 3. 川崎病 4. 心外膜炎 5. 心內膜炎 6. 心肌炎 7. 心肌症
中年期後較常罹患的心臟疾病	1. 高血壓 2. 虛血性心臟疾病： 狹心症、心肌梗塞等
老年期特有的心臟疾病	1. 變性、石灰化所引起的瓣膜症 二尖瓣閉鎖不全 主動脈瓣閉鎖不全 石灰化主動脈瓣狹窄 2. 刺激傳導障礙 竇機能不全症候群 房室阻滯 3. 心房細動 4. 心類澱粉症

刺激傳導系的疾病是在竇結節所造成的竇機能不全症候群，或房室傳導系所引起的房室阻滯。

本書所處理的是由冠狀動脈病變造成心肌出現毛病的虛血性心臟疾病。其他疾病當病態進行時，有可能引起心不全，不過，飲食指導中限制鹽分的問題，主要是探討虛血性心臟疾病的範圍。

虛血性心臟疾病是何種疾病

何謂虛血性心臟疾病

虛血性心臟疾病就是狹心症或心肌梗塞，主要是因為供養心臟肌肉營養的血管（冠狀動脈）

異常，造成血管狹窄或閉鎖，使得血液循環出現障礙。冠狀動脈如左頁圖所示，就是圍繞心臟的三條動脈，包括由左冠狀動脈分枝的前降枝（A）與左回旋枝（C），以及右冠狀動脈（R）。

所謂虛血就是到達某個臟器（在此是指心臟）的血流量減少的狀態，虛血性心臟疾病包括狹心症和心肌梗塞兩者。

虛血性心臟疾病以五十幾歲、六十幾歲的人較常罹患，同時是七十歲以上的年齡層較常見的疾病。最近，四十歲或三十歲左右的人也會罹患這種疾病。

何謂狹心症？何謂心肌梗塞？

狹心症和心肌梗塞有何不同呢？一言以蔽之，狹心症是冠狀動脈狹窄所引起的，而心肌梗塞則是冠狀動脈閉塞所引起的。

狹心症患者雖然有血流障礙，但血液循環不會停止，在不勉強的範圍內能夠運動，但是當承受強烈的身心壓力時，心臟的拍出量必須增加，心肌的氧必要量超過供給量，因此產生胸痛，這就是狹心症。

另一方面，心肌梗塞則是狹窄的冠狀動脈形成血栓（血塊阻塞），完全阻塞血管內腔而造成的狀態（六十七頁圖C），一旦形成血栓，血液循環就會斷絕。因此由冠狀動脈所供養的心肌就

●供養心臟的 3 條冠狀動脈

左冠狀動脈
- 左回旋枝：C
- 前降枝：A

右冠狀動脈：R

■ 壞死

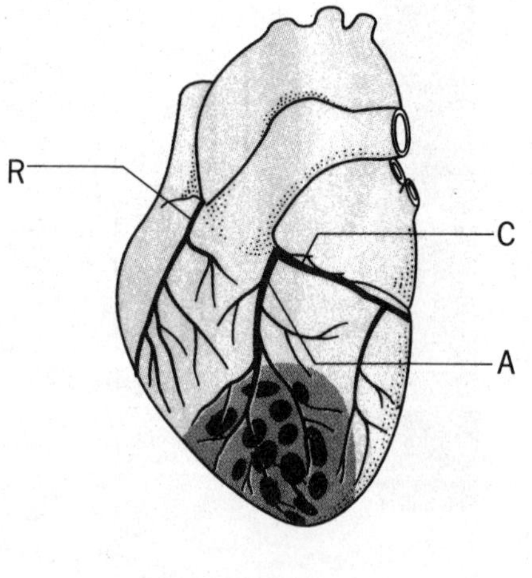

會壞死（參照六十六頁圖）。血栓則是動脈壁的粥瘤脫落，堵住血管內腔，在其上方的血液凝固所造成的，血小板也與血栓的形成有關。

也就是說，冠狀動脈狹窄與閉塞的不同，就在於心肌有無壞死現象。

狹心症

狹心症的症狀

狹心症的症狀是前胸部疼痛。前胸部是指心的中央，但有時候從胸的左側或左肩到上臂的部分會感覺疼痛。疼痛的持續時間為二～三分鐘，較強烈者可能會持續十分鐘。胸痛的性質包括劇痛、胸絞緊或胸苦悶的感覺等。

狹心症發作的方式大致分為二種。

①勞動性狹心症

「勞動性狹心症」因冠狀動脈狹窄程度的不同而異，例如爬樓梯時、跑動的時候、會議之間或是寒冷的冬天早上上班時，身心承受壓力時會發生，但中止運動或在舌下含硝化甘油，就能使

●冠狀動脈硬化的進展

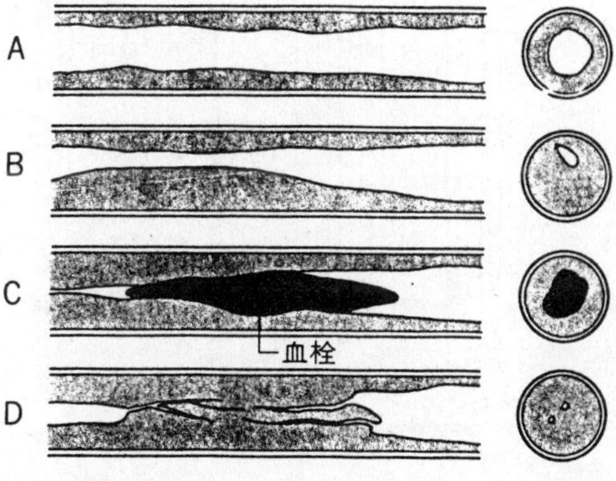

A. 動脈是由彈性纖維、平滑肌等所構成，富於彈力，血液不斷地在其中流動。
B. 血管的內膜形成粥瘤，逐漸形成石灰化，彈性纖維減少血管變硬，內腔狹窄。也就是狹窄逐漸進行。
C. 狹窄的血管被血栓阻塞時，血液無法繼續流動，成為狹心症等的原因。
D. 血管內膜粥瘤化，石灰化繼續進行時，這個部分的血流幾乎停止。如箭頭所示的部位只有一點點的血液流通，最後逐漸變成完全閉塞，然後引起細胞的壞死，成爲心肌梗塞等的原因。

疼痛立刻消失。

②安靜時狹心症

「安靜時狹心症」是指在沒有什麼事情時突然發作，如就寢中或早上躺在床上，剛清醒後就會發生。這時是因為冠狀動脈的攣縮而引起血液循環受阻所致。

「不安定狹心症」則是指勞動性及安靜時狹心症，同時也是指狹心症的頻度、持續時間、程度等都增強了。這個病態的一部分會變成心肌梗塞，因此要保持警戒，最好能住院。

「無症候性虛血」指的是無胸痛（無痛性）虛血，偶爾做心電圖才診斷出來。

雖說是無症候，但是不見得就是輕症，必須將其視為普通的

●利用冠狀動脈造影的診斷

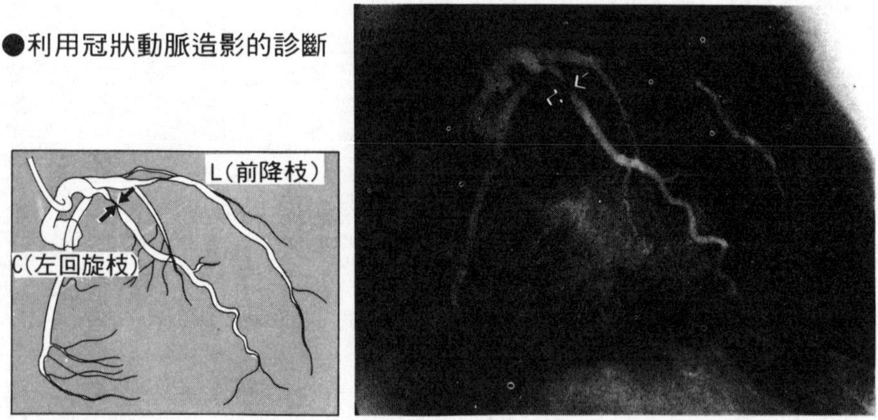

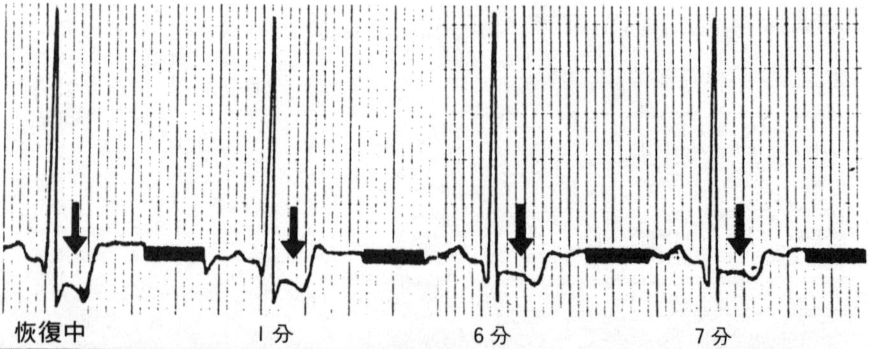

狹心症而接受檢查。

狹心症的診斷

經由心電圖就可以判定胸痛的起源在心臟。胸痛發作的心電圖會出現ST部分的下降（六十七頁圖）特有的變化。

但是，胸痛持續時間至多五分鐘至十分鐘，因此不見得在醫院中出現發作現象，所以沒有辦法在發作時取得心電圖。因此，到醫院受診的患者可能必須接受運動負荷試驗，使發作再現，取得心電圖。

最近進行的運動負荷試驗包括自行車測力計與踏步器試驗，踩踏板或利用爬樓梯的速度走在活動皮帶上的檢查。這個檢查法的優點是能夠以量的方式表示運動量，也就是說，不只能夠知道心電圖上的變化時期，而且知道在何種運動量上會出現變化，可用來診斷勞作性狹心症。此外，安靜時狹心症的診斷可以利用攜帶式心電圖這種連續記錄二十四小時的心電圖，則即使是早上的發作時期也能加以掌握。

進行這些狹心症的診斷之後，其次了解狹心症的原因冠狀動脈狹窄的程度如何的診斷也非常重要。為了瞭解這一點，必須進

●胸痛發作時的心電圖

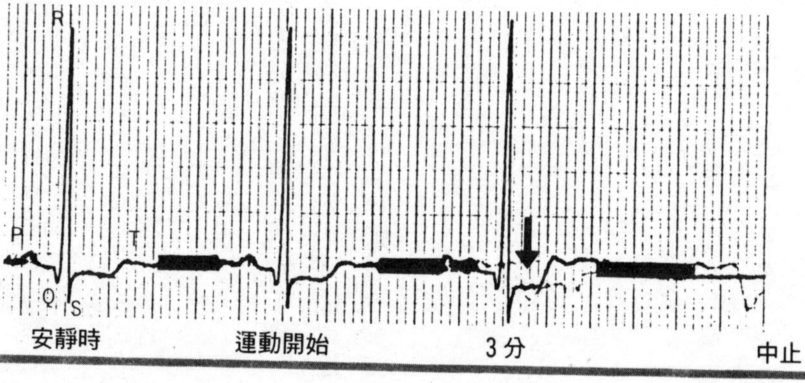

行冠狀動脈造影（六十八頁圖）。所謂冠狀動脈造影，就是將心導管這種細管由手掌的動脈經由主動脈插入冠狀動脈，注入造影劑，映出冠狀動脈。如下圖的箭頭所示的部份，出現顯著的狹窄現象，就可以知道狹心症的原因了。

狹心症的治療

狹心症的治療是使用硝酸劑、β遮斷劑、鈣拮抗劑等，能使冠狀動脈擴張，強力抑制交感神經的作用。發作時能迅速發揮作用的藥物是硝化甘油，含在舌下，一～二分鐘內胸痛就會消失。使用這個藥劑仍然發作時，就要進行冠狀動脈造影，確認疾病部位與狹窄的程度。如果冠狀動脈的狹窄度達七十五％以上時，則必須進行冠狀動脈形成術（ＰＴＣＡ），就是讓氣球通過狹窄的部位，使氣球膨脹，擴張狹窄的血管。

這個方法的困難點是，必須利用分流手術迂回狹窄的部分，使血液循環順暢。

心肌梗塞

心肌梗塞的症狀

先前敘述過，心肌梗塞是冠狀動脈完全閉塞而導致心肌壞死（細胞壞死）所致、症狀與狹心症相比，當然非常激烈。胸痛的感覺是「可能已經快死了」非常強烈，而且持續時間較長，甚至長達三十分鐘或幾小時，顏面蒼白、冒冷汗。

胸痛的部分與狹心症相同，以前胸部為主，但有時左肩膀與左臂也會出現強烈疼痛。此外，有時會出現呼吸困難、意識障礙、心悸等心肌梗塞的併發症症狀。主要併發症如下。

①心律不整

測量脈搏跳動時，發現一分鐘五十、四十或三十次（徐脈），這就是房室阻滯，原因是原本應該來自心臟起搏器的刺激並未傳導到心室所致。因此，需要人工心臟起搏器。

值得注意的是，心律不整會因心室性期外收縮而使頻度增加，出現心室頻拍及心室細動的危險。因為心臟梗塞而猝死，或利用救護車運送，或在住院中突然死亡的例子，大都是由於心律不整所造成的，但是，如果能進入CCU（coronary care unit 冠狀動脈疾病集中監視治療室），則因為心律不整而死亡的例子就會減少。

②心不全

心臟肌肉的一部分壞死，使得心臟的拍出力減退，心拍出量減少，使得應該循環的血液積存，必要的血液無法供應到諸臟器，因此肺部充滿血液，導致呼吸困難，甚至出現肝臟腫大、下肢浮腫的現象。

③休克

因為心肌梗塞而使心臟的收縮力急速減退，循環的血液量減少，這時供給全身的血液減少，對於諸藏器，尤其是對於維持生命重要的腦、心、腎會出現機能不全的現象。血壓顯著降低，出現意識障礙，引起心原性休克。

有的老人未感覺胸痛，但是卻引起心肌梗塞的現象，這種情形稱為無痛性梗塞。雖是無痛性，但是不見得就是輕症。當然，呈現休克、呼吸困難、意識障礙等更嚴重的障礙也很多。此外，老人可能會出現食慾不振、脫力（無法挺腰站直）、失禁等與平常不同，但並不視為重大疾病的症狀，所以診斷時可能花費較多的時間，有時候處理時已經太遲了。

心肌梗塞的診斷

心肌梗塞的診斷是利用心電圖進行的（七十三頁圖）。但是，無法顯示典型症狀時，可能無法進行心電圖檢查。此外，即使進行心電圖檢查，感到可疑或不明確的情況也可能會出現。心肌梗塞是死亡率極高的疾病，胸痛持續三十分鐘做心電圖無法斷定是心肌梗塞，但是也不算正常時，則必須趕緊安排救護車。

除了心電圖之外，診斷心肌梗塞也可以利用血清酵素（GOT、LDH、CRK）觀察這些酵素是否上升。這些酵素存在於細胞中，但是一旦細胞壞死，導致細胞膜破裂時，會出現在血中，因此也可以當成診斷法。

心臟超音波檢查則是利用超音波觀察心臟收縮減退的有無，藉此就能診斷心肌梗塞的部位（七十二頁圖）。如果減退的程度較強或完全沒有收縮，或是收縮期時反而向外部膨脹，藉此就可以診斷。此外，核醫學的方法則是使用放射性同位元素進行診斷。注射鉈

●心臟超音波

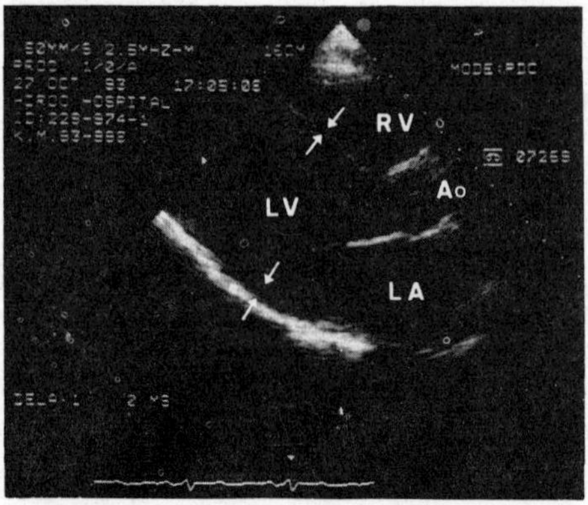

LA：左房、LV：左室：AO：主動脈、RV：右室、箭頭夾住的是心室中隔（上面的箭頭）與左室後壁（下面的箭頭）的厚度。因為前壁中隔梗塞，因此心室中隔比左室後壁更薄，收縮減退、左室擴張。

201 取得心肌閃爍圖，觀察會發現描出與心肌梗塞部位一致的缺損像。

心肌梗塞的治療

胸痛劇烈地發作而一直無法痊癒時，必須趕緊叫救護車。顏面蒼白、嘴唇發紫、冒冷汗時則是重症症狀。救護車可能在十幾分鐘內趕到，但通常需要花費更多的時間才決定叫救護車。

心肌梗塞是死亡率極高的疾病，尤其是在疾病初期引發各種併發症的可能性很高，因此在CCU治療比較安全。

各醫院的CCU設備不見得相同，大都是由幾張病床構

●利用心電圖診斷心肌梗塞

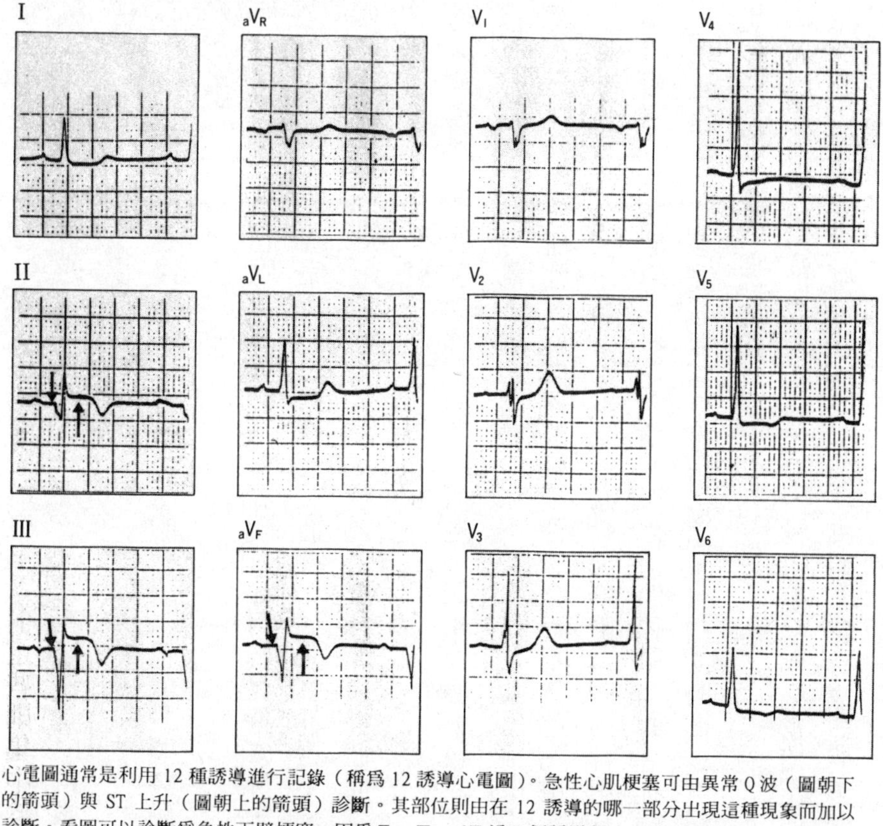

心電圖通常是利用 12 種誘導進行記錄（稱爲 12 誘導心電圖）。急性心肌梗塞可由異常 Q 波（圖朝下的箭頭）與 ST 上升（圖朝上的箭頭）診斷。其部位則由在 12 誘導的哪一部分出現這種現象而加以診斷。看圖可以診斷爲急性下壁梗塞。因爲Ⅱ、Ⅲ、aVF 這 3 個誘導都出現異常 Q 波與 ST 上升的記錄，因此表示心肌梗塞的部位在左心室的後壁。

成，而屬於各病床的映像管時常顯示出心電圖與血壓（動脈壓或肺動脈壓）。而這些則集中於病房中央的監視裝置，所以可以監視數人份的心電圖狀態（七十五頁照片）。當出現異常心跳數或心律不整時，警報就會響起，就能記錄這個部分的心電圖。

此外，在CCU也能充分進行心不全、休克、心律不整等併發症狀的監視。也就是能夠測量心拍出量、監視心律不整、連續監視動脈壓。

如果沒有特別的併發症，虛血性心臟疾病的患者用救護車送到醫院時，絕對要保持安靜，一定要努力去除胸痛，維持心臟的機能。為了除去狹心症所引起的胸痛，需投與硝化甘油舌下錠，對於心肌梗塞無效，因此必須注射嗎啡等強力鎮痛藥。或是吸入氧，或為了維持心臟機能而以點滴的方式將各種藥物由靜脈注入體內。

心肌梗塞的治療，因從發病到診斷為止到底經過多少時間的不同而異。如果在發病後三個小時以內，最慢六個小時以內時，可以進行冠狀動脈造影，調查造成心肌梗塞原因冠狀動脈的閉塞部位之後（七十五頁圖A），對於閉塞冠狀動脈的血栓進行血栓溶解療法，是最重要的治療法。包括經皮冠狀動脈內血栓溶解療法（PTCR），另一個方法則是冠狀動脈造影或靜脈注射法等，前者的溶解率較高。用來溶解血栓的藥劑包括尿激酶、組織血纖維蛋白溶酶原賦活藥。在發病初期能溶解使冠狀動脈閉塞的血栓，是緊急的溶解療法，但如果發病後過了很長的時間，就很難溶解。如七十五頁圖B所示，利用早期的治療，就能使閉塞部位的血流再開。

此外，在狹心症的項目中也敘述過經皮冠狀動脈形成術（PTCA）也是近年來常使用的方法。也就是不使用血栓溶解藥而進行PTCA，或是利用PTCR無法再開通時，或即使再開通

●CCU（冠狀動脈疾病集中監視治療室）

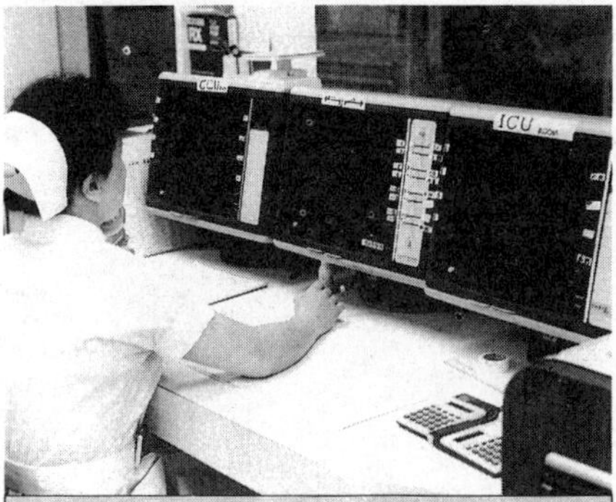

Ⓐ中央監視裝置

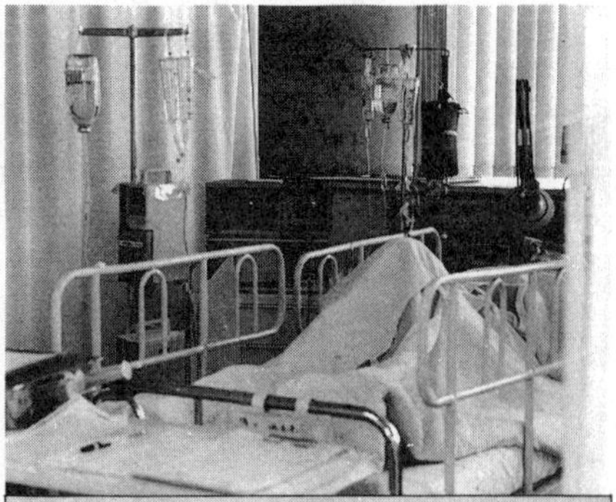

Ⓑ臨床

●利用冠狀動脈造影觀察閉塞部位

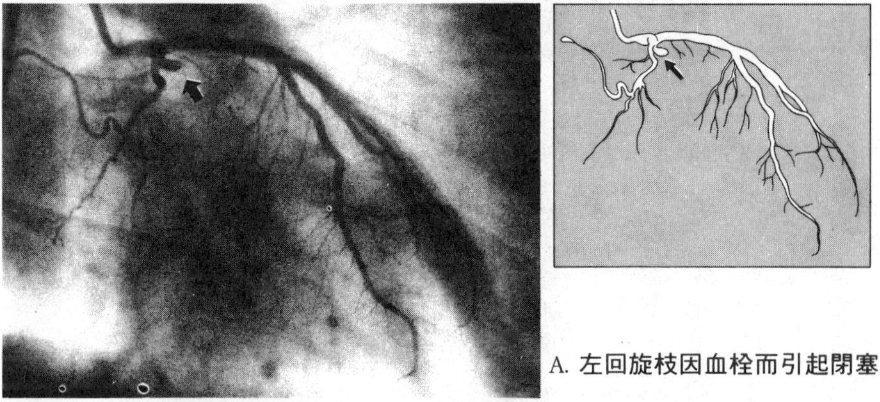

A. 左回旋枝因血栓而引起閉塞

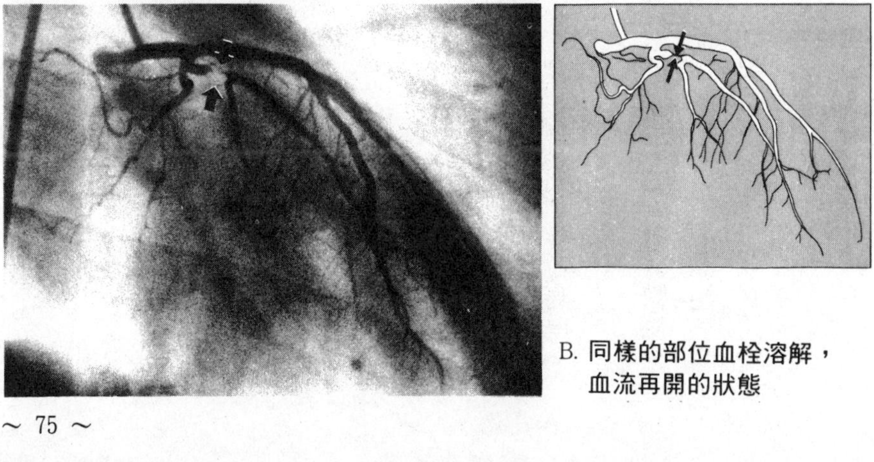

B. 同樣的部位血栓溶解，
血流再開的狀態

但開通不夠，或是對於剩餘的狹窄進行這種治療法。

心肌梗塞後的復健

心肌梗塞發症後沒有併發症，經過順利，或是即使有併發症，但是逐漸脫離危機時，就可以準備出院過社會生活了，因此開始復健工作。

因為心肌梗塞而壞死的部分心肌不可能再恢復，即使狀態好轉，但是心臟的收縮力已經減退。因此，從絕對靜養到慢慢增加運動量，同時利用心電圖確認沒有出現虛血性變化時，可一步步進行復健治療。

①從CCU到出院為止的復健

在我們醫院的計畫如表所示循序漸進。躺在床上靜養三天到五天後，接下來的四天到六天坐在床上，然後可以站立或坐在椅子上，能做到這一點時就可以使用手提式便器。接著從第七天開始在室內步行，接下來在走廊步行，就能靠自己的力量去上廁所，可以從CCU移到普通病房。往返於三十五公尺長的走廊步行，最後可以淋浴、泡澡。

這種計畫式的復健治療，在各階段必須確認血壓沒有顯著上升或降低的跡象，心跳次數每分鐘未超過一二〇次，心電圖上沒有虛血變化，也沒有重症心律不整的現象。自覺症狀方面沒有胸痛、呼吸困難、心悸、疲勞、頭昏眼花等現象，才能一步一步地進行。如果發現異常時，必須反覆在同一階段復健，或加上治療再檢查。

如果能到達最後階段就能夠出院。從進行復健到出院期間順利的話，大約需要三週。

②出院後的復健目標

出院後一～二個月內主要是在家庭中生活。同樣是心肌梗塞，但是因個人的不同，梗塞巢的大小、後遺症程度都有差距，出院時必須和主治醫師商量，請醫師指導以後的生活。

日常生活的熱量如七十八頁表左所示。住院中達到復健最後目標的人，可以進行三或五METS的活動，過日常生活沒有問題。進行新的運動或作業時則要參考一下。但是，包括拿重物在內的重勞動工作，一定要慎重其事。此外，性交在達到高潮時為四或六METS，一定要慎重，確認症狀未出現，才可以進行，才是較聰明的作法。

a、順利恢復運動能力時

出院後步行五〇〇～六〇〇m，

●CCU安靜度表

STAGE	I	II	III	IV		V	VI	VII	VIII	IX	X
				①	②						
病日	1	2	3～4	4～6	5～7	7～9	10～12	12～14	14～16	16～19	20～21
安靜的內容	絕對安靜	仰躺30度體位交換	利用仰臥器坐位 ※他力坐位(90°5分)	自力坐位 ※自力坐位(5分) ※立位(5分)		室內步行 ※20m步行	走廊步行 3次為止/日(10° 15° 19°) ※1往返70m	※3往返	※5往返	※8往返	※踏步器測力計
排泄方法	全面輔助	全面輔助	一部分輔助	一部分輔助	使用手提式便器	使用手提式便器	可以步行到室外上廁所				
飲食攝取方法	絕食	流質食品輔助	粥三～五分鐘 利用仰臥器坐著，自己吃	全粥 坐在床上自己吃		普通食 坐在床邊吃	坐在椅子上吃				
擦拭	輕微進行部分擦拭	部分擦拭	全身擦拭	全身擦拭(一部分輔助)			自己可以擦拭全身			※淋浴	※泡澡
						洗髮 上床(利用洗髮車輔助)			室外輔助		自己進行
娛樂	禁止	禁止 有時可以聽收音機(音樂)	聽收音機(音樂)坐著時可以看報紙	聽收音機 坐著時可以看報紙、雜誌				自由			

※負荷測試　　　　(都立廣尾醫院)

或是可以泡澡，因此每天可以在自宅附近交通量較少的地方散步，慢慢地增加步行距離和持續時間。通勤時間因人而異各有不同。必須考慮從自宅到車站的距離、車站的樓梯、換乘交通工具，由目的地車站到工作場所的距離等，不要焦躁，如果發病二個月時則要避開擁擠的時間，一邊休息一邊進行復健。

b、運動能力未充分恢復時

如果為大型梗塞，因為提升運動量會造成顯著呼吸困難或心電圖上出現變化的人，與其回到工作崗位，還不如以家庭內生活的自立為目標。因此與其著重散步，還不如確保步行距離。必須找尋能夠延長生命的可能性，絕對不能勉強，每隔二～四週接受主治醫師的診察，

●日常生活的熱量消費量（METS※）

身邊的活動	
1.2	坐位
1.1～1.5	站位
1.5～2.0	飲食・談話
1.5～2.0	洗臉・洗手・刷牙
1.6～3.4	換衣服・室肉步行（女性）
2.6～4.3	換衣服・室內步行（男性）
3.7～4.4	淋浴
1.5～2.0	編織・裁縫・聽收音機
1.5～2.0	玩撲克牌・看電視
1.8～2.8	樂器（鋼琴、弦樂器）
2.8～4.0	風琴・打鼓・休假日在家工作
1.5～1.9	桌上事務
1.5～2.0	打字・打電腦
1.2～3.6	開車
3.1～4.2	庭院工作（除草、移植等）
5.3～5.7	清理圍牆・除草
1.6～2.0	掃地・調理蔬菜
2.1～3.0	調理肉類・洗盤子
2.1～3.0	用掃帚掃地・燙衣服
3.1～4.1	用吸塵器・購物（較輕的物品）
4.2～5.3	刷地、購物（較重的物品）
運　動	
2.6～2.7	步行　3.2km/小時
3.1～3.2	步行　4.0km/小時
3.6～3.8	步行　4.8km/小時
2.0～3.4	美容體操(前屈、膝屈伸、繞手臂)
2.3～4.4	打保齡球
2.0～3.0	打高爾夫球
2.5～5.0	排球
4.0～5.0	桌球
4.0～5.0	下樓梯
6.0～8.0	上樓梯

●各種職業的熱量消費量（METS※）

1.5～2.0	一般事物
1.5～2.0	打字・辦公室電腦
1.5～2.0	旋盤作業
1.75～2.0	理容
1.5～2.5	醫師（家庭醫師）
2.0	教師
2.5	開車（市區）
2.0～3.0	修理收音機、電視
2.0～3.0	守衛
2.0～3.0	酒吧接待
2.4～2.9	平地步行（3km/小時）
3.0～4.0	水泥工
3.0～4.0	焊接工
3.0～4.0	開拖車
3.0～4.0	清潔工
4.0～5.0	石頭工人
3.5～4.5	修理汽車
4.5	油漆工
4.0～5.0	木匠
5.0～6.0	農業
7.0～8.0	掘溝
7.0～8.0	搬 36kg 重的搬運

（根據本宮武司編『CCU 手冊 1987』）

※METS 是指以安靜時的氧消費量為基準，計算為其幾倍消費量，藉此進行評價的單位。

由醫師檢查狀態下慢慢地恢復健康。因職業不同，熱量的消耗量也不同（七十八頁表右），有些要求較大的勞動力或存在強烈的壓力，這時就必須另換工作了。

c、老人的情形

老人無法依照此表的計畫施行。但是，老人重新回到家庭中生活是復健的一大目標，所以在自宅過毫不勉強的生活也是一種方法。如果起床、飲食、洗澡、排泄等都能毫無困難地進行，則表示這個階段的復健治療終了。

預防心肌梗塞再發

經過急性期的治療、恢復期的復健治療後出院，回到家庭生活時最重要的就是要預防再發（八十頁表上）。一旦再發時，由於心臟機能的衰弱非常顯著，因此可能會危及生命。

去除危險因子

虛血性心臟疾病的危險因子如八十頁表下所示，包括高脂血症、高血壓、肥胖、吸煙、糖尿病等，為了去除上述因子，首先本人需有堅強的意志。

高脂血症的管理、治療請參照次項的動脈硬化的治療。

為了管理高血壓，要在醫師的指導下限制食鹽（一日十g以下），去除身心的壓力也很重要。除了這些生活上的限制之外，當血壓仍在一六〇／九〇以上時，則必須使用降壓藥。

肥胖容易引起高血壓、糖尿病等疾病，所以必須努力維持接近標準體重。心肌梗塞後，與健康人相比，運動量會受到極大的限制，所以很難利用運動的方式減肥。一旦復原會產生食慾，為了減少攝取的熱量，因此不可吃太飽。（參照食物療法）

可以趁此機會戒煙。

關於糖尿病的治療，必須在專門醫師的指導之下，努力使血糖值正常化。由於糖尿病會促進動脈硬化。因此需要注意。

出院後家庭生活的注意事項

①家庭生活的確立

首先，要過規律正常的生活。

起床、洗臉、排泄、飲食、休息、看電視、看報紙、洗澡、睡眠等動作，藉著住院中的復健治療可以辦到，而各時間的分配與健康時不同。

出院後，必須擁有足夠的睡眠及白天的休息時間，飲食方面必須以平靜的心情多花點時間吃東西，飯後休息三十分鐘，此外，多攝取新鮮的蔬菜、水果等，以免形成便秘，這一點非常重要。泡澡必須經由復健治療確認安全之後才可以進行，但是不可以在飯後立刻進行，泡澡後也不要立刻吃東西，要稍微休息一下，熱水澡或長時間泡澡對心臟造成負擔，必須注意。

●預防心肌梗塞再發的３大重點

❶去除虛血性心臟疾病的危險因子

❷運動療法・持續服藥

❸定期檢診

●虛血性心臟疾病的危險因子

❶高脂血症
高膽固醇血症（220mg/dl 以上）
高三酸甘油酯血症（150mg/dl 以上）

❷高血壓

❸肥胖

❹吸煙

❺糖尿病

②精神上的穩定

據說心肌梗塞以A型性格的人較常見。所謂A型性格是指與他人的競爭心較強，不服輸的性格。在工作方面具有積極性，但是生病後不要考慮與他人競爭。

虛血性心臟疾病的原因

首要原因是冠狀動脈硬化

虛血性心臟疾病患者逐漸增加，因此預防非常重要。在此探討虛血性心臟疾病的原因，同時謀求預防對策。

虛血性心臟疾病的首要原因，就是供養心臟的冠狀動脈的動脈硬化。動脈硬化是指脂肪沈著於動脈的內膜，逐漸隆起形成粉瘤、逐漸變硬。動脈是由彈性纖維、平滑肌等所構成，富於彈力，如果形成粉瘤時，再加上造成石灰化，就會使彈性纖維減少、變硬。

但是，要使動脈硬化成為疾病而成立，必須是硬化的血管內腔狹窄到某種程度才行。這個程度是指狹窄到七五％左右。狹窄如果進行到這種程度時，則這個臟器（在此是指心臟）的血流減少，會引起機能障礙，血管內腔完全阻塞時，就會造成閉塞。

心臟需要不眠不休地活動，由於冠狀動脈的狹窄或閉塞，使得維持其運動的氧和營養素的供給受到阻礙，因而心臟的收縮力會減退到某種程度。

動脈硬化的原因

虛血性心臟疾病的原因是冠狀動脈硬化，而冠狀動脈硬化又是如何發生的呢？不只是冠狀動脈，腦動脈或腎動脈、主動脈的動脈硬化原因都是相同的。

①高脂血症

動脈硬化的危險因子，首推高脂血症。如下表所示，血清膽固醇值達二〇〇mg／dℓ以上的高膽醇血症，以及中性脂肪三酸甘油酯為一五〇mg／dℓ以上的高三酸甘油酯血症，都與動脈硬化有密切的關係。超出正常範圍以上的脂肪，沈著於血管的內膜，就是形成動脈硬化的開始。

②高血壓

高血壓與動脈硬化是完全不同的疾病，但是由於動脈內壓升高，因此動脈壁緊張，會促進動脈硬化。罹患高血壓者與未罹患者比較動脈硬化時，就會發現有明顯的差距。

③吸煙

煙會使虛血性心臟疾病的發生率、死亡率增加，也會誘發心律不整。吸煙所造成的一氧化碳與血紅蛋白結合，會使血液運送氧的能力減退。

④糖尿病

●高脂血症的診斷 (mg/dℓ)

血清脂質	總膽固醇	LDL 膽固醇	三酸甘油酯	HDL 膽固醇
正常範圍	150～219	70～139	50～149	40～
境界範圍 高脂血症	220 以上	140 以上	150 以上	未滿 40

(根據高脂血症——診療字典, 1991)

糖尿病是著名的動脈硬化促進因子。因糖尿病的有無而比較動脈硬化的有無時，就會發現兩者具有密切的關係。糖尿病所引起的動脈硬化遍及各種動脈範圍，包括主動脈硬化、四肢動脈硬化，尤其是閉塞性動脈硬化症，因為下肢的疼痛而經常跛行，或是走走停停，否則沒有辦法走路。灌流重要臟器的肌性動脈、小動脈及最小動脈都會受到廣泛的影響。

⑤肥胖

肥胖是指超出標準體重十%以上的現象。攝取的熱量比消耗的熱量更多時所引起的。吃過多、喝過多、運動不足等都是原因。一旦肥胖時，容易引起高血壓、動脈硬化及糖尿病等，不僅會促進動脈硬化，同時也會促進動脈硬化的危險因子。

⑥血栓

不是動脈硬化的危險因子，但是在動脈內腔形成部分的血栓（血塊）會使內腔狹窄的程度更強烈，比起慢慢進行的動脈硬化而言，一旦發生血栓時，即使不會完全閉塞，但是狹窄程度可能會突然增加。臨床上將此歸為不安定狹心症，也就是狹心症重新出現，或是狹心症的頻度、強度增強的原因。此外，由血栓引起完全閉塞狀態時，就會造成心肌梗塞。

高脂血症的原因

動脈硬化的危險因子中，特別重要的就是高脂血症。高脂血症是指血液中脂肪成分增加的狀態。

血液中的脂質（膽固醇、三酸甘油酯、磷脂質、遊離脂肪酸）在生物體內與蛋白質結合，形成脂蛋白。

可以當成血清脂質測定的是總膽固醇、中性脂肪、磷脂質、HDL、膽固醇遊離脂肪酸、脂蛋白、脂蛋白電氣泳動分畫（乳糜微粒、前β、β、α脂蛋白）、阿樸蛋白（A—I、A—Ⅱ、B、C—Ⅱ、C—Ⅲ）以及脂蛋白（a）〔LP（a）〕等。

脂蛋白有乳糜微粒、超低比重脂蛋白（VLDL）、低比重 脂蛋白（LDL）、高比重脂蛋白（HDL）等四種，依序比重加重，而大小則相反，會依序變小（參照八十五頁的圖）。

膽固醇中主要含有低比重、高比重脂蛋白，而三酸甘油酯中主要含有乳糜微粒、超低比重脂蛋白。

膽固醇具有抑制動脈硬化的好膽固醇與促進動脈硬化的壞膽固醇，低比重脂蛋白是壞膽固醇，高比重脂蛋白是好膽固醇。

低比重脂蛋白主要負責將膽固醇等搬運到全身細胞，增加過多時會在血液中增多，而成為動脈硬化的原因。相反地，高比重脂蛋白則是將多餘的膽固醇運送到肝臟處理工廠，所以高比重脂蛋白是好膽固醇。

動脈硬化與年齡的增加

以前的人說「人和動脈一起衰老」，動脈硬化從三十多歲開始，隨著年齡的增長會形成高度動脈硬化，即使沒有高血壓、糖尿病、高脂血症等促進動脈硬化的因子，但如果為高齡者，則動脈硬化出現的頻度也比較高。

調查末罹患高血壓、虛血性心臟疾病、瓣膜症等心臟疾病老人的冠狀動脈，發現狹窄程度大都為五〇％。如果狹窄至七五％時，就會出現狹心症等症狀，所以五〇％左右應該可以算是納入老化現象中的變化。

動脈硬化的藥物療法

動脈硬化的預防與治療，以高脂血症的管理和合併症的管理最重要。

①高脂血症的管理——食物療法

關於抑制脂肪攝取的方法，次項中為各位詳述。

②高脂血症的管理——藥物療法

為了降低脂肪，除了食物療法之外，還有使用藥物的治療法。也就是抑制所攝取的脂肪被吸收的方法（吸收阻止劑），還有在體內抑制脂肪合

●4種脂蛋白的特性

分類	大小	直徑(Å)	電氣泳動	比重	相對的組成
乳糜微粒		1000～10,000	原點	0.95	
超低比重脂蛋白(VLDL)		700	pre-β	0.95～1.006	
低比重脂蛋白(LDL)		150～400	β	1.019～1.063	
高比重脂蛋白(HDL)		75～100	α	1.125～1.21	

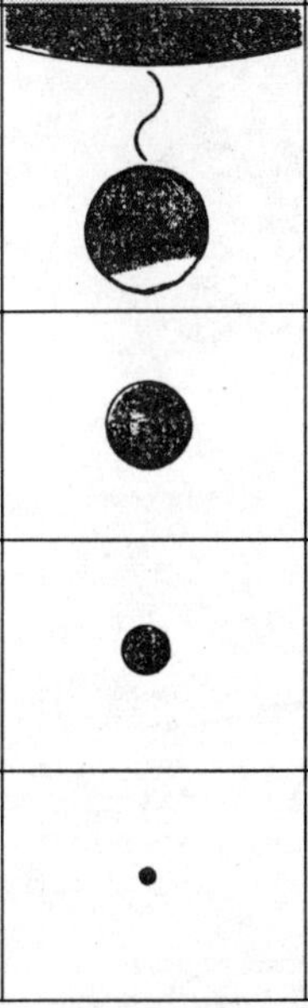

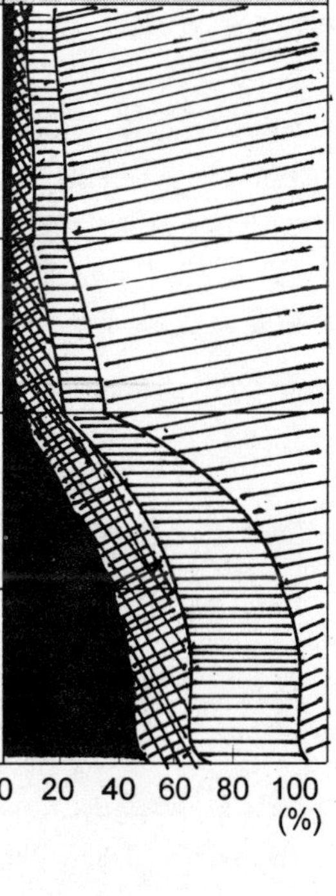

成的方法（合成抑制劑），及促進膽固醇排泄的方法等。詳情在此省略不提。進行藥物療法時一定要和主治醫師好好地商量。

③併發症的治療

高血壓、糖尿病等一旦合併發生時，會促進動脈硬化，所以治療非常重要。重點在於減鹽及限制熱量等的食物療法。

虛血性心臟疾病的食物療法

國人營養攝取的特徵

根據國家所進行的國民營養顯示，營養素等的攝取量的年次演變（下頁圖）顯示過去十年內的動物性脂肪攝取量增加了。而以食品群別攝取狀況來看，肉類、乳、乳製品增加，但是包括米在內的穀類攝取量卻減少了。

不斷變化的國人飲食生活如八十七頁的圖所示，大致良好，不過鈣缺乏是必須注意的一點。此外，以前的攝取量達二十～三十g的食鹽攝取量逐年減少，目標值已設定在十g以下，顯著改善。

但是，動物性脂肪攝取過多，點心類和酒類攝取過多，導

●營養素等攝取量的年次演變

（全國平均每人每日）

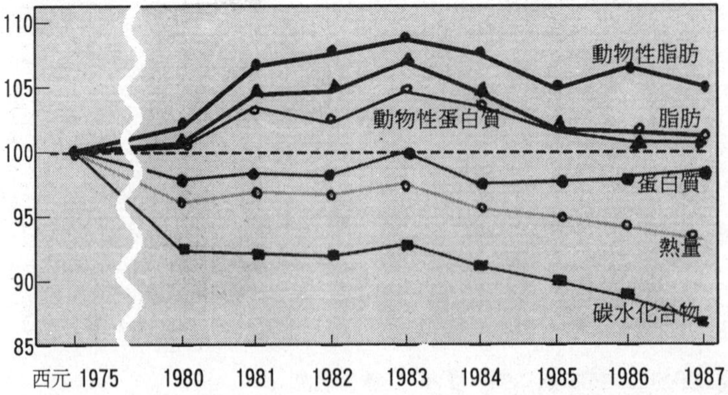

致熱量攝取過剩的人增加了，這些人在飲食生活上造成了動脈硬化逐日進行。

體重的評價法

①標準體重

食物療法的基本是一天要攝取多少熱量，必須掌握總熱量，因此首先要知道標準體重。標準體重的計算方式如下：

標準體重＝（身高－100）

例如身高一七〇公分的人，標準體重是六三公斤。

②胖瘦的判定

一九八六年時，日本厚生省製作了早期判定胖瘦的「胖瘦判定圖」。「判定圖」依照性別、年齡製作成二十多歲到十多歲的階級別。在此刊載的只是成為成人病對象的高頻度的五十多歲男女的資料（八十八頁圖）。

利用這個「胖瘦判定圖」就可以知道自己現在是否太胖或普通，可以自行判斷。如果不是太胖而只是有點胖時，在日常的飲食生活中還是要避免攝取過剩的熱量。

●營養素等攝取量與調查對象的平均營養所需量的比較

（調查對象平均營養所需量＝100）

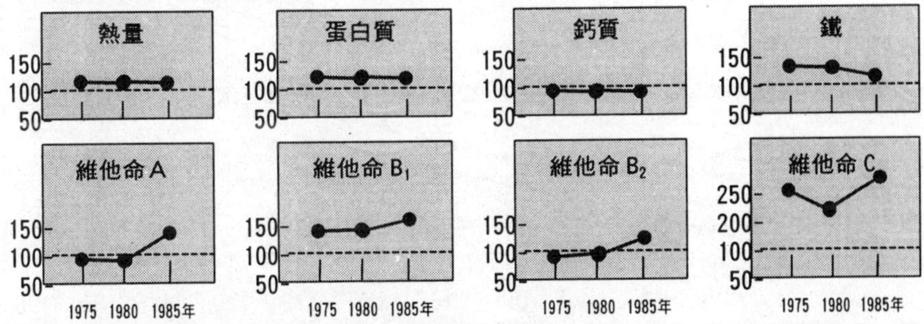

（註）調查對象的平均營養所需量，按照調查客體的年齡、性別、生活活動強度等，由「日本人營養所需量」計算出來的。

狹心症者的飲食

預防動脈硬化的飲食

預防動脈硬化，需要低脂肪食，但是已經引起狹心症症狀的人，為避免動脈硬化惡化，飲食方面更需要注意。也就是說，預防動脈硬化的飲食，與狹心症患者的食物療法，基本上是相同的。

食物療法的原則是低脂肪、低熱量食。基本想法如八十九頁的表所示。

①標準體重

對於虛血性心臟疾病而言，維持標準體重非常重要。肥胖是虛血性心臟疾病的明顯危險因子。所以要利用減食和運動減輕體重。先前已敘述過，這個疾病的運動量有一

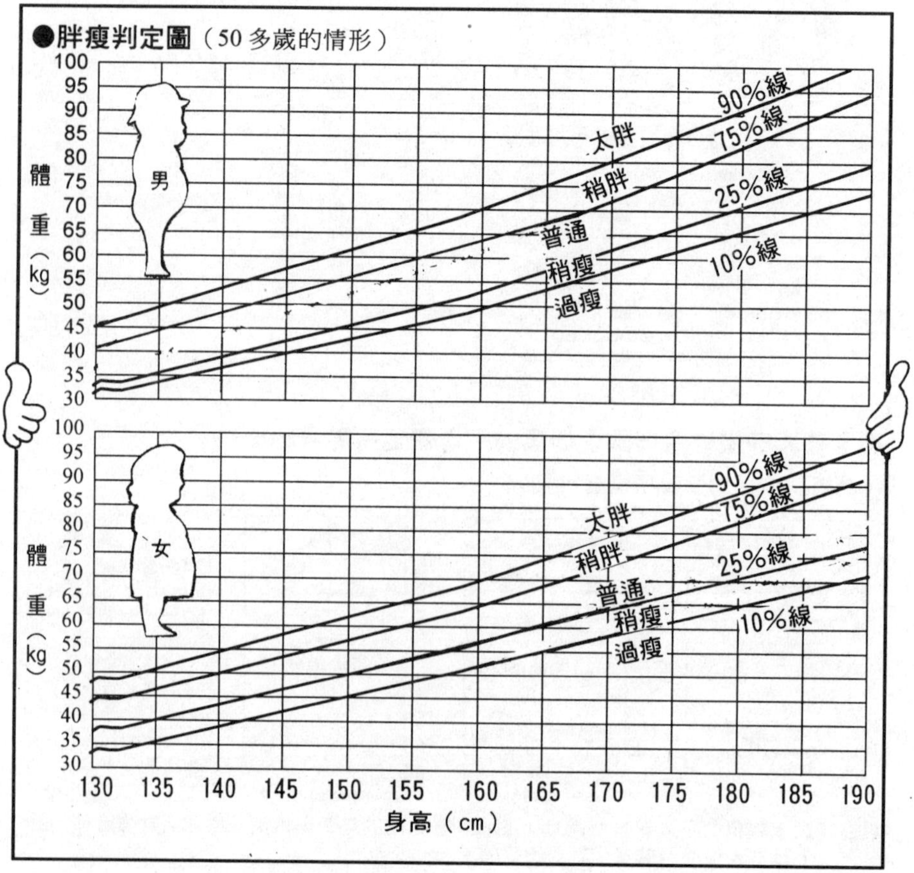

定的界限，因此基於標準體重的熱量計算非常重要。

②總熱量

依年齡、工作的不同，體重一公斤的熱量也不同。不過，就預防成人病的觀點來看，如果不是從事重勞動工作，體重一公斤大約三十kcal就可以了。總熱量的計算方式如下：

總熱量＝標準體重×（20～30）kcal

以這個公式而言，身高一七〇公分的人的需求總熱量，以標準體重六三公斤計算，是一五七五或一八九〇kcal。

③各營養素的比例

蛋白質的必要量為六十～六五g，脂肪為三十g，以熱量換算，蛋白質為二六〇kcal、脂肪為二七〇kcal，而總熱量為一八九〇kcal時，碳水化合物（醣類）量應該為三四〇g。蛋白質是身體組織的重要構成成分，因此必須充分攝取牛乳、乳製品、豆、豆製品、魚、蛋、肉等的良質蛋白質。

④脂肪的種類

在飲食中脂肪所占的比例為二十～二五%。

首先要減少飽和脂肪酸（動物性脂肪）的攝取量。不飽和脂肪酸（亞油酸等）會減少血中的膽固醇，因此使用植物油（炸油、

●動脈硬化的預防與治療的食物療法

標準體重	（身高－100）×0.9
熱量限制	標準體重×(25～30)kcal
脂肪熱量比	20～25%
P/S(多價不飽和脂肪酸/飽和脂肪酸)比	1～2:1
膽固醇限制	300mg 以下/日
酒、點心等的限制	盡可能控制攝取量

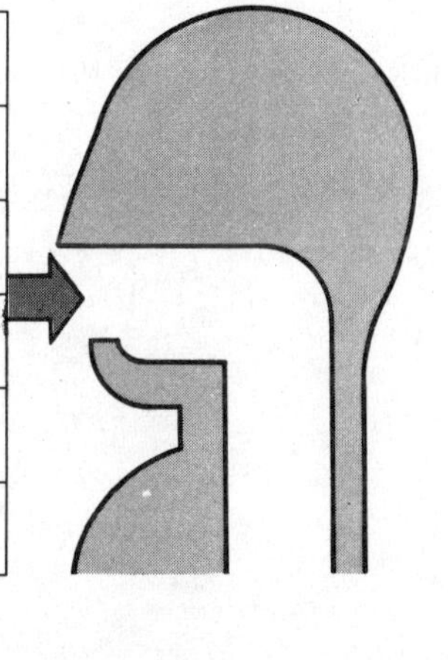

沙拉油）藉此與飽和脂肪酸取得平衡。也就是說P／S比（多價不飽和脂肪酸／飽和脂肪酸）應該是一或二。此外，膽固醇的一天攝取量為三〇〇mg以下。飽和脂肪酸含量較多的食品是牛或豬的脂肪、奶油、乳酪、蛋糕（九十一頁圖）。總膽固醇較多的食品則是肉、蛋、魚卵、乾物等。

⑤其他

三酸甘油酯較高時特別要注意酒、點心及水果等的量。

心肌梗塞者的飲食

①心肌梗塞急性期的飲食

最初的一～二天必須絕食。而後攝取流質食品、粥（三分粥到全粥，副食則以碳水化合物、蛋白質為主，要求低脂肪、低熱量食。像白肉魚、燙青菜、醋漬菜、馬鈴薯泥、清湯等是比較清爽、容易消化的飲食。此外，牛乳、蛋等良質蛋白質也要攝取。

飯後可以吃少量的蘋果、草莓等水果。

出現心不全的併發症時，必須限制鹽分的攝取量，為避免容易引起心不全，鹽分攝取量一天必須限制在七g以下。

容易頻頻發生狹心症的不安性狹心症，也要以此為基準。

②心肌梗塞恢復期的飲食

到了恢復期時開始復健治療，因此要逐漸增加熱量。因此，飲食量必須基於標準體重來計算，或是稍微控制攝取量。如果順利恢復而產生食慾時，也不可以吃得太飽。米飯從全粥到煮得很柔的飯都可以攝取，副食方面以魚、雞等為主，偶爾可以使用脂肪含量較少的肉。

心肌梗塞恢復期患者的飲食，為了防止再發，因此要以「狹心症者的飲食」為基準，也就是說，主要重點在於防止肥胖、高膽固醇血症。

併發其他疾病者的飲食

狹心症或心肌梗塞大都不是單獨存在，會伴隨各種併發症。尤其像高血壓、心不全、糖尿病合併發生的頻度極高，以下簡單探討伴隨這些併發症時的飲食。

①併發高血壓時的飲食

伴隨高血壓出現時，心臟的工作量增加，因此心臟的氧需求

●飽和脂肪酸較多的食品（S～1/2P 為＋3 以上者）

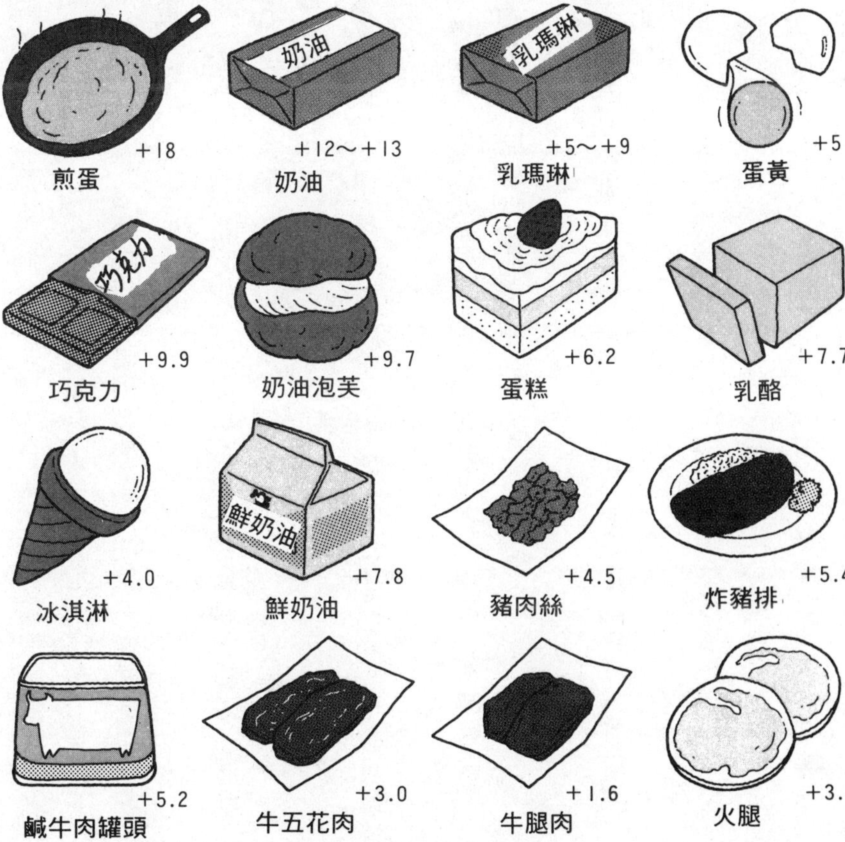

量增加，容易引起勞動性狹心症。食物療法方面必須限制食鹽。國人一天的鹽分攝取量近年逐漸減少，為十二．一g，不過目標值為十g，因此，如果併發高血壓時，至少必須確保在十g以下。高血壓程度較強時為七g以下。但是，現在有很多降血壓的降壓利尿劑，如果是輕微高血壓或是沒有心不全的症狀時，就不必嚴格限制了。

調理的口味盡量淡些，避免醃漬菜或佃煮菜，就能夠減少鹽分攝取量。控制鹽、醬油、味噌的使用量，小心地調理就能控制鹽分攝取。

②併發心不全時的飲食

心肌梗塞的結果，壞死的心肌量較多（大的心肌梗塞），容易引起心不全。此外不只心肌梗塞，所有的心臟疾病都可能會引起心不全。

心不全的症狀是容易疲倦、呼吸困難、浮腫。診察時腹部會出現肝腫大的現象，有時會有腹水積存。下肢也會出現各種程度的浮腫現象。這時候食鹽的限制為十g或七g以下。

③併發糖尿病時的飲食

肥胖、糖尿病會使動脈硬化惡化，或成為動脈硬化再發的原因。一旦心肌梗塞再發時，復原情況不良，因此不要輸給想吃東西的慾望，必須多注意飲食。

糖尿病治療的基本原則是食物療法。日常生活所需要的熱量必須控制在最低限度，這樣才能減少已經缺乏的胰島素的需求。所以①限制總熱量、②在既定的總熱量範圍內分配各營養素，攝取營養均衡的飲食是很重要的。因此，醣類、脂質、蛋白質熱量源一定要均衡攝取，同時不要忘記每天都要攝取維他命、礦物質及食物纖維，養成正確的飲食習慣。

糖尿病的治療必須以食物療法搭配運動療法而進行。如果無法充分控制時，則必須接受專門醫師的指導，服用降血糖劑或注射胰島素。

狹心症、心肌梗塞預防與治療的飲食

飲食內容的檢查

狹心症或心肌梗塞增加的原因很多，根據國民營養調查所示，國人飲食生活的歐美化是重要因素之一。

觀察每天的食物內容會發現，攝取肉、蛋等的量增加，喝牛乳的量也增加了。調理法方面也從煮、烤變成炸、炒等食用的調理。此外，吃蛋糕、冰淇淋、點心等的機會增加，尤其男性喝酒的次數和量增多，結果導致熱量攝取過多，引起肥胖，以及動物性脂肪和砂糖攝取過多，促進動脈硬化，也成為狹心症或心肌梗塞增加的原因。

因此，狹心症和心肌梗塞大都是飲食生活所造成的，所以，如果能夠除去以飲食生活為主的日常生活的不平衡，就能預防這類疾病，同時防止再發。

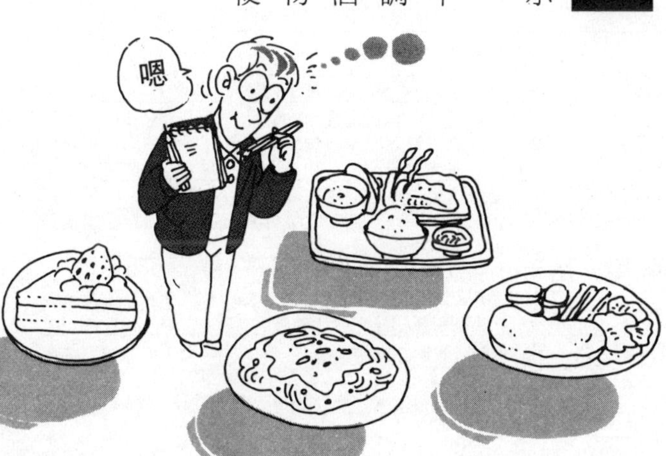

●飲食檢查

喜歡西式料理的人

	你的飲食對策
三餐的菜單以肉類為主菜。	雖然需要適當地攝取熱量，但是肉類攝取太多了。要減少以往的攝取量，積極攝取鹹水、淡水的魚貝類及植物性蛋白大豆。
炸排骨或牛排等不吃 100g 以上，會覺得不滿足。	
調理時喜歡用脂肪含量較多的五花肉、絞肉等。	動物性脂肪攝取太多，無法攝取到實質的蛋白質部分。首先一定要知道脂肪較少的肉的種類及部位。
不吃早餐，將重點置於晚餐的二餐型。	這是會發胖的一型。將重點擺在不需要活動的睡眠前的晚餐上，即使攝取了營養價較高的蛋白質，也會成為脂肪蓄積在體內。保持適當體重對於預防高血壓而言是重點。
早餐吃吐司，喝咖啡。	只攝取到熱量源的飲食。還要含有豐富的內容才行。
午餐吃義大利麵或點心，麵包和零食。	

喜歡日本料理的人

	你的飲食對策
味噌湯 1 天喝 2 碗以上。	喝 2 碗味噌湯攝取到 2～3g 的食鹽，而醃胡蘿蔔 3 片也含有 3g 的食鹽。健康人的食鹽攝取量 1 天最好為 10g 以下。所以必須在味噌湯，醃漬菜的吃法，作法上稍微下點工夫。
醃漬菜 1 天吃 2 次以上。	
經常利用鹽藏品或是已經配好的菜，或綜合調味料。	含有 2～30%的鹽分，依廠牌不同，內容也各有不同。一定要避免吃單項食品。鹽藏品特有的發酵風味令許多人難以拒絕，因此這些人最好不要再利用調味料了。
餐桌上經常擺著飯類和壽司	不吃菜只吃飯會造成飯吃得太多。熱量和鹽分攝取過多也不好。
蔬菜經常炒來吃，或利用炸油的油炸食品。	油類攝取過多容易發胖。1 天攝取的限度是 20g，因此必須注意 1 天油的分配，蔬菜的料理方法也要富於變化。
煮物沒有媽媽的味道就覺得不滿意。	1 盤含有 3g 左右的鹽分，必須減少量的攝取，或是按照現代的烹調方式。
幾乎不吃芋類料理。	含有很多維他命 C 及纖維，而且每天都必須吃比較禁餓的芋類料理，但是攝取過多會導致熱量過剩。不過，至少要吃 100g。
早餐的配菜吃乾魚或味噌湯、醃漬菜，具有這種習慣性。	以前的飲食型態可說是充滿鹽的菜單。必須盡早改掉這種習慣。
不攝取牛乳或蛋，或是因為具有罹患高血壓傾向而避免攝取這一類食品。	蛋和牛乳中含有國人容易缺乏的營養素，屬於營養價飽和的食品。攝取過多會造成問題，但是每天必須適量攝取。

外食機會較多的人

	你的飲食對策
午餐吃麵或飯等套餐。	幾乎沒有攝取到含有蛋白質源的食品和蔬菜，只攝取到熱量和鹽分的飲食。雖然能產生飽腹感，但對於預防高血壓而言是大敵。
午餐選擇菜碼和配菜較少的拉麵或烏龍麵等。	
交際應酬較多，且加班時吃外面的飲食，回家後還吃晚餐	整體而言飲食量較多。只攝取到熱量和鹽分而已。因為交際應酬而必須喝酒，而且晚上吃喝會導致肥胖。所以必須適量地攝取魚或肉等避免太鹹的菜。
喜歡喝酒的人回家前一定會喝一杯。	蔬菜、魚貝類或肉類等口味較淡的菜就能避免大量飲酒。但是如果攝取太多下酒菜，而回家所吃的主菜量不減少時，會導致肥胖。回家後只能吃一小碗飯。
經常吃蛋糕或喝清涼飲料的愛吃甜食者。	1 天能夠攝取砂糖分量為 20g，1 瓶 250ml 的清涼飲料中就含有 25g 左右的砂糖。再加上脂肪成分較多的蛋糕（砂糖 25g 左右）會導致熱量過剩。肥胖是預防高血壓的大敵。

自治醫科大學附屬醫院　榮養室長・宮本佳代子製

到目前為止的飲食生活，請參照前頁的表檢查。

你是否發現自己之飲食生活的問題點呢。瞭解自己飲食生活的方式，就可以努力改善飲食生活。

飲食的基本

適當熱量的攝取

避免太胖，太胖就必須減肥。這是重點。肥胖是動脈硬化的危險因素，同時也是糖尿病、痛風、高血壓、高脂血症等的原因。攝取熱量依男女、年齡、運動量不同而有差距，本書中是以一八〇〇kcal為基準而製作菜單。實踐菜單例，目前太胖的人必須努力減肥。減肥中基本上攝取的食物內容相同，但必須控制飯、麵包、麵類等的攝取。

均衡的飲食

詢問生病住院者平常的飲食內容，很多人的回答是「不吃早餐」、「只喝咖啡」，即使吃早餐的人，早餐的內容大都是「麵包和咖啡」、「飯、味噌湯加醃漬菜」。午餐在外吃飯，大都是「拉麵」、「竹屜麵」。而晚餐則在回家中途到餐廳裡大吃大喝。因此早上起不來，而且沒有食慾。

過著這種飲食生活，會導致飲食偏差、營養不均衡，也會成為各種疾病的原因。

心臟病的危險因子是肥胖、痛風、高血壓、糖尿病、高脂血症等。尤其狹心症、心肌梗塞和高脂血症有強烈的因果關係，原因主要來自於膽固醇和中性脂肪。膽固醇主要是動物性脂肪攝取過多，中性脂肪是醣類（尤其是砂糖）和酒攝取過多，都是因為營養失調而引起的。

攝取均衡的飲食就必須知道「吃什麼」、「吃多少」。「吃什麼」指的是必要的營養素，「吃多少」則是指適合自己的分量。為了攝取均衡的飲食，必須注意下述的事項：

攝取良質蛋白質

創造維持身體的蛋白質，一天攝取量體重一公斤需要一～一．二g。所以體重六十公斤人需要七十g的蛋白質。

良質蛋白質包括魚、肉、蛋等動物性食品和大豆、大豆製品等植物性食品。害怕膽固醇的人可能會不吃肉或蛋，但是會導致必要的營養缺乏，而使心臟功能不良。控制動物性食品的脂肪和膽固醇的攝取量，也要好好地攝取蛋白質。

●減肥的 6 項條件

❶早餐一定要好好地吃

上午前的活力源是主食＋主菜＋副菜。量較少或不吃時則午餐和晚餐的飲食量會增加，成為好像大力士的攝食型態，會導致肥胖。

❷晚餐吃得少，不要吃消夜

在飯後活動量較少的晚上吃得太多時，會使多餘的營養成為脂肪，積存在體內。

❸不吃甜點

砂糖成分（點心、飲料）或脂肪（奶油、鮮奶油等）、油膩食品（零嘴等）盡量避免攝取。

❹多花一些時間吃東西

❺少吃油膩的菜

❻口味較淡些

1 天 10g 以下。如果菜的口味較重時，會使必要量的營養素無法由食品中攝取，光吃飯而得到飽腹感屬於內容貧乏的飲食。

醣類食品不可過食

主食飯、麵包、麵類每餐都必須吃。主食能夠有效發揮熱量源的作用，而蛋白質也具有這種作用。

幾乎全都是澱粉的飯在體內慢慢消化，而葡萄糖被吸收成為熱量源。而水果、蛋糕、清涼飲料等醣類在體內會迅速分解為果糖和葡萄糖被吸收。

與飯、麵包、麵類的澱粉相比時，蛋糕和清涼飲料中所含的蔗糖（砂糖）等，具有使中性脂肪增加的作用。

脂質的攝取要考慮品質，控制攝取量

①飽和脂肪酸與不飽和脂肪酸

我們吃進口中的脂質，以脂肪型態做成的食品就是奶油、沙拉油等油脂食品及一般的食品（豬肉、牛肉等）中所含的脂肪。

油脂方面包括豬油、牛油、奶油等動物性油脂，以及炸油和沙拉油等植物性油脂。動物性油脂在常溫下會凝固，植物性油脂幾乎都是液體狀。

●醣類的消化吸收

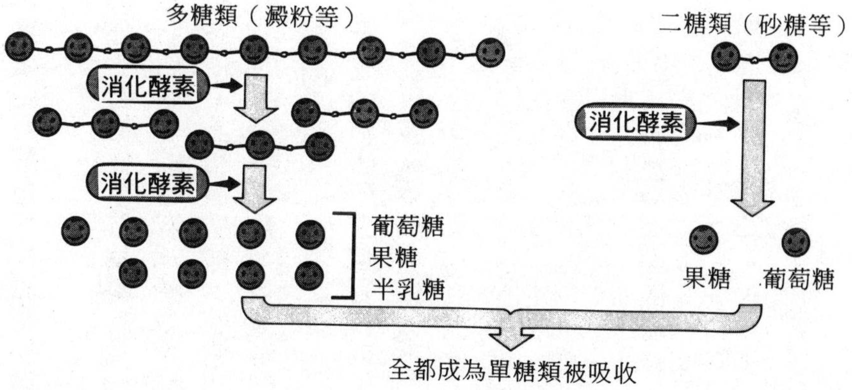

這個差距在於脂肪成分脂肪酸。脂肪是由甘油和脂肪酸所構成，這個脂肪酸包括飽和脂肪酸、一價不飽和脂肪酸、多價不飽和脂肪酸等三種。

飽和脂肪酸的含有量較多時，在常溫下會形成固體的脂肪。大部分的動物性脂肪或植物性油脂中的椰子油等脂肪酸都是以飽和脂肪酸為主。當一價或多價不飽和脂肪酸等的含有比例較多時，在常溫下會形成液體狀的脂肪，大部分的植物性油脂以及魚油含有多價不飽和脂肪酸。在常溫時液體狀的稱為「油」、固體狀的稱為「脂」。飽和脂肪酸會使血液中的膽固醇上升，多價不飽和脂肪酸會降低膽固醇，而一價不飽和脂肪酸則不具有增加或減少膽固醇的作用。

多價不飽和脂肪酸的亞油酸、亞麻酸、廿碳四烯酸是植物才可以合成的脂肪酸，但對我們人類及動物的身體而言，具有重要的作用，因此也稱為必須脂肪酸，攝取量應達總熱量的三％以上。

此外，魚脂多價不飽和脂肪酸的廿碳五烯酸（ＥＰＡ）廿二碳六烯酸（ＤＨＡ），在沙丁魚、虱目魚等魚類中都有，能夠抑制血液的凝固，預防血栓的形成。最近據說奶油、豬油中所含的一價不飽和脂肪酸油酸也有助於預防動脈硬化。

②膽固醇

膽固醇是構成我們身體的細胞膜的材料，成為膽汁酸、性荷爾蒙、副腎皮質荷爾蒙等的原料。膽固醇對身體而言是不可或缺的物質。在體內有一〇〇～一二〇ｇ。

膽固醇在食品中存在於所有動物性食品中，存在於一些所謂的美食中。尤其像雞蛋、青魚子、鱈魚子、海膽等魚類較多。我們體內的膽固醇，也會使用食物中所含的膽固醇，不過大都是在肝臟中合成。其材料為醣類和脂肪。

通常膽固醇在血液一〇〇cc中含量一五〇～二二〇mg，這個濃度大致維持穩定。如果由食物中吸收了大量的膽固醇，就會抑制在肝臟的合成功能。所以功能正常發揮的人，就不需要擔心膽固醇的問題。

但是，如果血液中的飽和脂肪酸較多時，會促進膽固醇的合成。而動物性脂肪，尤其是牛、豬等四腳動物的脂肪和魚卵、雞蛋及肉、魚的內臟攝取過多時，則需要注意。肥胖也促進膽固醇的合成，因此，消除及預防肥胖非常重要。

③脂質的攝取量

脂質攝取過多所引起的肥胖，以及肉類等動物性脂肪（飽

●食品的膽固醇含有量（mg/100g）

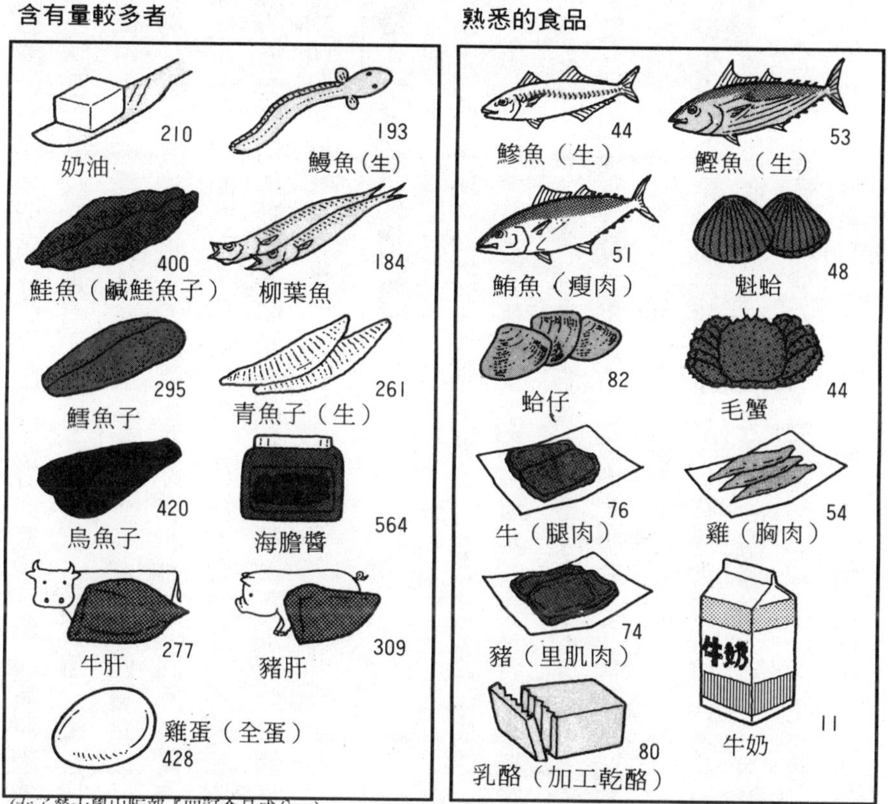

（女子營大學出版部『四訂食品成分』）

●促進動脈硬化的 PSC 比

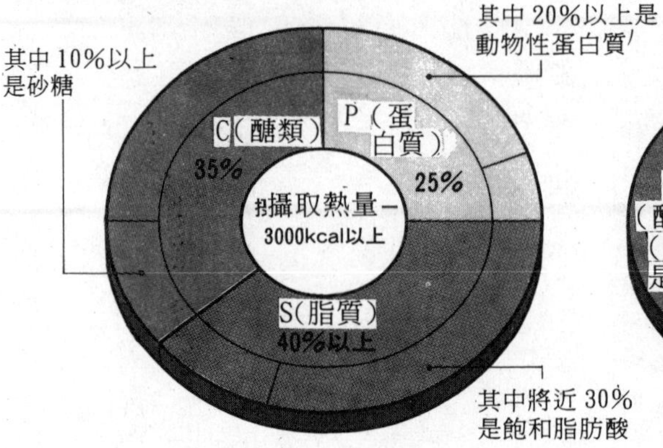

●理想的 PSC 比

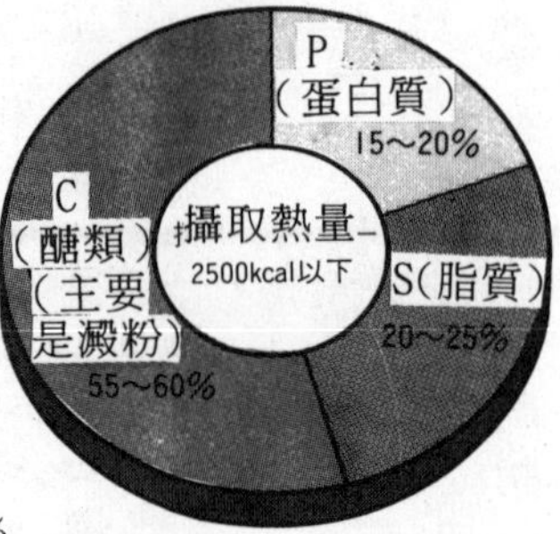

和脂肪酸）吃過多所造成的高脂膽固醇血症是心臟疾病原因的雙壁。脂質的攝取量，必須注意檢查值的血中脂質值。配合病態增減。大致的標準是飲食攝取量的二十％左右，脂質量以四十g左右較為恰當。此外，必須注意會增加血中膽固醇、促進動脈硬化的飽和脂肪酸，以及抑制血中膽固醇增加的不飽和脂肪酸的攝取比例。動物性脂肪（飽和脂肪酸）1而植物性脂肪（不飽和脂肪酸）2較好。

不要忘記攝取食物纖維

為了預防便秘，同時排泄膽固醇，一定要攝取食物纖維。

芋類、豆類、海藻、蔬菜、水果中所含的纖維素、半纖維素等纖維，以及木素、果膠、蒟蒻甘露聚糖等溶於細胞內的纖維，這些食物纖維就算吃了也不會被消化吸收，也無法當成熱量源利用，但是在腸管內卻具有各種重要的作用。

每餐攝取蔬菜或海藻類，在胃中具有適當的體積。這些體積會刺激胃，促進胃液的分泌。而當胃的內容物送到十二指腸時，也能促進膽汁和胰液的分泌，能充分進行食物的消化吸收。

利用食物纖維具有適度體積的排泄物，能促進排便，同時

●主要食品的食物纖維量

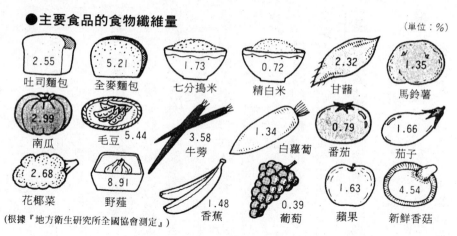

（単位：%）

(根據『地方衛生研究所全國協會測定』)

纖維素具有極高的水分保持能力，所以能使糞便柔軟，防止便秘。利用食物纖維增加糞便量，排泄到糞便中的膽汁量會增加。膽汁中所含的膽汁酸以膽固醇為材料，在肝臟製造出來，因此膽汁的排泄量增加，就必須使用掉體內的膽固醇。

通常，膽汁中所含的膽汁酸九五%會再吸收而回到肝臟，直接當成膽汁使用。但是一旦被纖維素吸收之後，會隨著糞便一起排泄到體外，當膽汁酸增加時，排泄掉的膽汁酸就必須在體內再製造出來，因此就能減少肝臟和血液中的膽固醇。

充分攝取維他命及礦物質

我們所攝取的營養素要能有效地發揮作用、維持身體的健康，適量攝取維他命和礦物質是很重要的。蛋白質、醣類、脂質本身不會成為熱量或是身體的構成成分。必須藉助礦物質或維他命的力量才行。

維他命B_6、E與脂質的代謝有關而備受重視。鉀和維他命C能夠防止血管老化。此外，鉀也能夠調節心肌的機能。

服用利尿降壓劑的人，必須選擇含鉀較多的食品。此外，鈣質、鐵質會成為骨骼和血液的材料，維他命類能使身體機能順暢地發揮作用。

各種食品中都含有少量的維他命和礦物質。但是，以精製食品為原料的加工食品中，有些幾乎不含有維他命和礦物質，所以不要偏食，一定要攝取多樣化的食品。

盡可能限制鹽分的攝取量

鹽是由鈉和氯所構成的，鈉進入體內時具有使水分聚集的作用。吃了太鹹的食物時會口渴就想喝水，這是因為血液中的鈉濃度為了保持穩定所造成的現象。血液中的濃度通常為〇・九％。大量攝取鹽分後，水分的攝取量會增多。健康人會將增加的鹽分和水分一起排泄掉，但是心臟不好的人無法排泄，就會成為浮腫的原因。

血管壁一旦吸收鈉時，血管就會失去彈性而變硬、血壓上升。此外，鹽分攝取過多的飲食，會導致過食，引起肥胖和高膽固醇，增加心臟的負擔。

健康者的食鹽攝取量一天最好在十g以下。從治療的觀點而言，一天最好攝取六～八g左右，各醫師的指示不同，而本書則是以六g和八g的標準製作菜單。

喝酒必須和醫師商量，飲料也必須注意

酒能夠增進食慾、消除疲勞和壓力、促進熟睡。適量飲酒對健康無害，但是喝酒會使來自心臟的血液量減少，對於血管的收縮作用引起障礙，必須注意。

酒的另一大害處是，酒和砂糖、水果一樣，是高熱量物質，會成為肥胖的原因。但是少量攝取具

●食品中所含的鹽分量的標準

(g)

調味料等		鹽分
鹽⅕小匙	1g	1
醬油（濃）1小匙強	5ml (7g)	1
低鹽醬油1小匙	5ml (5g)	0.5
甜味噌1大匙弱	15g	0.9
鹹味噌1大匙弱	15g	1.9
英國辣醬油2小匙	12g	1
中濃調味醬2小匙	12g	0.7
濃調味醬2小匙	12g	0.7
番茄醬1大匙弱	15g	0.5
番茄泥1大匙	16g	1
咖哩塊 1/6	20g	2
肉丁 1/6	20g	2
清燉肉湯・乾燥1小匙	2.5g	1.5

油脂		鹽分
蛋黃醬1大匙	14g	0.3
奶油・乳瑪琳	10g	0.2

麵包・麵		鹽分
切成8片的吐司麵包2片	90g	1.2
葡萄乾麵包	90g	0.8
牛角麵包	40g	0.8
煮過的烏龍麵	250g	0.3
去除添加的調味料		↓
即席中華麵	85g	1
蒸中華麵	150g	0.6

點心		鹽分
鹹鮮貝	30g	0.4
蘇打餅乾	20g	0.4
奶油花生	20g	0.1

肉加工品		鹽分
燻火腿	20g	0.7
烤火腿	20g	0.6
維也納香腸	30g	0.7
豬肉培根	20g	0.4
烤豬肉	30g	1
鹹牛肉罐頭	30g	0.6

(g)

魚加工品		鹽分
鹹鮭魚	50g	4
乾　魚	60g	1.8
柳葉魚（新鮮乾燥）	40g	0.9
鹹鮭魚子2小匙	10g	1
鱈魚子2小匙	10g	0.7
魩仔魚1大匙	5g	0.6
烤竹輪	30g	0.8
魚肉山芋丸子	60g	1.2
油炸甘藷片	60g	1.5
魚板	30g	0.8
汆魚肉丸子	30g	0.8
伊達捲	30g	0.4
魚肉香腸	50g	1.1
水煮鮭魚罐頭	50g	1
油漬鮪魚罐頭	40g	0.5
調味鮪魚片罐頭	30g	0.8
味噌虱目魚罐頭	50g	0.7

乳製品		鹽分
加工乾酪	30g	0.8

醃漬菜		鹽分
醃黃蘿蔔	20g	1.4
米糠漬小黃瓜	30g	0.8
鹽醃漬白菜	30g	0.5
鹽漬野澤菜	30g	0.7
奈良漬（白蘿蔔）	20g	1.2
味噌醃漬菜（白蘿蔔）	20g	2.4
甜醋醃漬野薤	20g	0.5
梅乾	6g	1.2
梅子醬	6g	0.7

佃煮		鹽分
佃煮香魚1大匙	8g	0.7
佃煮玉筋魚1大匙	10g	0.6
佃煮海苔2小匙	10g	1

根據『四訂日本食品標準成分表』食鹽相當量算出

有增加好膽固醇（HDL膽固醇）的作用。因此要和醫師商量後決定飲用量。此外，可樂和汽水等碳酸飲料一罐中含有二十g的砂糖。點心類中也使用大量的砂糖。砂糖攝取過多會使中性脂肪增加。

此外，會產生噯氣的碳酸飲料會壓迫心臟，對心臟造成負擔。咖啡或可可等含有生物鹼的飲料，對心臟會造成刺激。而其中所含的砂糖也是一大問題。

食品的選擇方式

牛乳、乳製品

牛乳含有良質蛋白質，是珍貴的鈣質來源。一天要喝一瓶。但是，牛乳的脂肪為飽和脂肪酸，攝取過多並不好。高脂血症患者必須選用脫脂奶粉或鬆軟白乾酪，以免攝取過多飽和脂肪酸。

有些人喝牛乳會下痢，以中高年齡層較常見。這是因為存在於幼兒期的乳糖消化酵素自然減

●點心・嗜好飲料的砂糖含有量

（每一方塊 = 2(g)）

清涼飲料（1 瓶 200g）	18
冰淇淋（1 個 70g）	12
霜淇淋（1 個 100g）	13.7
咖啡牛乳（1 瓶 200g）	15
糯米豆餡餅（1 個 40g）	17
大福餅（1 個 70g）	11.2
米粉糕（1 塊 40g）	10.5
羊羹（1 塊 40g）	22
蛋糕（1 個 100g）	28.5
甜甜圈（1 個 50g）	9.7
奶油泡芙（1 個 60g）	7.3
長條形蛋糕（1 塊 50g）	18.7
巧克力（3 塊 16g）	6.4～7.9
糖球（3 個 10g）	8.1

（根據財團法人日本營養師會：健康攝取食品系列⑥）

少所致，所以只要加溫或混入料理中逐漸習慣，就會形成消化酵素而不會下痢了。討厭喝牛乳的人，或是無法喝脫脂奶的人，可利用少量的咖啡或紅茶增添香氣，就容易喝了。花點工夫養成每天喝牛乳的習慣。

市售的咖啡調味乳、果汁調味乳是嗜好飲料，不能代替牛乳，而且其中含有砂糖。一天喝一瓶酸乳酪或原味酸乳酪（不含砂糖）。一定要控制冰淇淋和鮮奶油的攝取量。

蛋

均衡地含有良質蛋白質及各種營養素，屬於完美食品。有的人認為吃蛋會使膽固醇增加，因此不吃，但是一天吃一個就不必太過擔心了。但是高脂血症患者必須配合病情減少分量。

魚貝類及其加工品

魚中所含的多價不飽和脂肪酸、廿碳五烯酸、二十二碳六烯酸等，具有降低血液中膽固醇的作用，所以對於心臟病患者而言，屬於比肉更適合的食品。

青背魚的秋刀魚、沙丁魚、虱目魚、鯡魚、鰤魚等脂肪較多

●牛乳、乳製品與蛋是同一群的食品

這些食品均衡地含有良質蛋白質、維他命、礦物質、醣類和脂質。每天定量攝取就能擁有均衡的營養。

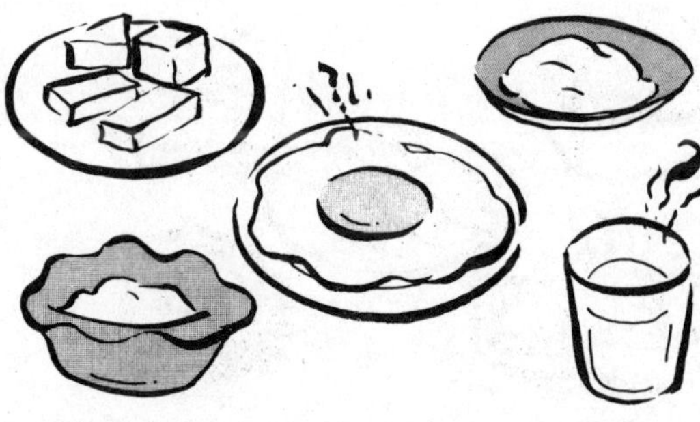

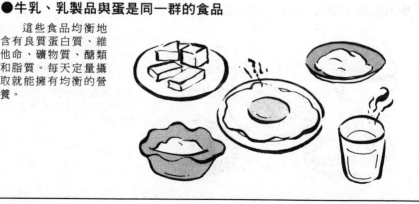

的魚還是可以吃，但是不能吃這些魚類的內臟。此外，與新鮮鱈魚、六線魚、鰆魚等白肉魚相比，熱量較高，因此不要吃太多。

魚卵尤其是鱈魚子、鹹鮭魚子、鹹魚子、青魚子、海膽、卵巢或魚精，以及連內臟都可以吃的小魚、柳葉魚、沙丁魚乾、佃煮若鷺等，含有很多膽固醇，同時鹽分較多，因此要注意攝取量。

魚板、油炸甘藷片、魚肉山芋丸子等煉製品的內容大都不明，因此要確認內容、鹽分量之後再使用。

肉類及其加工品

肝臟、內臟等膽固醇較多，但瘦肉或雞胸肉、牛、豬里肌肉的膽固醇較少。選擇脂肪較少的部位，每天吃一塊。

培根、鹹牛肉罐頭、火腿等加工食品含有很多脂肪和鹽分，一定要控制攝取量。

大豆、大豆製品

不需要擔心膽固醇或飽和脂肪酸的問題，是良質蛋白質源食品。脂質大部分都是含有不飽和脂肪酸的脂肪，因此能夠降低血液中的膽固醇。

●魚貝類、肉類、大豆、大豆製品是同一群的食品

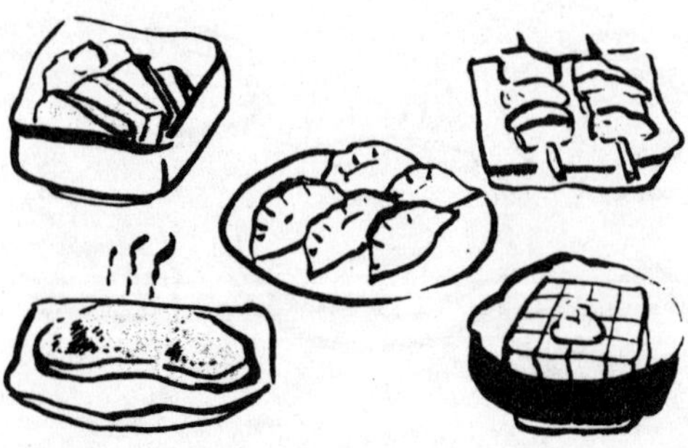

這些食品在飲食生活中是當成主菜的材料。各人具有不同的好惡，但盡可能早、中、晚三餐攝取魚貝類、肉類、大豆製品(豆腐等)主菜，就能確保動物性、植物性蛋白質和脂質及其他營養素的攝取量。

大豆本身不易被消化，但是豆腐、油豆腐塊、油豆腐皮、納豆等各種大豆製品都可以利用。

蔬菜、海藻、蕈類

含有維他命、礦物質、食物纖維的蔬菜，不論是淡色或黃綠色蔬菜，都要搭配攝取，一天吃三百g。不只是新鮮蔬菜，煮、炒、燙，各種加熱烹調方式能減少其體積而吃得更多。

醃漬菜使用一%鹽分的淺漬菜或即席漬菜較好。紫蘇葉、蘘荷及薑等也可以加入其中增添風味。四%的市售醃漬菜都太鹹了，因此要確認鹽分量再吃。

海苔或海帶芽等海藻含有碘及鈣質，每天都必須攝取。此外，香菇、玉蕈、金菇等蕈類同樣是無熱量食品，可安心食用。

芋類

馬鈴薯、小芋頭、甘藷、大和芋等芋類含有食物纖維、維他命C及鉀，是非常重要的食品。可配合料理法使用各種芋類。

●蔬菜、芋類和水果是同一群的食品

含有較多維他命、礦物質和食物纖維的食品群。這些營養素對於調整體調而言是不可或缺的。尤其蔬菜料理當成副菜，每餐都必須吃。芋類和水果也必須要攝取一定量，才能維持生活的均衡。

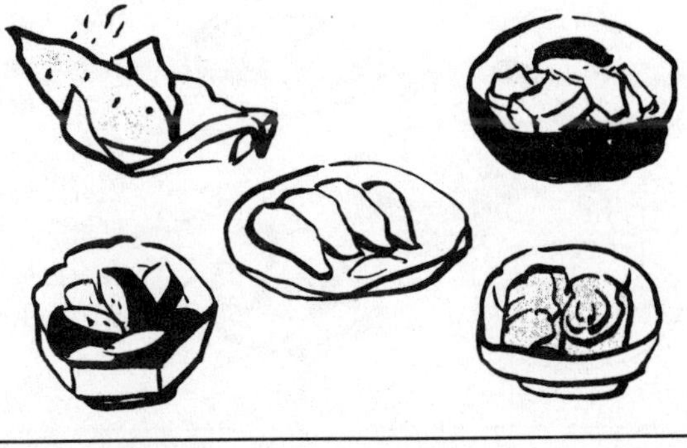

水果及加工品

水果含有食物纖維、維他命C、檸檬酸等，主要成分是果糖，因此，容易與和動脈硬化有密切關係的成分中性脂肪結合。決定每天的量而攝取，就可以避免吃得過多。此外，水果罐頭、市售的果汁、乾燥水果等含有太多的糖分，必須控制攝取量。

穀物

飯、麵包、麵類吃得過多時，會導致肥胖。所以一定要決定好一次的份量，遵守份量而食用。盡可能使用胚芽米或全粒粉麵包。因為其中含有許多食物纖維及微量營養素。速食麵、杯麵等都是利用麵處理過的食品，但鹽分含有量較多，必須避免。此外，漢堡和店中販售的三明治等含有較多的動物性脂肪，必須注意攝取量。

砂糖

攝取過多砂糖會使血液中的中性脂肪增加，同時中性脂肪會成為皮下脂肪的主要成分，因此會成為肥胖的原因。

●穀物、砂糖、油脂、嗜好品、調味料是屬於同一群的食品

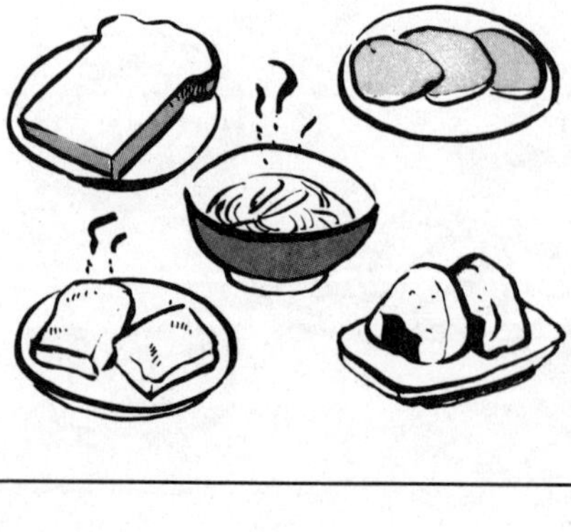

砂糖和油脂使用於料理上，因此需要一定量，但是與醬油或食鹽等調味料是同樣的，為了使菜餚美味，只能使用最低必要限度。此外，點心和飲料等在享受飲食生活之樂的限度上，只能維持最低限度量的攝取。這一群食品中最重要的就是飯、麵包、麵類等穀物。這些是主食，也是人類活動的熱量源，所以每餐必須定量攝取。

蜂蜜和果糖在體內也具有和砂糖同樣的作用。

油脂

奶油、豬油、牛油等動物性脂肪必須避免攝取，攝取含有較多不飽和脂肪酸的大豆油、綿籽油、紅花油、米油等。當然，使用過多植物油也會造成熱量過剩，此外，吃生菜沙拉時所使用的調味醬和蛋黃醬也必須避免過量。

花生、芝麻、核桃、杏仁等種籽類也是油脂的同類，屬於高熱量食品。

點心、嗜好飲料

點心類、碳酸飲料、果汁等含有很多砂糖，容易吃得過多，喝得過多而導致肥胖。所以必須適時適量地攝取。

蛋糕、餅乾、冰淇淋等中使用很多鮮奶油、奶油或砂糖。尤其更需注意西式點心。

調味料

醬油中含有十五％，英國辣醬油中含有八％，味噌中含有十三％的食鹽。所以，如果以目測量調味，會使用太多，尤其關於調味料方面，一定要利用量杯、量匙，妥善計算每一次的使用量。

目前市面上出現了配合各種使用目的的調味料，但過於依賴調味料的飲食生活也會造成問題。調味料中含有許多鹽分和糖分，因此容易造成鹽分和糖分攝取過多。

菜單・調理的工夫

料理的味道必須注意濃淡

我們感覺舒適的鹽味是○・八～○・九％（水一百cc時使用○・八～○・九g的鹽）。

為使鹽分天天限制在六g或八g的飲食吃起來美味，必須搭配鹽分較淡、吃起來不好吃的食物，以及雖然鹽分較少，可是吃起來美味的食物這二種菜單。此外，利用○・五％鹽分的醋漬菜及稍鹹的一・五％鹽分的煮魚互相搭配，使口味具有濃淡，就能感受到「鹹味」。

同樣的鹽分量，但是將所有食品的鹽分區分出來比較味道，就會發現如果在鹹味上有濃淡之別，就能得到滿足感。○・三％以下的鹹味味覺無法感受，因此吃起來淡而無味。淡而無味的味道是使用鹽分的損失。

運用材料的原味

魚貝類、蔬菜類等新鮮的材料具有原味。調味時使用較淡

●食鹽的濃度與味道

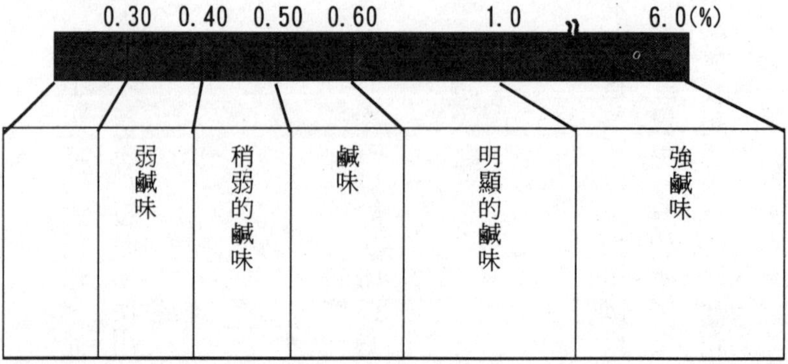

根據營大選書『食鹽』（女子營養大學出版部）

的口味，更能發揮材料原本具有的原味。如果使用當令的材料，由多數材料中選擇新鮮的材料，能兼顧味道和營養。

使用香味蔬菜

蘘荷、紫蘇、柚子、蒜、細香蔥等香味蔬菜和檸檬及柚子擠汁可以點綴味道。此外，番茄和西洋芹當成主材料也能增添風味，利用這些風味製作料理吧！

利用高湯

不具有甘味的蔬菜類使用較濃的高湯，即使減少鹽分，也能引出蔬菜的原味。但是，市售的高湯或湯塊的重量之½～⅓是鹽分。

小魚乾或柴魚片等可以用來煮高湯。一次多做一些放在冰箱中冷藏，使用時非常方便。

此外，醬油與高湯以一比一的比例做成醬油高湯，可直接用來做菜。

●植物油的亞油酸含有量

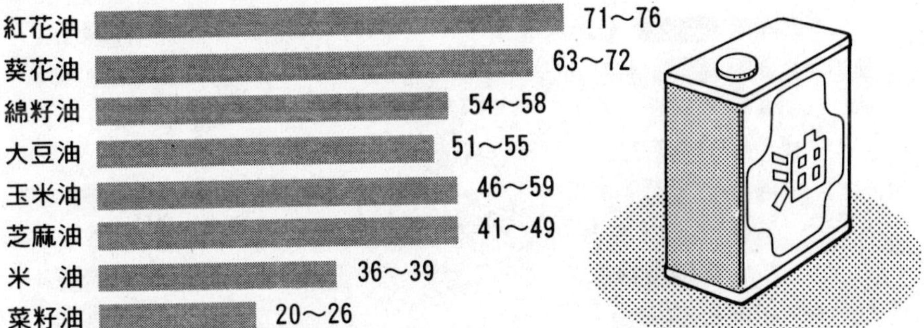

（根據財團法人・日本油脂檢查協會調查）

利用油的油炸食品、炒菜

含有亞油酸的植物油用來炸食品或炒菜，油的香氣能使較淡的菜吃起來非常美味。炒菜的材料表面被油包住，因而沾在表面的鹽味和油的香氣更能增添菜的美味。

油炸食品因為利用高溫加熱，所以材料的原味和風味不會流失，即使不使用鹽味，吃起來也非常美味。但是攝取過多油分並不好，因此，一天的攝取量為十五g以內，油料理一天只吃一次。

利用燒烤的香氣

新鮮的魚直接烤，光是這個香氣就能使人胃口大開。淋上檸檬汁等柑橘類的汁，添上加入一小匙醬油的蘿蔔泥食用，即使味道較淡，吃起來也非常美味。

吃之前再調

沙拉或涼拌菜、醃漬菜等吃之前再調味。因為涼拌過後不久口感不好而且味道溶入其中，因為已經平均化，所以會變成味道較淡的菜，吃起來淡而無味。

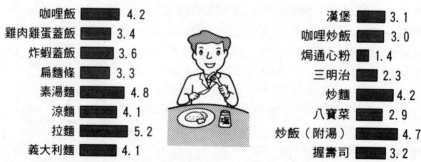

●外食中所含的鹽分量的例子(單位:g)

咖哩飯	4.2	漢堡	3.1
雞肉雞蛋蓋飯	3.4	咖哩炒飯	3.0
炸蝦蓋飯	3.6	焗通心粉	1.4
扁麵條	3.3	三明治	2.3
素湯麵	4.8	炒麵	4.2
涼麵	4.1	八寶菜	2.9
拉麵	5.2	炒飯（附湯）	4.7
義大利麵	4.1	握壽司	3.2

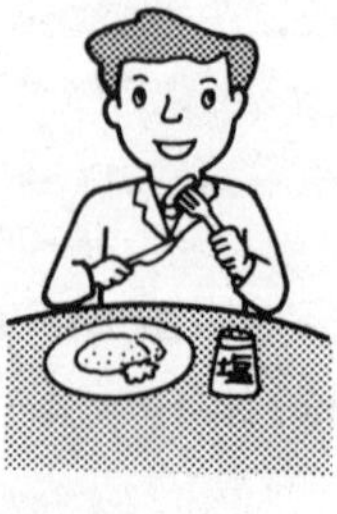

（女子營養大學出版部「外食、市售食品的熱量、鹽分、蛋白質參考冊」）

煮物必須控制砂糖的使用量

砂糖的甜味太強時，如果鹽味不重，會使味道失去平衡，使用新鮮材料時，光用酒和米酒就足夠了。煮物使用的鹽分為一％，砂糖為三％，以此為基準調節。

與其使用飽和脂肪酸，不如使用不飽和脂肪酸

含有飽和脂肪酸的動物性脂肪較多的牛肉、豬肉，必須選擇腿肉、里肌肉等脂肪較少的部位，雞肉則要去除含脂肪較多的皮之後再吃。

炒菜和煎肉所使用的油，不要使用含有較多飽和脂肪酸的奶油、豬油或牛油，而應選擇含有較多不飽和脂肪酸的植物油或乳瑪琳。但是，多價不飽和脂肪酸較多的植物油容易氧化，因此必須注意保存的方法和處理法。放在陰暗處保存，用舊的炸油或出現難聞氣味的油不要再使用。

與其外食不如內食（家庭食）

因為工作忙碌，或是夫妻都在外工作時，通常會過著外食較多的飲食生活。外食大都以熱量源為主，而且口味較重、鹽分量較多。午餐、晚餐或交際應酬等外食持續時，飲食生活的偏差也會成為心臟疾病的原因之一，因此一定要自覺到這一點。在疾病的治療與預防上，盡可能選擇能進行營養管理的家庭食。

一六〇〇kcal鹽分七g的菜單①的作法

⇧參考4頁

早餐

[三明治]

①吐司麵包重疊對半切開，一組塗抹果醬夾掰開的鬆軟白乾酪，切成易吃的大小。

②另一組塗抹奶油，夾油漬沙丁魚和番茄薄片，切成易吃的大小，添上荷蘭芹。

[花椰菜沙拉]

①花椰菜與花菜分為小株煮過。

②蛋煮熟，分開蛋黃與蛋白，將蛋黃搗碎、蛋白切碎。

③盤中盛①，淋上蛋黃醬，上方撒上蛋白與蛋黃。

午餐

[日式漢堡]

①豆腐用紗布包住，擠壓水分，直到剩下½量為止。

②乾香菇用水浸泡還原，去蒂切碎。洋蔥、胡蘿蔔切碎、陸續用油炒，擱置一旁冷卻。

③雞絞肉中混入①與②，加入鹽、蛋、薑汁，混合至產生粘性為止。

④做成小圓形。煎鍋中熱油、兩面煎，依照個人的喜好調配蘸汁，或由上方澆淋。

[醬油泡烤青椒]

青椒直接在鐵絲網上烤，然後泡在醬油中即可。

[蕪菁沙拉]

蕪菁削皮，切成三公釐圓片，小胡蘿蔔切成薄圓片，用調味醬涼拌，撒上細香蔥。

[草莓拌酸乳酪]

草莓切成一口大小，淋上檸檬汁，拌酸乳酪。

晚餐

[什錦飯]

①做調和醋，撒在煮好的飯上，一邊用扇子搧涼，一邊使其冷卻到人體肌膚的溫度，做成壽司飯。

②大正蝦去除頭和泥腸，放在加入少量醋和鹽(分量外)的滾水中煮過，直接冷卻後剝殼，撒上分量的醋。

③海鰻放入煮滾的調味料中，迅速煮熟，撈起冷卻後一半切成裝飾用，另一半切碎。

④胡蘿蔔及香菇切絲，在煮海鰻的煮汁中加入少量高湯，放入胡蘿蔔和香菇煮軟。

⑤蛋打散之後煎成蛋皮，切成細絲(錦絲蛋)。

⑥豌豆片煮出美麗的顏色，切細。

⑦壽司飯中加入切細的海鰻、胡蘿蔔、香菇，盛盤。上方撒上魚鬆、揉海苔。最上方再鋪上錦絲蛋，以色彩鮮豔的海鰻和蝦子裝飾，撒上豌豆片。

[香菇雞胸肉鴨兒芹湯]

①雞胸肉切成一口大小，沾太白粉，在滾水中略煮。

②香菇去蒂，切成薄片。

③二～三根鴨兒芹紮成一束。

④碗中放入①、②、③。

⑤加熱高湯，用鹽和醬油調味，倒入碗中。

[燙菠菜]

①菠菜燙出美麗的顏色，浸泡在水中以保持美麗的顏色，而後擠乾水分，切成三公分長度。

②醬油和高湯一起涼拌①，略為擠乾汁液後盛盤，上方撒柴魚片。

[甜煮甘藷]

①甘藷去皮切成圓片，泡在水中去除澀液。

②鍋中放入甘藷，加水蓋滿後加熱，煮滾後關小火煮二～三分鐘後，倒除汁液。

③重新加水蓋滿，放入砂糖、鹽、薄片檸檬，煮軟為止。

④盛盤時去除檸檬，重疊堆在碗中。

材料・1人份

●早餐　三明治

吐司麵包------切成10片的吐司麵包2片(60g)
鬆軟白乾酪------1大匙(15g)
草莓醬------½大匙(10g)
油漬沙丁魚------30g
番茄------20g　無鹽奶油------10g
荷蘭芹------少量

花椰菜沙拉

花椰菜------30g　花菜------40g
蛋------½個(25g)　蛋黃醬------1大匙(13g)

奶茶

牛乳------¼杯　紅茶------¼杯

●午餐　飯------1碗(110g)

日式漢堡

雞絞肉(胸肉)------50g　豆腐------40g(擠過20g)
洋蔥------15g　胡蘿蔔------10g
乾香菇------少量　油------½小匙
鹽------½迷你匙　蛋------5g
薑汁------少量　油------2小匙
蘸汁 醬油------½小匙　米酒------½小匙
砂糖------1小匙

醬油泡烤青椒

青椒------50g　醬油------少量

蕪菁沙拉

蕪菁------50g　小胡蘿蔔------1個(5g)
沙拉油.醋------各少量　鹽.胡椒------各少量
細香蔥.蔥花------少量

草莓拌酸乳酪

草莓------50g　檸檬汁------1小匙
酸乳酪------½杯

●晚餐　什錦飯

飯------1½碗(165g)
調和醋
醋------⅔大匙　砂糖------2小匙
鹽------1迷你匙
大正蝦------30g　醋------⅓小匙
烤海鰻------50g　砂糖------1小匙
米酒------⅓小匙　醬油------⅔小匙
胡蘿蔔------10g　香菇------1朵
蛋------½個(25g)　沙拉油------½小匙
豌豆片------5g
魚鬆------10g
揉海苔------少量

香菇雞胸肉鴨兒芹湯

雞胸肉------20g　太白粉------少量
香菇------½朵　鴨兒芹------少量
高湯------¾杯　鹽・醬油------各少量

燙菠菜

菠菜------70g
柴魚片------少量
醬油------½小匙　高湯------2小匙

甜煮甘藷

甘藷------60g
砂糖------2小匙
鹽------⅓迷你匙　薄片檸檬------1片

一六〇〇kcal鹽分七g的菜單②的作法

參考6頁

早餐

[豆腐蔥味噌湯]

①$\frac{3}{4}$杯的水中放入乾魚，煮滾之後關小火，煮二~三分鐘後，過濾，取得高湯。

②豆腐切成骰子狀，蔥切成蔥花。

③加熱高湯，調溶味噌，加入豆腐和蔥煮滾即可。

[白蘿蔔炒煮雞絞肉]

①白蘿蔔去皮，切成短條狀，略煮。

②鍋中熱芝麻油，放入雞胸肉。炒到肉變色之後，瀝乾水分的白蘿蔔加入其中拌炒。

③②中加入高湯，煮到八分熟時，加入砂糖和醬油繼續煮。

[燙高麗菜胡蘿蔔]

①高麗菜切成一公分的寬度，胡蘿蔔切成短條狀，在鹽水中煮四分鐘，擠乾水分。

②高湯和醬油調拌後，涼拌①，盛盤，上方撒上柴魚片。

午餐

[芙蓉蟹]

①乾香菇用水浸泡還原，去軸切碎。

②蟹去骨，略為掰開。

③蔥切成蔥碎。

④蛋打入大碗中，打散，加入①~③的材料混合。

⑤炒菜鍋中熱油，倒入④，轉動鍋柄迅速調拌，調整為圓形。蛋半熟時翻面，略煎盛盤。

⑥用小鍋製作淋汁。高湯、砂糖、醬油一起煮滾之後，加入用一倍量的水調溶的太白粉水，再加入醋混合。

⑦淋在蛋上，上方撒上煮過的青豆。

[炒煮豬肉蔬菜]

①豬肉切塊。

②馬鈴薯切成一口大小，浸泡在水中，胡蘿蔔切成小塊。

③四季豆煮硬後切成四~五公分長度。

④鍋中熱油，依序炒豬肉，胡蘿蔔、馬鈴薯，加滿高湯，用中火煮到八分熟時，加入調味料續煮。

⑤煮好之前加入四季豆略煮入味。

[醋拌海帶芽]

①乾海帶芽用水浸泡還原，用滾水澆淋後切成小段。

②小黃瓜切成小段，再切成薄片。

③砂糖和醋調拌做成甜醋，拌

小黃瓜、海帶芽。

晚餐

[照燒霸魚]

①酒、醬油、米酒調和做成醃汁，放入霸魚醃三十分鐘，擱置一旁。

②倒除①的醃汁，將霸魚放在熱鐵絲網上烤。醃漬時朝上的一面烤的時候要朝下。烤四分鐘後翻面，再烤九分鐘，同時淋上醃汁。

③盛盤時將白蘿蔔泥放在右前方，上方滴些醬油。

[燉南瓜]

①南瓜切成寬三公分、長四公分的長方形。皮削除一些，並削去稜角。

②鍋中放入南瓜，加水蓋滿，用中火煮，煮滾後關小火，撈除澀液，煮軟。

③加入砂糖續煮，加入醬油，用小火煮到汁收乾為止。

[小黃瓜拌梅子醬]

①小黃瓜在擦板上摩擦後充分洗淨，切成小段再切成薄片。

③梅子醬與柴魚片混合。

③用②拌小黃瓜，盛盤。

點心

柿子去皮，切成易吃的大小。

材料・1人份

●**早餐** 飯 ---------- 1½碗(165g)

豆腐蔥味噌湯

豆腐 ---------- 50g　蔥 ---------- 10g
乾魚(高湯) ---------- 2 條(3g)
味噌 ---------- 1⅓小匙

白蘿蔔炒煮雞絞肉

白蘿蔔 ---------- 80g
去皮雞翅做成的絞肉 ---------- 20g
芝麻油 ---------- 1 小匙弱　砂糖 ---------- 1 小匙強
高湯 ---------- 適量
醬油 ---------- ⅔小匙

燙高麗菜胡蘿蔔

高麗菜 ---------- 60g
胡蘿蔔 ---------- 10g
高湯 ---------- 1 小匙　醬油 ---------- ½小匙
柴魚片 ---------- 少量

●**午餐** 飯 ---------- 1½碗(165g)

芙蓉蟹

蛋 ---------- 1g
蟹腳 ---------- 10g
蔥 ---------- 5g
乾香菇 ---------- ½朵(1g)
油 ---------- 1 小匙強
淋汁
- 高湯 ---------- 2 小匙弱　砂糖 ---------- 1 小匙
- 醬油 ---------- 1 小匙強　太白粉 ---------- ⅓小匙
- 醋 ---------- ½小匙弱

青豆 ---------- 1g

炒煮豬肉蔬菜

豬腿肉 ---------- 20g
馬鈴薯 ---------- 60g
胡蘿蔔 ---------- 20g
四季豆 ---------- 10g
油 ---------- 1½小匙　高湯 ---------- 適量
醬油 ---------- 1⅓小匙　砂糖 ---------- 2 小匙弱

醋拌海帶芽

乾海帶芽 ---------- 1g
小黃瓜 ---------- 50g
醋 ---------- 1 小匙強
砂糖 ---------- 1 小匙

●**晚餐** 飯 ---------- 1 碗(110g)

照燒霸魚

霸魚 ---------- 1 塊(70g)
- 酒 ---------- ½大匙　米酒 ---------- ½小匙強
- 醬油 ---------- 1 小匙強

白蘿蔔 ---------- 50g
醬油 ---------- ½小匙

燉南瓜

南瓜 ---------- 80 g
砂糖 ---------- 1 小匙　醬油 ---------- 1 小匙弱

小黃瓜拌梅子醬

小黃瓜 ---------- 50g
梅子醬 ---------- 2g　柴魚片 ---------- 少量

●**點心**

柿子 ---------- 1 個(150g)
牛乳 ---------- 1 杯

一六〇〇kcal鹽分七g的菜單③的作法

↑參考8頁

早餐

[滑子蕈味噌湯]

①滑子蕈放入簍子裡略洗，瀝乾水分。

②加熱高湯，放入滑子蕈，煮滾後倒入味噌。

③撒上鴨兒芹碎後立刻關火。

[烤油豆腐塊]

①白蘿蔔擦碎成白蘿蔔泥，蔥切成蔥花。

②鐵絲網燒熱後，鋪上油豆腐塊，用小火兩面烤。

③②切成一口大小盛盤，上面加上白蘿蔔泥、蔥、薑，淋上醬油。

[燙菠菜]

①菠菜用水洗淨，用大量鹽水煮二分鐘，立刻浸泡在冷水中，撈起擠乾水分，切成三公分長度。

②調拌高湯和醬油，$\frac{1}{3}$量淋菠菜入味，擠乾汁液。

③盛盤，上方再淋上剩下的高湯醬油，撒上柴魚片。

午餐

[蛋包飯]

①雞肉切成一公分正方形。

②洋蔥和蘑菇切成碎屑。

③煎鍋中熱半量的油，炒①與②後取出。

④倒入剩下半量的油炒飯，再倒回③的菜碼，加入青豆，用鹽和番茄醬調味，取出。

⑤蛋打散。

⑥洗淨煎鍋，再次加熱，油熱之後倒入打散的蛋汁。底部煎好、表面呈半熟狀時，將④的飯鋪在中央，從對側將蛋皮蓋過來，在前方整形，盛盤。上面淋上番茄醬，添加荷蘭芹。

[中式涼拌菜]

①白菜、胡蘿蔔、小黃瓜切絲。

②粉條用熱水燙過，用水洗淨後切成易吃的大小。

③干貝掰開。

④混合淋汁的材料。

⑤蔬菜和干貝盛盤，上方淋上汁液。

晚餐

[烤白肉魚]

①窄鱗庸鰈撒上鹽。

②玉蕈去除根部，每三~四根分開。洋蔥切成薄片。

③鋁箔紙剪成二十公分正方形，攤開鋪上洋蔥，中間放魚，上面鋪上玉蕈，撒上酒、奶油碎屑，由前後左右折疊，緊緊包住。

材料・1人份

●**早餐**　飯 ---------- 1 ½碗(165g)

滑子蕈味噌湯
滑子蕈 ---------- 20g
鴨兒芹 ---------- 5g
高湯 ---------- ¾杯　味噌 ---------- 1 ⅓小匙

烤油豆腐塊
油豆腐 ---------- 60g
白蘿蔔 ---------- 50g
蔥 ---------- 10g
薑屑 ---------- 少量　醬油 ---------- 1 ½小匙

燙菠菜
菠菜 ---------- 80g
醬油 ---------- ½小匙　高湯 ---------- 1 小匙
柴魚片 ---------- 少量

●**午餐**　**蛋包飯**
飯 ---------- 1 ½碗(165g)
雞腿肉(去皮) ---------- 30g
洋蔥 ---------- 30g
蘑菇 ---------- 10g
青豆 ---------- 5g
油 ---------- 2 ½小匙　鹽 ---------- 1 迷你匙
番茄醬 ---------- 1 大匙　荷蘭芹 ---------- 少量
{蛋 ---------- 1 個(50g)　油 ---------- 1 小匙弱
淋在上方的番茄醬 ---------- 1 小匙

中式涼拌菜
白菜 ---------- 80g
胡蘿蔔 ---------- 10g
小黃瓜 ---------- 20g
粉條 ---------- 3g
干貝(罐頭) ---------- 10g
{砂糖 ---------- 1 小匙　醬油 ---------- ½小匙
 醋 ---------- 2 小匙　芝麻油 ---------- 少量}
牛乳 ---------- 1 杯

●**晚餐**　飯 ---------- 1 碗(110g)

烤白肉魚
{窄鱗庸鰈(魚片) ---------- 70g
 鹽 ---------- ½迷你匙}
洋蔥 ---------- 30g
玉蕈 ---------- 20g
奶油 ---------- 1 小匙強
酒 ---------- ⅗小匙　檸檬 ---------- 10g

牛乳燉肉
雞胸肉(去皮) ---------- 20g
洋蔥 ---------- 30g
馬鈴薯 ---------- 80g
胡蘿蔔 ---------- 10g
肉湯 ---------- ½杯　牛乳 ---------- ½杯
鹽 ---------- ½迷你匙　胡椒 ---------- 少量
青豆 ---------- 5g

番茄沙拉
番茄 ---------- 80g　荷蘭芹 ---------- 少量
醋、白葡萄酒 - 各 1 小匙　鹽・胡椒 ---------- 各少量

●**點心**　葡萄柚 ---------- 150g

④放入溫熱的烤箱中，烤十五分鐘。

⑤盛盤，添上檸檬。食用時擠上檸檬汁。

[牛乳燉肉]

①雞肉切成一口大小。

②洋蔥切成一公分正方形，馬鈴薯切成八塊，胡蘿蔔切成小塊。

③鍋中加熱肉湯，放入雞肉，煮滾之後關小火，撈除浮在上方的澀液。

④加入洋蔥、胡蘿蔔、煮十分鐘，加入馬鈴薯煮二十分鐘。

⑤加入牛乳，關小火，再煮五分鐘。

⑥加入鹽、胡椒調味，最後撒上青豆。

[番茄沙拉]

①番茄浸泡於滾水中一會兒，撈起浸泡在冷水中冷卻。完全剝除皮，切成五公釐厚的圓片。

②荷蘭芹切成碎屑。

③醋、白葡萄酒、鹽和胡椒充分混合，做成無油調味醬。

④番茄放入器皿中，淋上③的調味醬，上面撒上荷蘭芹碎屑。

點心

葡萄柚去皮，分為小瓣，仔細去除薄皮後盛盤。

一六〇〇kcal鹽分七g的菜單④的作法

↑參考10頁

早餐

[高麗菜胡蘿蔔味噌湯]

①高麗菜切塊，胡蘿蔔切成短條。

②加熱高湯，放入高麗菜、胡蘿蔔煮十分鐘，煮軟後倒入味噌。

[鹽燒梭魚]

①梭魚對半切開。

②鐵絲網充分加熱後，鋪上梭魚，用小火兩面烤。

[香醃漬蕪菁]

①蕪菁留下少許葉，去皮，切成五公釐厚的半月形。

②①撒上鹽，全部沾上鹽後擱置一旁，直到軟了為止。

③檸檬切成薄銀杏形。

④蕪菁擠乾水分，以檸檬調拌。

[水果]

橘子去皮，切成易吃的大小，盛盤。

午餐

[燉牛肉]

①牛腿肉切成三公分正方形，撒上胡椒。

②馬鈴薯去皮，分成四～六塊，浸泡在水中去除澀液。

③洋蔥切成梳形，胡蘿蔔去皮切成四公分棒狀。

④高麗菜心用鹽水煮過。

⑤煎鍋中熱沙拉油，炒洋蔥後取出，其次放入牛肉，炒到表面變色。

⑥厚鍋中放入肉、水、湯塊，用大火煮，煮滾之後關小火，仔細撈除澀液，加入肉桂續煮。

⑦煎鍋中熱奶油，放入麵粉，用木杓攪拌，不要讓煎鍋的底部燒焦，讓粉和奶油充分混合，炒到變成金黃色為止。

⑧⑥的鍋中放入番茄醬，加入高麗菜心以外的蔬菜煮。

⑨在⑧的煮汁中慢慢地加入⑦，充分混合，煮到蔬菜軟了為止。

⑩用鹽調味，加入高麗菜心，略煮即可。

[生菜沙拉]

①高苣洗淨，撕成易吃的大小。

②小黃瓜用叉子畫出直條紋，從一端開始切成三公釐厚的圓片。

③洋蔥切成薄片，浸泡於水中，撈起瀝乾水分。

④蘋果分為四瓣，去蕊，切成銀杏形。

⑤做調味汁，沙拉油、醋、鹽、胡椒充分混合。

⑥①～④盛盤。吃之前淋上調味醬。

材料・1人份

●早餐　飯 ---------- 1 ½碗(165g)

高麗菜胡蘿蔔味噌湯

高麗菜 ---------- 30g　胡蘿蔔 ---------- 10g

高湯 ---------- ¾杯　味噌 ---------- 1 ⅓小匙

鹽燒梭魚

剖開的梭魚 ---------- 70g

香醃漬蕪菁

蕪菁 ---------- 50g

鹽 ---------- ½迷你匙　檸檬 ---------- 少量

水果

橘子 ---------- 80g

●午餐　法國麵包 ---------- 60g

燉牛肉

牛腿肉 ---------- 50g

馬鈴薯 ---------- 70g

洋蔥 ---------- 50g

胡蘿蔔 ---------- 20g

高麗菜心 ---------- 30g

沙拉油 ---------- 1小匙強

湯塊 ---------- ¼個(1g)　水 ---------- 1杯強

胡椒 ---------- 少量　肉桂 ---------- 少量

奶油 ---------- ½大匙　麵粉 ---------- 1大匙

番茄醬 ---------- 1 ¼大匙

鹽 ---------- ½迷你匙

生菜沙拉

萵苣 ---------- 15g　小黃瓜 ---------- 30g

洋蔥 ---------- 10g　蘋果 ---------- 20g

{沙拉油 ---------- 2小匙　醋 ---------- 1大匙

{鹽 ---------- 少量　胡椒 ---------- 少量

●晚餐　手卷壽司

飯 ---------- 1 ½碗(165g)

調和醋

{砂糖 ---------- 1小匙　鹽 ---------- 1迷你匙

{醋 ---------- 1 ½小匙

海苔 ---------- 1片

{蛋 ---------- 1個

{砂糖 ---------- 1小匙　油 ---------- 1小匙弱

鮪魚(瘦肉) ---------- 50g

小黃瓜 ---------- 10g

蘿蔔苗 ---------- 3g

蟹肉棒 ---------- 10g

山葵 ---------- 少量

五目豆

大豆 ---------- 20g

昆布 ---------- 1g

胡蘿蔔 ---------- 20g

牛蒡 ---------- 10g

蒟蒻 ---------- 30g

砂糖 ---------- 1 ½小匙　醬油 ---------- ⅔小匙

小油菜拌芥末

小油菜 ---------- 80g

芥末粉 ---------- 少量　醬油 ---------- ⅓小匙

●點心　牛乳 ---------- 1杯

晚餐

[手卷壽司]

①做調和醋。將砂糖、鹽、醋混合，充分調拌。

②①淋在煮好的熱飯上，用扇子搧至人體肌膚的溫度。用木杓以切十子的方式混合，做成壽司飯。

③做煎蛋，蛋打散，混入砂糖。煎蛋器中刷上一層薄薄的油，將蛋分三～四次倒入，煎好之後切成棒狀。

④鮪魚切成棒狀、小黃瓜切成棒狀，蟹肉棒撕成易吃的大小，蘿蔔苗去除根部。

⑤菜碼擺入盤中，添上山葵，放上海苔壽司飯。

[五目豆]

①大豆用水洗淨，浸泡一晚。

②用中火煮到利用手指能將豆子搓爛的柔軟度即可。

③昆布、胡蘿蔔、牛蒡各切成一．五公分正方形，蒟蒻撕成小塊，略煮。

④豆中混入③，煮五分鐘後放入砂糖，過了一會兒後加入醬油，煮到汁收乾為止。

[小油菜拌芥末]

①小油菜用大量鹽水煮出美麗的顏色，浸泡在水中，撈起瀝乾水分，切成三公分長度。

②芥末粉用少量的水調溶，加入醬油混合，涼拌①。

一六〇〇kcal鹽分九g的菜單①的作法

參考12頁

早餐

[吐司]

①吐司麵包烤過。

②薄薄地塗上一層蘋果醬。

[海鮮沙拉]

①萵苣洗淨，去除硬的部分，撕成易吃的大小。

②小黃瓜切成小段後切成薄片。

③胡蘿蔔切絲。

④新鮮海帶芽用水浸泡還原後，澆淋滾水，切成小段。

⑤罐頭鮪魚去除油，掰開。

⑥醋、鹽、胡椒一起調拌做成無油調味醬。

⑦混合②～⑤，用⑥的調味醬涼拌。

⑧盤中鋪上萵苣，鋪滿⑦。

午餐

[雞蛋烏龍麵]

①煮好的烏龍麵放在簍子裡，上方澆淋滾水，然後瀝乾水分。

②菠菜利用大量的滾水燙出美麗的顏色，浸泡在水中後撈起瀝乾水分，切成三公分長度。

③蔥切絲，浸泡在水中。

④高湯煮滾後，加入米酒、醬油做成麵湯。

⑤④煮滾後用杓子混合麵湯，同時倒入用一倍量的水調溶的太白粉水勾芡。

⑥蛋打散。

⑦⑤中倒入蛋，用筷子打散，煮滾後做成雞蛋湯。

⑧烏龍麵盛盤，上方淋上⑦的雞蛋湯，添加菠菜和蔥。

[炸茄子淋味噌]

①茄子去蒂，剖成二半，用菜刀將皮畫成格子狀，浸泡在水中去除澀液，撈起瀝乾水分。

②炸油加熱至一七〇度，放入茄子炸。

③小鍋中加入味噌、米酒、砂糖、高湯、加熱，煮滾後加入雞絞肉，用筷子迅速調拌，煮到粘稠為止。

④茄子擺入盤中，上方淋上③的味噌。

[水果]

哈蜜瓜去皮，切成一口大小。

晚餐

[義大利式酥仔肉]

①豬腿肉切成易吃的大小，撒上鹽、胡椒，沾上一層薄薄的麵粉，抖去多餘的粉。

材料・1人份

●早餐　吐司

麵包 ---- 切成 8 片的麵包 2 片(90g)
蘋果醬 ---- 1 大匙弱(20g)

海鮮沙拉

萵苣 ---- 20g
小黃瓜 ---- 30g
胡蘿蔔 ---- 10g
新鮮海帶芽 ---- 3g
罐頭鮪魚 ---- 30g
{ 醋 ---- 1 小匙
{ 鹽、醬油 ---- 各少量
牛乳 ---- 1 杯

●午餐　雞蛋烏龍麵

烏龍麵(煮過) ---- 220g
菠菜 ---- 40g
蔥 ---- 10g
蛋 ---- 50g
{ 高湯 ---- 1 杯
{ 米酒 ---- 1 小匙弱
{ 醬油 ---- 1 大匙
{ 太白粉 ---- 1 小匙

炸茄子淋味噌

{ 茄子 ---- 90g
{ 炸油 ---- 適量
去皮雞翅膀絞肉 ---- 15g
{ 味噌 ---- 1 ⅓小匙　米酒 ---- ⅓小匙
{ 砂糖 ---- ⅓小匙　高湯 ---- ¼杯

水果

哈蜜瓜 ---- 150g

●晚餐　飯 ---- 1 ½碗(165g)

義大利式酥仔肉

豬腿肉(厚片) ---- 60g
鹽 ---- 少量
胡椒 ---- 少量
麵粉 ---- 2 小匙弱
{ 蛋 ---- 10g
{ 乳酪粉 ---- 1 大匙弱
{ 麵包粉 ---- 3 大匙弱
油 ---- 1 小匙強
{ 馬鈴薯 ---- 60g
{ 炸油 ---- 適量
荷蘭芹 ---- 1 枝
炸排骨醬汁 ---- 2 小匙

油豆腐煮蔬菜

油豆腐 ---- 60g
白蘿蔔 ---- 80g
胡蘿蔔 ---- 20g
四季豆 ---- 5g
高湯 ---- ¾杯
砂糖 ---- 2 小匙弱　醬油 ---- ½大匙

萵苣沙拉

萵苣 ---- 25 g　蔥 ---- 5g
醋、白葡萄酒各 1 小匙　鹽、醬油、胡椒-各少量

②蛋打散，加入乳酪粉和麵包粉混合。

③豬肉放入②中，均勻地沾上②。

④煎鍋中熱油，放入肉，不停地搖動鍋子，蓋上蓋子用小火煎。注意不要煎焦，反面也要煎。

⑤馬鈴薯煎成短條狀，浸泡在水中去除澀液，放入鍋中蓋滿水，煮硬。

⑥煎鍋中加入炸油，加熱至一七五度，放入瀝乾水分的馬鈴薯，炸成金黃色。

⑦荷蘭芹瀝乾水分，直接炸。

⑧器皿中加入義大利式酥仔肉，添上炸薯條和荷蘭芹。按照個人口味可以淋上炸排骨醬汁。

[油豆腐煮蔬菜]

①油豆腐切成骰子狀。

②白蘿蔔切成一．五公分厚的半月形或銀杏形。

③胡蘿蔔切成七公釐厚的花形，略煮。

④四季豆用鹽水煮過，切成三公分長度。

⑤鍋中加入白蘿蔔和高湯，煮到白蘿蔔熟了之後加入胡蘿蔔煮五分鐘。

⑥加入砂糖和醬油調味，加入油豆腐，最後加入四季豆略煮。

⑦油豆腐盛入器皿中，加上白蘿蔔、胡蘿蔔、四季豆。

[萵苣沙拉]

①萵苣充分洗淨，用手撕開。

②蔥切成細絲。

③①與②混合，淋上醋、白葡萄酒與鹽、醬油、胡椒混合的調味汁。

一六〇〇kcal鹽分九g的菜單②的作法

早餐

[豆芽菜胡蘿蔔味噌湯]

①豆芽菜洗淨擠乾水分。

②胡蘿蔔切絲。

③加熱高湯，放入豆芽菜和胡蘿蔔煮五分鐘，煮到蔬菜柔軟後倒入味噌。

[煮青菜絲油豆腐]

①青菜絲油豆腐用熱水澆淋去除油分，一個切成四~六塊。

②鍋中放入高湯、砂糖、醬油，加熱。煮汁煮滾之前放入青菜絲油豆腐，蓋上蓋子煮。剩下一些汁液時關火，擱置一會兒更能入味。

③蘿蔔苗去除根部，略煮，淋上②的煮汁，和青菜絲油豆腐一起盛盤。

[淺醃漬蕪菁]

①蕪菁去皮，對半縱剖，切成小段再切成薄片。

②柚子皮切絲。

③蕪菁撒上鹽擱置一會兒，軟化之後擠乾水分盛盤，撒上②的柚子皮。

午餐

[炸魚]

①白帶魚撒上鹽和胡椒，擱置五分鐘，略為瀝乾水分，沾麵粉。

②煎鍋中熱油，將白帶魚醃漬時朝上的一面朝下放入，一邊搖動煎鍋，一邊移動魚的位置煎魚，煎成金黃色之後加入奶油。表面煎熟之後翻面，以同樣的方法煎，煎熟後盛盤。

③取出魚，洗淨煎鍋後倒入調味醬用的奶油，用中火加熱後，淋在魚的上方，鋪上薄片檸檬。

④製作配菜。四季豆去筋，用（↑參考14頁）滾水燙出美麗的顏色，浸泡在水中，撈起瀝乾水分，切成三公分長度。

⑤煎鍋中熱沙拉油，放入四季豆拌炒，炒熟之後添加在魚旁。

[綠蘆筍湯]

①去除綠蘆筍根部較硬的部分，用鹽水煮，稍微去除穗尖，留下二條當裝飾用，擱置一旁。

②洋蔥切成薄片。

③鍋中熱奶油，用小火炒洋蔥，撒上麵粉，注意不要炒焦了。倒入肉湯，加入①的綠蘆筍煮二十分鐘。

④③用果汁機攪拌之後放回鍋中，倒入牛乳加熱，用鹽和胡椒調味。

[柴魚片配番茄]

①番茄用熱水燙過後去皮，去蒂，切成骰子狀。

②盛盤，淋上醬油，添上柴魚片。

晚餐

[糖醋豬肉]

①豬肉用菜刀畫成格子狀，切成二公分正方形，撒上醬油、薑汁。

②洋蔥切成梳形掰開。

③胡蘿蔔切成一口大小，煮過。

④青椒和竹筍切成一口大小。

⑤乾香菇用水浸泡還原，去軸，切成一口大小。

⑥太白粉以外的調味料一起混合。

⑦①的肉沾太白粉，用一七〇度的炸油油炸。

⑧炒菜鍋中熱沙拉油，依序炒洋蔥、乾香菇、竹筍、胡蘿蔔，加入⑥的調味料煮。

⑨加入肉和青椒，加入用一倍量的水調溶的太白粉水，迅速調拌。

[拌白蘿蔔]

①白蘿蔔擦碎成蘿蔔泥，自然瀝乾水分。

②魚板切成短條狀，鴨兒芹略煮，切成三公分長度，玉蕈去蒂掰開，用鋁箔紙包著烤。

③用①涼拌②，用醬油調味。

[炸煮甘藷]

①甘藷切成二公分的圓片，浸泡在水中去除澀液。

②擦乾①的水分，用一七〇度的油炸。

③鍋中放入②，加水蓋滿，用中火煮到八分軟，加入砂糖和鹽調味，煮到汁收乾為止。

材料・1人份

●**早餐**　飯……1碗(110g)

豆芽菜胡蘿蔔味噌湯
豆芽菜……40g　胡蘿蔔……5g
高湯……¾杯　味噌……1⅔小匙

煮青菜絲油豆腐
青菜絲油豆腐……60g
蘿蔔苗……10g
高湯……½杯
砂糖……1小匙弱　醬油……1小匙弱

淺醃漬蕪菁
蕪菁……50g
柚子皮……少量　鹽……½迷你匙
五香海苔……3g

●**午餐**　飯……1碗(110g)

炸魚
白帶魚……70g
鹽……⅕迷你匙　胡椒……少量
麵粉……1½小匙
沙拉油……1小匙弱　奶油……½小匙
檸檬……10g
調味醬用奶油……2小匙
四季豆……30g　沙拉油……½小匙

綠蘆筍湯
綠蘆筍……80g
洋蔥……15g
奶油……½小匙　麵粉……1小匙
肉湯……½杯　牛乳……½杯
鹽……少量　胡椒……少量

柴魚片配番茄
番茄……50g
柴魚片……1g　醬油……⅓小匙

●**晚餐**　飯……1碗(110g)

糖醋豬肉
豬腿肉……60g
醬油……½小匙　薑汁……½小匙
太白粉……2小匙　炸油……適量
洋蔥……60g　胡蘿蔔……30g
青椒……30g
水煮竹筍……20g　乾香菇……1朵
沙拉油……1¼小匙
醋……½小匙　砂糖……1小匙
番茄醬……½大匙　醬油……1小匙
太白粉……⅔小匙　雞湯……1大匙

拌白蘿蔔
白蘿蔔……80g　魚板……5g
鴨兒芹……5g　玉蕈……30g
醬油……½小匙

炸煮甘藷
甘藷……60g
炸油……適量　砂糖……1小匙強
鹽……少量

●**點心**　牛乳……1杯　橘子……150g

一六〇〇kcal鹽分九g的菜單③的作法

↑參考16頁

早餐

[白蘿蔔油豆腐包味噌湯]

①白蘿蔔去皮切絲。

②油豆腐包放入簍子裡，用滾水澆淋去除油分，切成小段再切細。

③鍋中加入高湯、白蘿蔔、油豆腐包，用中火煮。出現澀液時則關小火，撈除澀液，煮到白蘿蔔柔軟為止。

④倒入味噌，立刻關火。

[鮪魚炒蔬菜]

①鮪魚去除油分，略為掰開。

②洋蔥對半縱剖，切成小段再切成五公釐寬的細絲。

③青椒對半縱剖，去籽，切絲。

④煎鍋中熱油，放入青椒迅速拌炒後取出。

⑤繼青椒之後，煎鍋中加入洋蔥，注意不要炒焦。

⑥洋蔥熟了之後加入罐頭鮪魚拌炒。

⑦將青椒倒回⑥迅速拌炒即可。

[燙小油菜]

①小油菜用水洗淨，放入大量的鹽水中煮出美麗的顏色，浸泡於水中，撈起瀝乾水分，切成三公分長。

②醬油中加入高湯，做成高湯醬油。

③①的小油菜中淋上②的一半量，擠乾汁液。

④盛盤。上方淋上剩餘一半量的高湯醬油。

午餐

[麵包捲三明治]

①麵包捲橫畫一刀，畫出可以放入菜碼的開口。

②做炒蛋。蛋打入大碗中，加入鹽、牛乳，用叉子略為混合。

③煎鍋中熱奶油，倒入②的蛋，開小火，用木杓仔細混合，做成半熟狀的炒蛋。

④火腿切絲，切入③的蛋中。

⑤一個麵包捲鋪上生菜，夾④。

⑥牛乳煮馬鈴薯。馬鈴薯去皮，切成厚一公分的銀杏形，浸泡在水中去除澀液。

⑦馬鈴薯放入鍋中，加入水蓋滿。煮到馬鈴薯八分軟為止。

⑧⑦瀝乾水分後倒入牛乳，注意不要弄破，煮到汁液收乾為止。

⑨另一個麵包捲夾冷卻的⑧的馬鈴薯，再添上胡椒草。

［水果拌酸乳酪］

①奇異果去皮，切成薄圓片。

②罐頭橘子瀝乾汁液。

③①與②用酸乳酪涼拌後盛盤。

晚餐

［高麗菜捲］

①高麗菜葉放入滾水中煮硬，去除蕊較高的部分。

②洋蔥切成碎屑，蘑菇切成薄片。

③大碗中加入豬絞肉、牛絞肉、②的洋蔥與蘑菇、青豆、鹽，用手充分攪拌到產生粘性為止，分成二等分。

④攤開二張高麗菜葉，將③的菜碼整理為二等分，擺在前方，左右對折捲起。

⑤將高麗菜捲排入鍋中，加入肉湯、蓋上蓋子。用中火煮，煮滾之後立刻關小火，一邊撈除澀液，一邊煮十五分鐘。

⑥添加番茄醬和辣醬油略煮之後，連汁一起盛盤，上方撒上乳酪粉。

［豆腐沙拉］

①豆腐略煮，切成一公分厚度。

②蘿蔔苗去除根部。

③玉蕈去蒂，二～三根分為一株。高湯煮滾之後加入玉蕈略煮。

④調拌調味醬的材料。

⑤①～③盛盤，淋上④。

材料・1人份

●**早餐**　飯……1碗(110g)

白蘿蔔油豆腐包味噌湯
白蘿蔔……40g
油豆腐包……5g
高湯……¾杯
味噌……1 ⅔小匙

鮪魚炒蔬菜
鮪魚罐頭……40g
洋蔥……60g
青椒……15g
油……1小匙

燙小油菜
小油菜……50g
醬油……1小匙弱
高湯……1小匙

●**午餐**　**麵包捲三明治**
麵包捲……2個(90g)
蛋……25g
鹽……少量
奶油……1小匙強
牛乳……1 ⅓大匙
火腿……5g
生菜……1片
馬鈴薯……80g
牛乳……⅓杯強(80cc)
胡椒草……少量

水果拌酸乳酪
奇異果……100g
橘子(罐頭)……30g
酸乳酪……½杯弱(90cc)
牛乳……1杯

●**晚餐**　飯……1 ½碗(165g)

高麗菜捲
高麗菜……2片(150g)
豬腿絞肉……30g
牛腿絞肉……30g
洋蔥……30g
蘑菇……10g
青豆……1小匙
鹽……1 ½迷你匙
肉湯……¼杯強(60cc)
番茄醬……1 ⅔小匙
英國辣醬油……1小匙
乳酪粉……½小匙

豆腐沙拉
豆腐……70g
蘿蔔苗……10g
玉蕈……20g
高湯……3大匙
沙拉油……1 ½小匙
醬油……1小匙
醋……1小匙強

一八〇〇kcal鹽分七g的菜單①的作法

↑參考18頁

早餐

[海帶芽洋蔥味噌湯]

①海帶芽用水浸泡還原，瀝乾水分，切成易吃的大小。

②洋蔥切細。

③鍋中加入高湯，放入洋蔥，煮軟為止。

④加入海帶芽，煮滾後倒入味噌。

[水煮荷包蛋]

①小鍋中煮滾水，放入鹽和醋。

②蛋打入碗中。

③將蛋靜靜地倒入煮滾的①中，蛋白開始變白時用筷子調整形狀，好像蛋白包住蛋黃似的。

④輕壓蛋，產生彈力時則取出放入鋪著布的小盤子中瀝乾水分。

⑤萵苣充分洗淨切絲。

⑥小番茄去蒂，對半切開。

⑦混合蛋黃醬和醬油，做成調味醬。

⑧盤中鋪上萵苣，擺上蛋，周圍擺著番茄，添上胡椒草，淋上⑦的調味醬。

[醃漬紫蘇蕪菁]

①蕪菁去皮，對半縱剖，切成小段再切成薄片。

②紫蘇葉切絲。

③蕪菁撒上鹽擱置一會兒，軟化後擠乾水分，與紫蘇葉一起涼拌或盛盤。

午餐

[筑前煮]

①雞肉切成一口大小。

②蓮藕去皮，切成一口大小，浸泡在水中。

③竹筍、蒟蒻、胡蘿蔔切成一口大小，略煮後瀝乾水分。

④豌豆片煮過，對半橫切。

⑤鍋中熱油，加入雞肉拌炒。肉變色後依序加入胡蘿蔔、竹筍、蒟蒻、蓮藕拌炒。

⑥加入水蓋滿，煮滾後撈除澀液，繼續煮。

⑦加入砂糖、醬油等調味料，煮到汁收乾為止，撒上④的豌豆片。

[湯豆腐]

①豆腐切成易吃的大小。

②茼蒿充分洗淨，略切。

③香菇去軸，切成薄片。

④蔥切成小段，再切薄。

⑤鍋中煮滾湯，放入豆腐、茼蒿、香菇，用小火煮。

⑥⑤熟了之後用蔥和柴魚片當成藥味，加一些醬油，配合豆腐一

起吃。

晚餐

[奶油煎若鰨魚]

①若鰨魚去除頭、內臟和皮，擦乾水分。

②煎鍋中熱油，將朝上一面的魚朝下放入煎鍋中，一邊搖動煎鍋，一邊煎魚，注意不要煎焦了。加入奶油，使魚全部沾到奶油，煎至呈現金黃色。

③將魚翻面，以同樣的方法煎，然後盛盤。

④在取出魚的煎鍋中加入去皮的檸檬薄片，略微加熱後鋪在魚上。

⑤馬鈴薯去皮，切成一口大小，煮過之後瀝乾水分，撒上荷蘭芹碎屑，放在魚旁。

[牛乳通心粉湯]

①通心粉用鹽水煮過，撈起放入簍子裡瀝乾水分。

②高麗菜及胡蘿蔔切成粗絲。

③洋蔥切成半月形的薄片。

④鍋中熱油，加入②③拌炒，過油之後加入①炒。

⑤加入肉湯，煮十分鐘，加入牛乳，用小火再煮十分鐘。

[蔬菜絲沙拉]

蔬菜全都都切成四公分長的細絲，用醋和醬油涼拌。

點心

奇異果去皮，切成圓片。

材料・1人份

●**早餐**　飯 ------ 1 ½碗(165g)

海帶芽洋蔥味噌湯

新鮮海帶芽 ------ 3g　洋蔥 ------ 30g

高湯 ------ ¾杯　味噌 ------ 1 ⅓小匙

水煮荷包蛋

蛋 ------ 1 個

煮汁

- 水 ------ 2 ½杯
- 鹽(水的 0.5%) ------ ½小匙
- 醋(水的 4%) ------ 1 ⅓小匙

萵苣 ------ 20g

小番茄 ------ 大 3 個

胡椒草 ------ 1 根

- 蛋黃醬 ------ 1 大匙
- 醬油 ------ ½小匙

醃清紫蘇蕪菁

蕪菁 ------ 50g　紫蘇葉 ------ 1 片

鹽 ------ ½迷你匙

●**午餐**　飯 ------ 1 ½碗(165g)

筑前煮

雞胸肉 ------ 60g

蓮藕 ------ 60g

水煮竹筍 ------ 50g

蒟蒻 ------ 50g

胡蘿蔔 ------ 30g

豌豆片 ------ 少量

油 ------ 1 小匙弱

砂糖 ------ 2 小匙弱　醬油 ------ 2 小匙

湯豆腐

豆腐 ------ 100g

茼蒿 ------ 60g

香菇 ------ 1 朵

蔥 ------ 10g

紫魚片 ------ 少量　醬油 ------ ½小匙

●**晚餐**　飯 ------ 1 ½碗(165g)

奶油煎若鰨魚

若鰨魚 ------ 100g

- 油 ------ 1 小匙弱　奶油 ------ 2 小匙
- 檸檬 ------ 10g

馬鈴薯 ------ 60g

荷蘭芹碎屑 ------ 少量

牛乳通心粉湯

通心粉 ------ 10g

高麗菜 ------ 50g

胡蘿蔔 ------ 15g

洋蔥 ------ 50g

油 ------ 1 小匙弱

肉湯 ------ ½杯　牛乳 ------ ¾杯

蔬菜絲沙拉

小黃瓜 ------ 30g

胡蘿蔔 ------ 20g

萵苣 ------ 20g

醋 ------ 1 小匙　醬油 ------ ½小匙

●**點心**　酸乳酪 ------ ½杯

奇異果 ------ 100g

一八〇〇kcal鹽分七g的菜單②的作法

早餐

[糯米丸小油菜味噌湯]

①在糯米粉中慢慢加入水，充分混合，混合到如耳垂般的硬度。捏成小丸子，放入滾水中煮，浮上來之後取出，鋪在布上去除水分。

②小油菜燙出美麗的顏色，泡在水中，冷卻後撈起瀝乾水分，擠乾後切成三公分長度。

③加熱高湯，加入糯米丸和小油菜，倒入味噌。

[蒟蒻煮味噌]

①蒟蒻撕成一口大小。

②雞肉切成小塊。

③豌豆片去筋煮過。

④鍋中放入蒟蒻略炒，倒入高湯，煮滾之後加入雞肉，煮滾後撈除澀液。

⑤加入櫻味噌、米酒、砂糖，用小火煮到汁收乾為止。

⑥盛盤，添上豌豆片。

[燙白菜]

①白菜用鹽水煮過，直接冷卻，擠乾水分，切成一公分寬度。

②醬油中加入高湯，做成高湯醬油。

③②的⅓量淋在白菜上，擠乾後盛盤，淋上剩餘的材料，上面撒上紫魚片。

午餐

[焗通心粉]

①通心粉加入鹽的滾水煮硬，瀝乾水分。

②雞肉切成一公分正方形。

③洋蔥對半縱剖，切成小段再切成薄片。蘑菇由罐頭中取出，切成薄片。蝦仁去除泥腸。

④做白色調味醬。↑參考20頁煎鍋中放入奶油，加入麵粉，注意不要炒焦。粉熟了之後倒入牛乳調溶，撒上鹽調味。

⑤另一個煎鍋中熱油，加入洋蔥拌炒，小心不要炒焦。洋蔥熟了之後依序加入雞肉、蝦仁拌炒，再加入蘑菇、通心粉略炒，撒上胡椒。

⑥烤盤中加入½量的④的調味汁，放入⑤，上方再淋上剩下的調味汁，最後撒上乳酪粉和麵包粉。

⑦放入加熱至二百度的烤箱中，用大火烤十二～十三分鐘，上方撒上荷蘭芹碎屑。

[水果]

①奇異果去皮，切成梳形。

②蘋果去皮及種籽，切成一口大小。

③①與②一起盛盤。

晚餐

[千草燒]

①蛋打入大碗中，打散後加入砂糖、鹽、高湯混合。

②胡蘿蔔切成較長的粗屑，略煮，香菇和鴨兒芹切成碎屑，一起加入②中混合。

③煎鍋中熱油，加入⅓量的②，捲起。蛋移至對面，剩下的蛋汁分二次倒入，以同樣的方式捲起，做成厚煎蛋。

④切成一口的大小盛盤，紫蘇葉上鋪上白蘿蔔泥，淋上醬油。

[馬鈴薯紅燒肉]

①洋蔥切成梳形；胡蘿蔔切塊；馬鈴薯分為六塊，浸泡在水中去除澀液，肉切成一口的大小。

②鍋中熱油，依序炒洋蔥、豬肉、胡蘿蔔、馬鈴薯，加水蓋滿。

③煮滾之後加入砂糖和醬油，煮到汁收乾為止，加入青豆略為混合。

[柚子皮拌菠菜玉蕈]

①菠菜煮過，切成三公分長度。

②玉蕈去蒂，二～三根分成一株，高湯、酒、醬油煮滾之後，加入玉蕈略煮，加上柚子汁。

③①中淋上少量②的煮汁，擠乾後和玉蕈一起盛盤，淋上剩餘的煮汁，鋪上柚子皮絲。

材料・1人份

●早餐　香鬆飯
飯 ………… 1⅔碗(190g)
香鬆 ………… 1½小匙

糯米丸小油菜味噌湯
糯米粉 ………… ⅔小匙　小油菜 ………… 30g
高湯 ………… ¾杯　味噌 ………… 1⅓小匙

蒟蒻煮味噌
蒟蒻 ………… 80g
去皮雞胸肉 ………… 40g
豌豆片 ………… 3片
{高湯 ………… ½杯　櫻味噌 ………… 1⅓小匙
{米酒 ………… 1小匙　砂糖 ………… ½小匙

燙白菜
白菜 ………… 60g
醬油 ………… ½小匙　高湯 ………… 2小匙
柴魚片 ………… 少量

●午餐　法國麵包 ………… 60g

焗通心粉
通心粉 ………… 20g
去皮雞翅肉 ………… 50g
蝦仁 ………… 30g　洋蔥 ………… 60g
蘑菇(罐頭) ………… 10g
油 ………… 1小匙強
{奶油 ………… 2½小匙　麵粉 ………… 1大匙強
{牛乳 ………… ½杯弱　鹽 ………… 1迷你匙
胡椒 ………… 少量　乳酪粉 ………… ½小匙
麵包粉 ………… 2小匙　荷蘭芹碎屑 ………… 少量

水果
奇異果 ………… 100g
蘋果 ………… 20g

●晚餐　飯 ………… 1⅔碗(190g)

千草燒
{蛋 ………… 1½個
{砂糖 ………… 1½小匙　鹽 ………… ½迷你匙
{高湯 ………… 1大匙
胡蘿蔔 ………… 5g　香菇 ………… ½朵
鴨兒芹 ………… 2g　油 ………… 1小匙弱
白蘿蔔 ………… 50g　醬油 ………… ½小匙
紫蘇葉 ………… 1片

馬鈴薯紅燒肉
薄片豬腿肉 ………… 50g　洋蔥 ………… 30g
胡蘿蔔 ………… 20g
馬鈴薯 ………… 60g
油 ………… 1小匙
砂糖 ………… 1小匙　醬油 ………… 1小匙
青豆 ………… 5g

柚子皮拌菠菜玉蕈
菠菜 ………… 50g
玉蕈 ………… 50g　柚子皮 ………… 少量
{高湯 ………… 2大匙　酒 ………… ⅙小匙
{醬油 ………… ½小匙　柚子汁 ………… 1小匙

●點心　牛乳 ………… 1杯

一八〇〇kcal鹽分七g的菜單③的作法

↑參考22頁

早餐

[法式吐司]

①吐司麵包去除邊，對半切開。

②蛋打入大碗中，打散後加入牛乳和砂糖，充分混合至砂糖溶解為止。

③②中泡入麵包，直到完全滲透為止。

④煎鍋中熱奶油，放入③，注意不要煎焦，兩面煎過。

[水果沙拉]

①萵苣充分洗淨，用手撕成易吃的大小。

③小黃瓜切成圓片。

③蘋果去皮和蕊，切絲，拌蛋黃醬。

④盤中鋪上萵苣，撒上小黃瓜，中央堆放③的蘋果。

[三角乳酪]

將喜歡吃的乳酪切成厚片，或是切成容易吃的三角形。

午餐

[炸雞胸肉]

①雞胸肉去筋，切成一口大小，撒上酒，略醃。

②蘇打餅乾搿碎，擱在一旁。

③去除雞胸肉的水分，依序沾麵粉、蛋白、蘇打餅乾。

④炸油加熱到一七〇度，放入③，炸成金黃色。

⑤製做配菜，炒菠菜。菠菜用滾水燙出美麗的顏色後，浸泡在水中，撈起擠乾水分，切成三公分長度。

⑥煎鍋中熱油，放入菠菜，迅速拌炒後用鹽和胡椒調味，放在雞肉旁。

[醋涼拌菜]

①用手將蟹肉棒斯成易吃的大小。

②白菜分成軸與葉，軸切絲，葉子略切，用滾水略煮後擠乾水分。

③胡蘿蔔切絲，略煮後擠乾水分。

④小黃瓜切成圓片。

⑤擠檸檬汁，和砂糖、鹽一起做成調味醋。

⑥用⑤涼拌材料盛盤，上方鋪上薑碎屑。

晚餐

[烤魚]

①用菜刀將魚黑皮的一面畫幾刀，較易烤熟，兩面撒上鹽擱置一旁。

②鐵絲網充分加熱之後，畫出

刀痕的鰈魚側擺在鐵絲網上，利用遠火的大火烤。翻過來之後改為小火，烤熟之後盛盤。

③做醋薑。嫩薑去皮，醋水中加入鹽，將嫩薑放入其中，泡到入味後添在②的魚旁。

[青菜絲油豆腐煮蔬菜]

①青菜絲油豆腐用滾水澆淋去除油分，切成二塊。

②胡蘿蔔去皮，切成一．五公分的厚片，再做成花形，切成三公釐厚，略煮。

③充分洗淨牛蒡，去皮後斜切，泡在水中去除澀液後，煮過。

④小芋頭去皮煮過。

⑤竹筍穗尖切成四公分長度，縱剖為四瓣，根部切成一．五公分的圓片，縱剖為四瓣。

⑥豌豆片燙出美麗的顏色，斜切為二半。

⑦鍋中熱高湯，放入青菜絲油豆腐，煮滾後加入牛蒡、小芋頭、竹筍一起煮。

⑧蔬菜煮成八分熟時，加入砂糖、酒、醬油。煮滾後加入胡蘿蔔，煮到汁減少為止。

⑨盛盤，添加豌豆片裝飾。

[小黃瓜拌蘘荷]

①小黃瓜切成薄圓片。

②蘘荷切成小段，再切成薄片，泡在水中，撈起瀝乾水分。

③醋、砂糖及鹽混合成調味汁，盤中擺上小黃瓜和蘘荷後淋上調味汁。

材料・1人份

●早餐　法式吐司

- 吐司麵包 ------- 大型切成 6 片的吐司麵包 1 片(90g)
- 牛乳 ------- ½杯弱
- 蛋 ------- 1 個
- 砂糖 ------- 2 小匙　奶油 ------- 1 小匙強

水果沙拉

- 萵苣 ------- 20g
- 小黃瓜 ------- 30g
- 蘋果 ------- 80g
- 蛋黃醬 ------- 2 小匙
- 三角乳酪 ------- 20g

●午餐　飯 ------- 1 ½碗(165g)

炸雞胸肉

- 雞胸肉 ------- 60g
- 酒 ------- ⅗小匙

麵衣

- 蘇打餅乾 ------- 10g
- 蛋白 ------- 1 小匙弱
- 麵粉 ------- 1 小匙弱

- 炸油 ------- 適量
- 菠菜 ------- 60g
- 油 ------- ½小匙
- 鹽 ------- ½迷你匙
- 胡椒 ------- 少量

醋涼拌菜

- 蟹肉棒 ------- 10g
- 白菜 ------- 60g
- 胡蘿蔔 ------- 10g
- 小黃瓜 ------- 10g
- 檸檬 ------- 10g
- 砂糖 ------- 1 小匙弱
- 鹽 ------- 1 迷你匙弱
- 薑(薑泥) ------- 少量

●晚餐　飯 ------- 1 ½碗(165g)

烤魚

- 鰈魚 ------- 80g
- 鹽 ------- ⅕迷你匙
- 嫩薑 ------- 1 根
- 醋水 ------- 少量　鹽 ------- 少量

青菜絲油豆腐煮蔬菜

- 青菜絲油豆腐 ------- 60g
- 胡蘿蔔 ------- 5g
- 牛蒡 ------- 20g
- 小芋頭 ------- 30g
- 水煮竹筍 ------- 30g
- 豌豆片 ------- 3g
- 高湯 ------- 1 杯　砂糖 ------- 2 小匙
- 酒 ------- ½小匙　醬油 ------- 1 ½小匙

小黃瓜拌蘘荷

- 小黃瓜 ------- 50g
- 蘘荷 ------- 1 個
- 醋 ------- ⅔小匙　砂糖 ------- 1 迷你匙
- 鹽 ------- ½迷你匙

●點心　牛乳 ------- 1 杯

- 橘子 ------- 2 小個

一八〇〇kcal鹽分七g的菜單④的作法

↑參考24頁

早餐

[玉米片]

玉米片放入深碗中，加入牛乳食用。

[鳥巢蛋]

①煎鍋中熱油，放入綜合蔬菜，迅速拌炒，使全部過油。

②將①攤平，中央打個蛋。

③蛋的周圍變硬後蓋上蓋子，改為小火悶一下。

[水果]

蘋果去皮和蕊，分為八瓣，盛盤。

午餐

[照燒魚]

①米酒和醬油做成醃汁。

②金眼鯛放入①中醃一下。

③倒掉魚的醃汁，輕輕擦乾魚。

④鐵絲網充分加熱後，有皮的一面朝下烤。注意不要烤焦了，兩面都必須烤，烤到九分熟時淋上醃汁繼續烤。

⑤做菊花蕪菁。蕪菁去皮，兩端用免洗筷夾住，利用菜刀由上方畫細格狀，直到碰到筷子為止。

⑥砂糖和醋混合成甜醋，加入味蕪菁醃漬，直到入味為止。

⑦盤中擺入魚，添上菊花蕪菁，上方加上海帶絲。

[雞肉煮小芋頭]

①雞肉切成棒狀。

②小芋頭去皮，縱剖為四，煮過。

③胡蘿蔔、蒟蒻、牛蒡切成四公分的短棒狀，煮過。

④四季豆煮過。

⑤高湯加入鍋中加熱，再加入雞肉、胡蘿蔔、牛蒡、蒟蒻。煮滾後關小火，撈除澀液煮十分鐘。

⑥加入小芋頭再煮十分鐘，加入芝麻、砂糖、白味噌，煮到汁收乾為止。

⑦盛盤，撒上四季豆。

[醬油泡烤辣椒]

①青辣椒放在鐵絲網中烤。

②烤好後放入醬油和高湯調拌而成的調味汁中入味。

晚餐

[五目炒飯]

①豬里肌肉切成一公分正方形，撒上酒和醬油略醃。

②蟹肉掰開後擱置一旁。

③白肉魚切丁。

④乾香菇浸泡於溫水中還原，去軸切成一公分正方形。

⑤竹筍切成一公分正方形，蔥

材料・1人份

●早餐 玉米片……40g
牛乳……1杯
鳥巢蛋
蛋……1個
綜合蔬菜……100g
油……1 ½小匙
水果
蘋果……150g
●午餐 飯……1 ⅔碗(190g)
照燒魚
金眼鯛……70g
米酒……½小匙　醬油……1小匙弱
{蕪菁……50g　海帶絲……少量
{砂糖……1 ⅔小匙　醋……1小匙
雞肉煮小芋頭
雞胸肉……20g
小芋頭……60g
胡蘿蔔……20g
蒟蒻……20g
牛蒡……10g
四季豆……5g
高湯……¾杯
{芝麻……1小匙強
{砂糖……1小匙　白味噌……1 ⅔小匙
醬油泡烤辣椒
青辣椒……30g
醬油……⅓小匙　高湯……1小匙
●晚餐 **五目炒飯**
飯……190g
{豬里肌肉……20g
{酒……少量　醬油……少量
蟹肉……10g　白肉魚……20g
乾香菇……1朵
水煮竹筍……10g
蔥……5g
油……1小匙　鹽……¼小匙
醬油……½小匙
豆腐蝦子湯
豆腐……100g
{蝦子……20g
{酒……½小匙
蔥……5g
木耳……2朵
油……1小匙
{湯……½杯　鹽……1迷你匙
{酒……½小匙　太白粉……⅔小匙
中式甜醋醃漬小黃瓜
{小黃瓜……50g
{鹽……½迷你匙
{醋……1小匙強　砂糖……1小匙
{芝麻油……½小匙
薑……3g
紅辣椒……½根
●點心 酸乳酪……½杯

切成蔥花。

⑥鍋中熱油，爆香蔥，依序加入豬肉、乾香菇、竹筍拌炒，加入白肉魚、蟹再炒，加入飯一起拌炒。

⑦撒上鹽調味，最後沿著鍋邊倒入醬油之後略為混合即可。

[豆腐蝦子湯]

①豆腐稍微瀝乾水分，切成骰子狀。

②蝦子去除泥腸，剝殼，淋上酒略醃。

③木耳用水浸泡還原，去軸。

④鍋中熱油，爆香蔥，加入蝦子炒至變色後倒入湯。

⑤加入豆腐和木耳略煮，用鹽和酒調味，加入用一倍量的水調溶的太白粉水勾芡。

[中式甜醋醃漬小黃瓜]

①小黃瓜去蒂，縱剖為四，去籽，切成六公分長。

②小黃瓜撒上鹽略醃，直到軟化為止。

③鍋中加入醋、砂糖、芝麻油，事先加熱。

④薑切成薑絲，紅辣椒去籽後切成細絲。

⑤擠乾小黃瓜的水分，盛盤。上方鋪上薑和紅辣椒，再淋上③的熱甜醋。

一八〇〇kcal鹽分十g的菜單①的作法

⬆參考48頁

早餐

[豆腐蔥味噌湯]

①豆腐切成骰子狀。

②蔥切成蔥花。

③加熱高湯，放入豆腐和蔥，煮滾後倒入味噌。

[金平白蘿蔔竹輪]

①白蘿蔔切成三公分的短條狀，胡蘿蔔切成同樣的形狀。

②竹輪斜切。

③鍋中熱油，依序放入白蘿蔔、胡蘿蔔拌炒，全部過油後加入高湯，煮軟即可。

④加入竹輪，用砂糖、醬油調味，煮到汁收乾為止。

⑤盛盤時撒上白芝麻。

[煮豆]

①花菜豆充分洗淨，用豆子四倍量的水浸泡一晚。

②連同浸泡豆子的水一起煮，煮滾之後改為小火，一邊撈除澀液，一邊煮到豆子柔軟為止。

③豆子煮軟後加入砂糖，煮到汁收乾為止。

午餐

[炸肉丸子]

①馬鈴薯分為六塊。

②洋蔥切成碎屑。

③煎鍋中熱油，倒入洋蔥炒熟。

④③中加入豬絞肉，炒到肉變色後撒上鹽及胡椒調味。

⑤馬鈴薯放入水中煮，煮軟後瀝乾水分，再度放入鍋中，一邊搖動鍋子，一邊乾煮馬鈴薯，趁熱搗碎。

⑥馬鈴薯中混入④，分為二等分，做成草包形，依序沾上麵粉、蛋汁、麵包粉。

⑦炸油加熱至一八〇度，放入⑥中，炸出美麗的顏色。

⑧配菜高麗菜去蕊，切絲；番茄切成梳形。

⑨炸肉丸子放入盤中，添上高麗菜、番茄、荷蘭芹，配調味醬吃。

[小油菜拌海苔]

①小油菜用滾水燙出美麗的顏色，浸泡在冷水中，然後撈起擠乾水分，切成三公分長度。

②海苔撕成小片，混入小油菜中。

③用高湯拌醬油，用量淋②，擠乾後盛盤，再淋上剩下的量。

晚餐

[玉蕈飯]

①油豆腐皮對半橫切，從一端開始切三公釐寬度，淋上滾水去除油分。

②玉蕈切除根部，每二～三根分為一株。

③白菓去殼，在滾水中利用杓子背部摩擦，去除薄皮。

④米洗淨撈起，放在簍子裡瀝乾。

⑤鍋中加入酒、鹽、醬油、水，煮滾後放入切成一公分正方形的雞肉，肉變色後加入其他材料略煮，撈起倒入簍子裡，將菜碼和湯分開。

⑥將⑤的煮汁和鹽加入米中，再加入水，按照普通的方式煮熟。

⑦⑥中混入菜碼，撒上細香蔥。

【青江菜土當歸湯】

①青江菜略切。

②土當歸去皮，切成三公分短條狀。

③鍋中加熱高湯，放入①、②煮，用鹽和醬油調味。

【生魚片】

①鮪魚切成一口大小，花枝切細，添上菊花。

②白蘿蔔切成細長條。

③盤中放上白蘿蔔和紫蘇葉，排入鮪魚和花枝。

【小黃瓜拌金菇】

①小黃瓜切成三公分長的短條狀，撒上鹽擱置一旁，軟化後擠乾水分。

②金菇切除根部，用滾水略煮。

③炒香白芝麻後用研鉢研碎，加入砂糖、醋、醬油混合，拌①與②。

點心

梨子去皮，切成一口的大小。

材料・1人分

●早餐　飯 ---------- 1 ½碗(165g)

豆腐蔥味噌湯

豆腐 ---------- 50g
蔥 ---------- 10g
高湯 ---------- ¾杯　味噌 ---------- 1 ⅔小匙

金平白蘿蔔竹輪

白蘿蔔 ---------- 60g　胡蘿蔔 ---------- 10g
竹輪 ---------- 20g
油 ---------- 1小匙　高湯 ---------- ¼杯
砂糖 ---------- ½小匙　醬油 ---------- 1小匙
白芝麻 ---------- ⅓小匙

煮豆

花菜豆 ---------- 10g　砂糖 ---------- 1 ⅔小匙

●午餐　麵包 ---------- 60g

炸肉丸子

馬鈴薯 ---------- 90g　洋蔥 ---------- 30g
豬腿絞肉 ---------- 30g
油 ---------- 1小匙弱
鹽 ---------- 1迷你匙　胡椒 ---------- 少量
麵粉 ---------- 1大匙強　蛋 ---------- 少量
麵包粉 ---------- 4大匙弱　炸油 ---------- 適量
高麗菜 ---------- 30g　番茄 ---------- 40g
荷蘭芹 ---------- 1朵　辣醬油 ---------- 2小匙

小油菜拌海苔

小油菜 ---------- 60g　海苔 ---------- ¼片
醬油 ---------- ½小匙　高湯 ---------- 2小匙
牛乳 ---------- 1杯

●晚餐　玉蕈飯

米 ---------- 80g
雞翅肉 ---------- 20g
油豆腐皮 ---------- 5g　玉蕈 ---------- 20g
白菓 ---------- 10g
{ 酒 ---------- 1 ½小匙　鹽 ---------- ⅕迷你匙
{ 醬油 ---------- 1小匙弱　水 ---------- 3大匙
鹽 ---------- ½迷你匙
細香蔥 ---------- 少量

青江菜土當歸湯

青江菜 ---------- 20g　土當歸 ---------- 5g
高湯 ---------- ¾杯
鹽 ---------- 1迷你匙弱　醬油 ---------- 少量

生魚片

鮪魚 ---------- 80g
花枝 ---------- 20g　菊花 ---------- 2g
白蘿蔔 ---------- 30g
紫蘇葉 ---------- 1片
醬油 ---------- 1小匙　山葵 ---------- 少量

小黃瓜拌金菇

小黃瓜 ---------- 50g　鹽 ---------- ½迷你匙
金菇 ---------- 20g
白芝麻 ---------- 1小匙　砂糖 ---------- 1小匙
醋 ---------- 1小　醬油 ---------- 1迷你匙弱

●點心　梨 ---------- 150g
酸乳酪 ---------- 1杯

一八〇〇kcal鹽分十g的菜單②的作法

↑參考28頁

早餐

[韮菜油豆腐包味噌湯]

①韮菜切成三公分長度。

②油豆腐包用滾水澆淋，去除油分，切絲。

③鍋中熱高湯，加入韮菜和油豆腐包略煮，倒入味噌。

[雞肉煮高麗菜]

①雞肉切塊。

②高麗菜去蕊、切塊，充分洗淨，瀝乾水分。

③番茄滾水燙過後去皮，切成小塊。

④鍋中熱高湯，放入雞肉和蔬菜，煮滾後撈除澀液，關小火，煮軟為止。

[水果]

新鮮的鳳梨去除皮及中間的白色部分，切成一口大小的正方形。

午餐

[漢堡]

①漢堡包橫切，切口塗上乳瑪琳。

②做漢堡、洋蔥切成碎屑。

③麵包粉浸泡在牛乳中。

④牛絞肉和豬絞肉放入大碗中，再加入洋蔥、③、蛋及鹽用手調拌，直到產生粘性為止，分為二等分，平攤成圓形。

⑤煎鍋中熱油，放入漢堡，最初用稍強的火略煎，改為小火煎，直到煎熟為止。反面也以同樣的方式煎。

⑥充分混合番茄醬和英國辣醬油，淋在⑤中。

⑦一個麵包中夾入漢堡及用手撕開的萵苣。

⑧另一個麵包中夾薄片酸黃瓜、漢堡肉及乳酪。

[玉米濃湯]

①將玉米搗碎，留下過濾的渣仔。

②洋蔥切成碎屑。

③鍋中熱奶油，炒洋蔥，熟後加入麵粉炒，注意不要炒焦。

④麵粉熟了之後慢慢加入溫牛乳調溶，加入肉湯。

⑤④中加入①的奶油玉米過濾的渣仔加熱，煮五分鐘後倒入另一鍋中過濾，再次開火，加入剩下的①，煮滾即可。

[沙拉]

①生菜用水洗淨，瀝乾水分。

②番茄去蒂，切成梳形。

③洋蔥切成薄圓片，浸泡在水中後撈起瀝乾水分。

④醋和白葡萄酒、鹽、胡椒混

合，做成無油調味醬。

⑤盤中鋪上生菜，擺上番茄、洋蔥，淋上④。

晚餐

[石狩鍋]

①新鮮鮭魚切成易吃的大小。放入簍子裡淋上滾水，去除腥味。

②洋蔥切成梳形。

③胡蘿蔔去皮，切成五公釐厚的圓片形。

④馬鈴薯切成一口大小，浸泡在水中去除澀液。

⑤香菇去蒂，對半斜切。

⑥花椰菜分為小株，煮過。

⑦鍋中煮滾高湯，加入米酒、味噌。

⑧最初放入鮭魚，煮滾後撈除澀液，再加入洋蔥、胡蘿蔔、馬鈴薯、香菇，蓋上鍋蓋，用小火煮。

⑨蔬菜煮軟後加入花椰菜，煮滾即可。

[滑子蕈拌白蘿蔔泥]

①白蘿蔔擦碎，放在布中自然去除水分。

②小黃瓜切成薄圓片。

③滑子蕈略煮後瀝乾水分。

④做調和醋。充分混合醋、砂糖、鹽，使砂糖溶化。

⑤小黃瓜和滑子蕈用白蘿蔔泥涼拌，淋上④調味。

材料・1人份

●早餐　飯……1 ½(165g)

韮菜油豆腐包味噌湯
- 韮菜……30g
- 油豆腐包……5g
- 高湯……¾杯　味噌……1 ⅔小匙

雞肉煮高麗菜
- 雞胸肉……20g
- 高麗菜……100g　番茄……50g
- 肉湯……¼杯
- 佃煮海苔……8g

水果
- 鳳梨……100g

●午餐　漢堡
- 漢堡包……2 個(100g)
- 芥末醬……少量　乳瑪琳……1 小匙強
- { 牛腿絞肉……30g
- 豬腿絞肉……30g
- 洋蔥……40g
- 麵包粉……1 大匙強
- 牛乳……2 小匙
- 蛋……1 小匙
- 鹽……½迷你匙 }
- 油……1 小匙弱
- {番茄醬……2 小匙弱　英國辣醬油……2 小匙
- 萵苣……20g
- 乳酪……30g
- 酸黃瓜……20g

玉米濃湯
- 奶油玉米(罐頭)……40g
- 洋蔥……15g
- { 奶油……2 小匙弱　麵粉……2 小匙強
- 牛乳……½杯　肉湯(湯塊¼個＋水)……½杯 }

沙拉
- 生菜……1 片(8g)
- 番茄……80g　洋蔥……10g
- 醋、白葡萄酒各……1 ½小匙　鹽、胡椒……各少量

●晚餐　飯……1 ½碗(165g)

石狩鍋
- 新鮮鮭魚……80g
- 洋蔥……30g
- 胡蘿蔔……20g
- 馬鈴薯……100g
- 香菇……10g
- 花椰菜……30g
- { 高湯……1 杯　米酒……1 大匙弱
- 紅色鹹味噌……2 ½小匙 }

滑子蕈拌白蘿蔔泥
- 白蘿蔔……80g
- 小黃瓜……20g
- 滑子蕈……60g
- { 醋……1 大匙　砂糖……1 小匙
- 鹽……1 迷你匙弱 }

●點心　酸乳酪……½杯

一八〇〇kcal鹽分十g的菜單③的作法

↑參考30頁

早餐

[芋頭蔥味噌湯]

①芋頭充分洗淨，去皮，切成圓片。

②蔥切成蔥花。

③鍋中加入高湯，加入芋頭煮十五鐘。

④芋頭軟了之後加入蔥花，倒入味噌。

[三色炒蛋]

①蛋打散，加入綜合蔬菜，加入鹽混合。

②煎鍋中熱油，倒入①，用筷子迅速混合，做成炒蛋。

[醃漬菜]

①小黃瓜切成一．五公分的圓片。

②白蘿蔔去皮，切成短條狀。

③昆布切絲。

④大碗中加入醬油、昆布、柴魚片混合，加入①與②，醃漬二十分鐘。

午餐

[馬賽虱目魚]

①虱目魚撒上鹽和胡椒略醃，沾麵粉。

②洋蔥沿著纖維切成薄片。

③西洋芹去筋，斜切成薄片，蘑菇縱切成薄片。

④鍋中熱乳瑪琳，放入洋蔥拌炒，加入西洋芹續炒，再加入蘑菇。

⑤加入麵粉，炒到麵粉熟了之後加水調溶，加入番茄醬，用鹽和胡椒調味。

⑥煎鍋中熱油，將①的虱目魚皮朝下放入，煎到兩面呈金黃色熟了為止。

⑦盤中擺上魚，淋上⑤的調味醬，鋪上薄片酸黃瓜。

[馬鈴薯煮牛乳]

①馬鈴薯切成七公釐厚的半月形，煮三分鐘後瀝乾水分。

②加入牛乳、湯塊、煮到汁收乾為止。

③盛盤，撒上荷蘭芹碎屑。

[水果]

哈蜜瓜去皮及子，切成一口的大小。

晚餐

[魚肉丸子湯]

①做魚肉丸子，白肉魚用研缽研碎，加入鹽、蛋白、太白粉、酒、薑汁混合。

②青江菜切成易吃的大小。

③煮滾高湯後，放入①的魚肉丸子續煮，浮上來後加入青江菜，煮滾之後用鹽調味。

材料・1人份

●早餐　飯 ---------- 1 碗(110g)

芋頭蔥味噌湯

芋頭 ---------- 50g　蔥 ---------- 5g
高湯 ---------- ¾杯　味噌 ---------- 1⅔小匙

三色炒蛋

蛋 ---------- 1 個
綜合蔬菜 ---------- 25g
油 ---------- 1 小匙強　鹽 ---------- 4/5 迷你匙

醃漬菜

小黃瓜 ---------- 30g　白蘿蔔 ---------- 40g
昆布 ---------- 1g　柴魚片 ---------- 1g
醬油 ---------- 1 小匙

●午餐　飯 ---------- 1½碗(165g)

馬賽虱目魚

{ 虱目魚 ---------- 50g
　鹽 ---------- ⅕迷你匙　胡椒 ---------- 少量
　麵粉 ---------- 2 小匙強　油 ---------- 2 小匙弱 }
{ 洋蔥 ---------- 40g　西洋芹 ---------- 5g
　蘑菇(罐頭) ---------- 13g
　乳瑪琳 ---------- 1 小匙　麵粉 ---------- 1 小匙 }
水 ---------- ½杯　番茄醬 ---------- 2½小匙
鹽 ---------- ⅓迷你匙　胡椒 ---------- 少量
酸黃瓜 ---------- 5g

馬鈴薯煮牛乳

馬鈴薯 ---------- 80g　牛乳 ---------- ½杯
湯塊 ---------- ¼個(1g)　荷蘭芹碎屑 ---------- 少量

水果

哈蜜瓜 ---------- 150g
牛乳 ---------- 1 杯

●晚餐　飯 ---------- 1½碗(165g)

魚肉丸子湯

{ 白肉魚 ---------- 30g　鹽 ---------- ⅓迷你匙
　蛋白 ---------- ½小匙　太白粉 ---------- ½小匙
　酒 ---------- 1 大匙　薑汁 ---------- 少量 }
青江菜 ---------- 30g
雞湯 ---------- ¾杯　鹽 ---------- ½迷你匙強

油豆腐塊炒味噌

油豆腐塊 ---------- 60g　豬腿肉 ---------- 30g
青椒 ---------- 20g　香菇 ---------- 10g
胡蘿蔔 ---------- 10g　水煮竹筍 ---------- 30g
洋蔥 ---------- 50g　油 ---------- 2 小匙
味噌 ---------- 1⅔小匙　砂糖 ---------- 1 小匙
米酒 ---------- ⅓小匙　醬油 ---------- 1 小匙弱

涼拌玉蕈鴨兒芹

玉蕈 ---------- 40g　鴨兒芹 ---------- 20g
{ 醋 ---------- 1 小匙弱　砂糖 ---------- ½小匙
　鹽 ---------- ½迷你匙　醬油 ---------- 1 迷你匙 }
柚子皮絲 ---------- 少量

煮羊栖菜

羊栖菜 ---------- 10g　胡蘿蔔 ---------- 20g
{ 高湯 ---------- ¼杯　砂糖 ---------- 1 小匙
　醬油 ---------- ½小匙 }

●點心　酸乳酪 ---------- ½杯

[油豆腐塊炒味噌]

①油豆腐塊用滾水澆淋去除油分，切成一公分寬度。

②豬腿肉切成薄片，再切成三公分長。

③青椒對半縱剖，去籽，切成一口大小，略煮。

④香菇去蒂，切成一口大小。

⑤胡蘿蔔切成短條狀，煮過。

⑥竹筍縱切成薄片。

⑦洋蔥切成梳形掰開。

⑧味噌、砂糖、米酒、醬油混合做成調味料。

⑨油倒入炒菜鍋中，加熱後放入豬肉拌炒，炒到肉變色後再依序加入竹筍、香菇、胡蘿蔔、洋蔥。

⑩加入⑧的調味料，略為混合後加入油豆腐塊及青椒。

[涼拌玉蕈鴨兒芹]

①玉蕈去除根部，每二~三根分成一株，鴨兒芹切成三公分長度，都先煮過。

②醋、砂糖、鹽、醬油混合。

③用②涼拌①，盛盤，鋪上柚子皮。

[煮羊栖菜]

①羊栖菜用大量的水浸泡還原後，用滾水煮過。

②胡蘿蔔切成三公釐寬的薄片。

③鍋中加入羊栖菜、胡蘿蔔、高湯，煮十分鐘。蔬菜煮軟後加入砂糖和醬油，煮到汁收乾為止。

預防疾病的四群點數法之基本原則

即使家庭中有人進行食物療法，全家人圍坐在餐桌前吃飯也是重要的一點。

心臟病患者的食物療法基本上是「營養均衡的飲食」，也可以說是全家人都可以吃的飲食。但是，在家庭中因年齡、工作、活動量的不同，因而同樣的料理不見得適合每一位成員，因此，必須決定每一個人的飲食量。

以下介紹的四群點數法，是任何人都能輕易攝取到營養均衡之飲食的方法。只要學會四群點數法，就可以輕易達到「自己做營養均衡的料理」、「向適合自己的菜單挑戰」的理想。

何謂四群點數法——將食品分為四群

將我們身邊的食品依照營養類似者分為同一群，共分為四群。

這四群食品分別命名為第一群、第二群、第三群、第四群。從這四大食品群中組合必要的部分，以這種方式攝取飲食，不必考慮困難的營養素的平衡問題，自然就能成為營養均衡的菜單。

為了適合患者及每一位家人，必須含有大量必要營養素的食品群中增加攝取的食品量，含有許多必須加以限制的食品群的食品，則必須控制攝取量，以這種方式調節，必須以一天所吃的食品考量營養的過與不足的問題，因而不只是三餐，連點心也必須一併考量。

其次為各位敘述四大食品群各自的營養特徵。

♠第一群

乳・乳製品／蛋

這一群食品的特徵是均衡含有國人的飲食生活中較容易缺乏的營養素。

所含有的蛋白質是氨基酸均衡的良質蛋白質。米或小麥的蛋白質在體內的利用效率並不高，如果和這一群食品搭配組合，就能夠補充缺乏的氨基酸，提升利用效率。

此外，含有豐富的維他命、礦物質，也是維他命A、B_2、鐵質、鈣質等的良好供給源。

牛乳中的鈣質與磷的含量均衡，因此容易吸收利用，可說是國人的飲食生活中容易缺乏的鈣質之最佳供給源。這一群食品是使每天的營養完美的食品群，屬於必須優先攝取的一群。象徵記號是樸克牌的♠。

♥第二群

魚貝／肉／豆、豆製品

每天的菜單中當成主菜的食品群。含有良質蛋白質，也是創造身體肌肉、血液的一群食品。

考慮菜單時，一般人大都先考慮主菜是肉或是魚，而調理方法是日式、西式或中式的調理法，藉此展開料理。當然，個人的嗜好也很重要，但是每天的飲食必須盡可能避免偏食。

由良質蛋白質源面來考量，魚和肉等動物性蛋白質很不錯，但是有「菜園之肉」之稱的大豆，也是不容忽視的蛋白質源。尤其在偏重肉食的現代飲食生活中，攝取了過多肉中所含的飽和脂肪酸，令人擔心成人病的問題。

將豆、豆製品加入主菜的材料中，可使餐桌富於變化。

這一群的象徵符號，就是象徵血和肉的♥。

♣第三群

蔬菜／芋類／水果

蔬菜含有豐富的維他命A、B、C、鉀、鐵質等礦物質，以及纖維。這些營養素能夠調整身體的規律，強化皮膚和血管，而且根據最近的報告顯示，能夠預防癌症及成人病。

蔬菜之中，尤其是黃綠色蔬菜，不只含有維他命A，同時含有維他命C及各種礦物質，因此屬於必須下意識積極攝取的食品。

芋類含有很多醣類，因此容易被視為穀物的同類，但是芋類中所含有的維他命C不亞於水果，含量非常豐富，即使加熱也不會遭到破壞，而且不容易溶入水中，所以調理造成的損失較少。

此外，含有較多的纖維與鉀，所以以營養的觀點而言，屬於較接近蔬菜的食品。

♠第一群

（圖中的分量為每一點的概量）

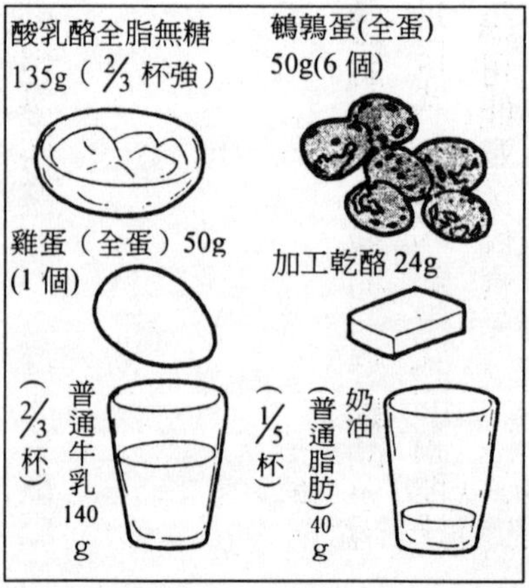

♥第二群

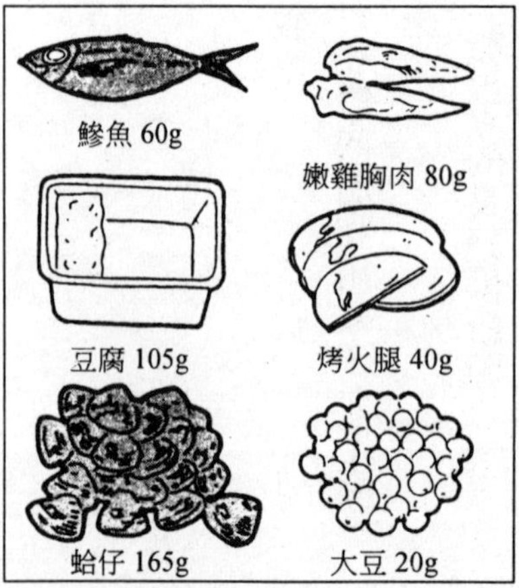
鰺魚 60g
嫩雞胸肉 80g
豆腐 105g
烤火腿 40g
蛤仔 165g
大豆 20g

水果是能夠輕易攝取到維他命C的供給源。可直接生吃，所以不必考慮因為調理而造成的耗損問題。但是，水果中含有很多醣類，而且大都是容易吸收的果糖和葡萄糖，吃得過多會成為肥胖的原因，因此必須注意不可攝取過多。

這一群食品在菜單中屬於副菜或甜點。蔬菜或水果的顏色能夠增添餐桌的豪華氣氛。象徵的記號是♣。

◆第四群

穀物／砂糖／油脂／其他

支撐每天活動的熱量源的食品群。每天必須確保一定量的攝取，但是吃得過多會導致肥胖，因此也是必須注意的食品群。

飯、麵包、麵類等穀物在菜單中是主食。穀物中含有大量的醣類，可當成熱量源，而且較容易吃得很多，因此還是可以得到蛋白質。

調理時所使用的砂糖和油脂，對於日常的飲食生活而言是必要的，所以需要攝取一定的程度，蔬菜的維他命A等屬於油溶性維他命，因此使用油調理的蔬菜，能夠提升維他命A的利用效率。

♣第三群

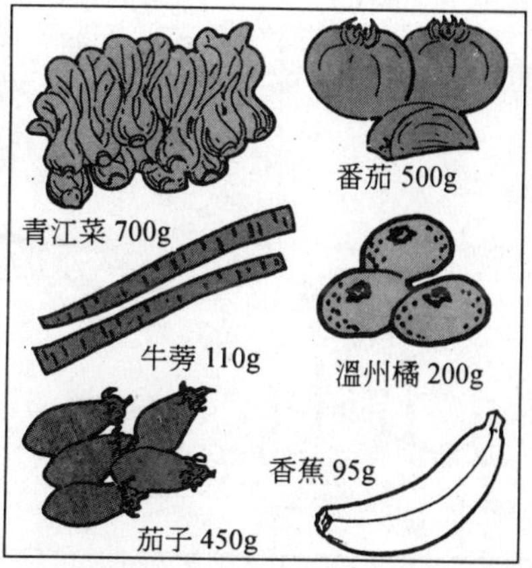

◆第四群

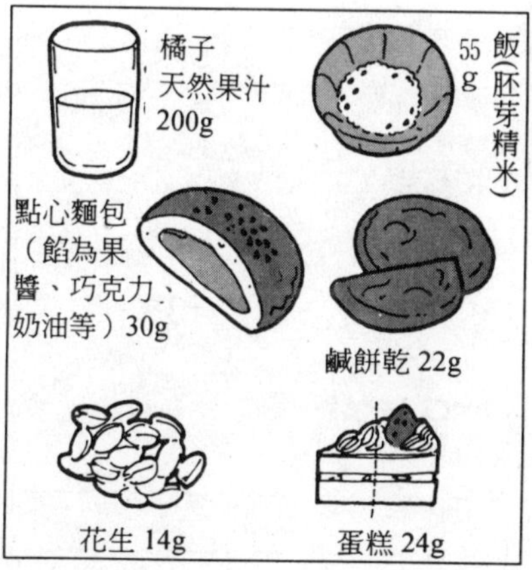
橘子
天然果汁
200g
飯(胚芽精米)
55g
點心麵包（餡為果醬、巧克力、奶油等）30g
鹹餅乾 22g
花生 14g
蛋糕 24g

嗜好品方面，點心、清涼飲料和酒等都包括在內，這些食品如果在一天的總攝取熱量中有剩餘時，才可以攝取。光吃點心或減少主食，並非好的攝取法。

八十kcal＝一點　利用點數決定適合自己的量

我們經常若無其事地選擇食品或吃東西，但是，如果偏重於特定的食品，或是某些食品完全不吃，就會成為失去平衡的飲食生活。

因此，一定要記住四大食品群的各自作用，從各群中選擇食品，就能使飲食生活均衡。但是，光這麼做還不算是適合個人的均衡飲食。因為並不知道何種食物必須吃多少。

能夠簡單地解決量的問題的方法就是點數法。將食品所具有的熱量八十kcal當成一點加以計算的方法。各食品的熱量不是用每一〇〇g計算，而是以每一點＝八十kcal的方式加以計算。

例如，蛋1個為六十g左右，去殼後為五十g右右，相當於八十kcal＝一點。同樣地，與瘦肉五十～六十g、魚塊一塊、豆腐⅓塊、馬鈴薯中一個也相當於一點，因此，利用這個方法在日常生活中，就能使一次使用量較為一致。

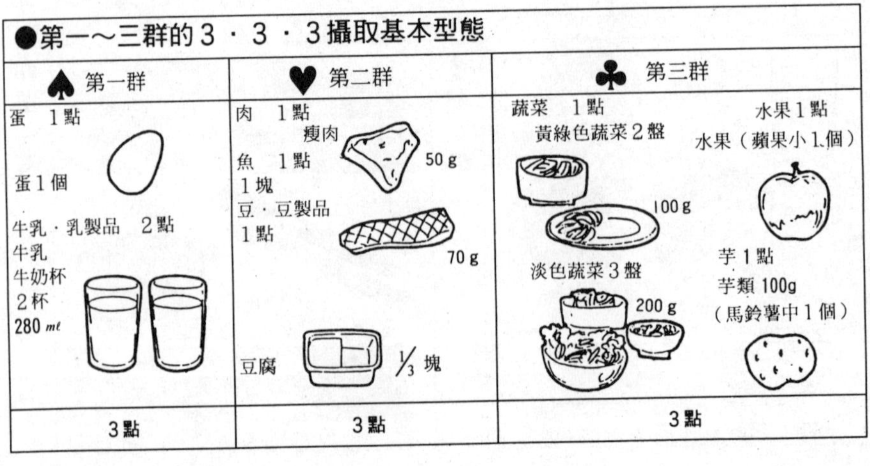

●第一～三群的3・3・3攝取基本型態
♠第一群
蛋　1點
蛋1個
牛乳・乳製品　2點
牛乳
牛奶杯
2杯
280 ml
3點
♥第二群
肉　1點
瘦肉
50 g
魚　1點
1塊
豆・豆製品
1點
70 g
豆腐
1/3 塊
3點
♣第三群
蔬菜　1點
黃綠色蔬菜2盤
100 g
淡色蔬菜3盤
200 g
水果1點
水果（蘋果小1個）
芋1點
芋類100g
（馬鈴薯中1個）
3點

一．二．三群　3．3．3點為基本

學會了食品的概量後，最初可以用秤來計算。因為平常經常吃的食品並不多，因此很自然就會記住一點的概量。記住食品一點的重量後，接下來就很簡單了。

首先，四大食品群中第一群至第三群的食品群必須各攝取三點，總計每天的飲食生活中必須優先攝取九點。這只是一個例子，在各家庭中可以配合家人的嗜好、家計、季節等條件，從這三群中每天攝取十五～二十項。

備妥這些食品的材料，將早餐、午餐、晚餐的主菜、副菜、湯、甜點等巧妙搭配，做成菜單。如此一來就能確保一天必須攝取的蛋白質、維他命及礦物質了。

第一群到第三群為止的三點攝取法，從兒童到成人不論男女都必須要確實攝取。注意這個原則，不論是小家庭或三代同堂的家庭，一家人即使利用同樣的菜單，也能夠享受豐富的飲食生活之樂、維持健康。

依性別、年齡的不同，調節第四群

光靠第一群到第三群的九點，沒有辦法攝取到一天所需要的熱量，所以必須配合個人的情形而決定第四群的點數。

第四群是利用主食飯、麵包、麵類等的量而調節。以飯而言，家人中有的人會多吃一碗，有的人不會再吃一碗。年輕人和同居的老年人即使吃的菜相同，但是飯量卻不同，可以調節適合個人的量。左頁的表可以當成大致的參考標準。

當然，成長期的青少年和工作旺盛的年齡層需要更多的熱量。不過，需要的更多熱量，不能全都由第四群中攝取，否則會導致飲食的平衡失調。在成長期階段者，不只是維持身體，含有使骨骼和肌肉等身體成長所需要的營養之第一群和第二群食品，必須大量攝取。因此可以增加為三・五～四・五點。

相反地，太胖或擔心成人病的人，必須控制熱量，但是這時即使控制第四群，但第一群～第三群的總計九點量一定要攝取。

即使家中有人生病也可以應用的四群點數法

羅患心臟疾病的人總攝取熱量不可太多，含有較多膽固醇或飽和脂肪酸的食品也盡可能避免。

除此之外，其他各方面和家人完全相同。甚至生病的人和家人最好吃同樣的菜。

因為羅患心臟疾病的人大都是肇因於以往的飲食生活的偏差。所以，過著正常的飲食生活時，就能克服心臟疾病。正常的飲食生活對於家人而言也可以說是心臟疾病等成人病的預防食。所以，全家人都依照本書的原則過著正確的飲食生活，就能得到健康。

左表是健康者的性別，年齡別點數分配，可以參考調理全家人的健康食。

●性別・年齡別　四大食品群的點數分配

	第一群		第二群		第三群		第四群		合計	
	男	女	男	女	男	女	男	女	男	女
5歲	4	4	2.3	2.3	1.9	1.9	10	8.5	18.2	16.7
6歲	4	4	2.7	2.3	2.1	2.1	10	10	18.8	18.4
7歲	4	4	3	2.7	2.1	2.1	11	10	20.1	18.8
8歲	4	4	3	3	2.1	2.1	12	10	21.1	19.1
9歲	4	4	3	3	3	3	12	10	22	20
10歲	4	4	3	3	3	3	12.5	11.5	22.5	21.5
11歲	4	4	3.5	3.5	3	3	13	13	23.5	23.5
12歲	4	4	4	4	3	3	15	14	26	25
13歲	4	4	4.5	4	3	3	16.5	14.5	28	25.5
14歲	4	4	4.5	3.5	3	3	18	14.5	29.5	25
15歲	4	4	4.5	3	3	3	20	14	31.5	24
16歲	4	4	4	3	3	3	20	13	31	23
17歲	4	4	4	3	3	3	20	13	31	23
18歲	4	3.5	4	3	3	3	19	13	30	22.5
19歲	4	3.5	3.5	3	3	3	18.5	12.5	29	22
20歲～	3	3	3	3	3	3	19.5	12.5	28.5	21.5
30歲～	3	3	3	3	3	3	18.5	12.5	27.5	21.5
40歲～	3	3	3	3	3	3	17	12.5	26	21.5
50歲～	3	3	3	3	3	3	15.5	12	24.5	21
60歲～	3	3	3	3	3	3	14	10	23	19
65歲～	3	3	3	3	3	3	13	10	22	19
70歲～	3	3	3	3	3	3	11.5	8	20.5	17
75歲～	3	3	3	3	3	3	10.5	8	19.5	17
80歲～	3	3	3	3	3	3	9.2	6.7	18.2	15.7

★本表根據第四次改訂『日本人營養所需量』所製。

心臟疾病患者的飲食料理一覽表●附帶營養成分值●

這裡所刊載的數值，是基於科學技術廳資源調查會編『四訂日本食品標準成分表』的數值計算出來的。該食品如果未記載於『四訂日本食品標準成分表』中，則其數值是根據女子營養大學出版部發行的『市售食品成分表』，建帛社發行的『美國的食品成分表』、雄渾社發行的『中國食品成分表』等的數值計算出來的。營養計算值原則上為１人份。這是大致的標準，供各位做為家庭飲食的參考。

● 營養計算結果——心臟疾病患者的飲食一日菜單

菜單名		熱量 (kcal)	水分 (g)	蛋白質 (g)	脂質 (g)	醣類 (g)	纖維 (g)	鈣 (mg)	磷 (mg)	鐵 (mg)	鈉 (mg)	鉀 (mg)	維他命A (IU)	維他命 B_1 (mg)	維他命 B_2 (mg)	維他命C (mg)	鹽分 (g)	第一群 (點)	第二群 (點)	第三群 (點)	第四群 (點)	合計 (點)	刊載頁數
1600kcal 鹽分7g 的菜單①	早餐	594	294	23.1	35.1	45.4	0.9	296	408	2.9	700	712	715	0.21	0.59	80	1.7	1.5	1.3	0.3	4.3	7.4	4
	午餐	404	386	19.4	10.8	54.8	1.5	181	301	1.7	685	745	643	0.21	0.36	92	1.7	0.9	0.8	0.6	2.8	5.1	
	晚餐	612	520	33.3	11.5	91.6	1.6	147	437	4.9	1530	1471	2760	0.34	0.56	70	3.8	0.4	1.7	1.2	4.2	7.6	
	合計	1610	1201	75.8	57.4	191.8	3.9	624	1147	9.4	2915	2927	4118	0.76	1.51	242	7.2	2.8	3.8	2.1	11.3	20.1	
1600kcal 鹽分7g 的菜單②	早餐	424	472	14.4	10.1	65.6	1.4	136	174	2.1	843	546	465	0.17	0.13	41	2.1	0.0	1.3	0.5	3.6	5.4	6
	午餐	579	319	20.4	18.5	79.7	1.1	87	296	2.7	1090	872	1238	0.39	0.45	24	2.7	1.0	0.4	0.8	5.0	7.2	
	點心	208	302	6.4	6.7	32.3	0.6	214	201	0.5	102	555	318	0.11	0.33	105	0.2	1.5	0.0	1.1	0.0	2.6	
	晚餐	420	294	22.2	9.2	57.6	1.5	62	277	2.0	1048	952	458	0.22	0.39	44	2.7	0.0	1.8	0.9	2.5	5.2	
	合計	1631	1387	63.4	44.6	235.2	4.6	498	948	7.4	3083	2924	2478	0.88	1.30	214	7.7	2.5	3.5	3.3	11.1	20.4	
1600kcal 鹽分7g 的菜單③	早餐	390	469	16.1	8.4	61.2	1.5	225	241	5.6	1130	979	1459	0.24	0.29	62	2.8	0.0	1.4	0.4	3.1	4.9	8
	午餐	696	522	27.1	27.9	79.2	1.1	283	455	2.9	1106	995	1060	0.28	0.78	24	2.7	2.5	0.5	0.4	5.3	8.7	
	點心	54	134	1.2	0.2	13.4	0.3	27	26	0.2	2	210	0	0.09	0.05	60	0.0	0.0	0.0	0.7	0.0	0.7	
	晚餐	467	576	27.5	9.8	64.0	1.5	149	412	2.0	752	1301	863	0.34	0.50	52	1.8	0.8	1.1	1.3	2.6	5.8	
	合計	1607	1701	72.0	46.2	217.8	4.5	684	1133	10.7	2990	3484	3381	0.95	1.62	198	7.4	3.3	3.0	2.8	11.0	20.1	
1600kcal 鹽分7g 的菜單④	早餐	404	468	20.2	4.9	67.0	1.1	98	234	1.2	792	742	449	0.17	0.19	71	2.0	0.0	1.3	0.7	3.1	5.1	10
	午餐	544	492	21.8	19.8	66.3	1.9	60	260	3.2	969	1153	1125	0.31	0.25	77	2.5	0.0	0.7	1.5	4.5	6.7	
	點心	118	177	5.8	6.4	9.0	0.0	200	180	0.2	100	300	220	0.06	0.30	0	0.2	1.5	0.0	0.0	0.0	1.5	
	晚餐	592	342	37.3	14.3	77.8	2.2	369	504	7.4	1029	1356	3052	0.45	0.68	69	2.5	1.0	2.0	0.4	4.0	7.4	
	合計	1658	1479	85.1	45.5	220.1	5.2	726	1178	12.1	2890	3552	4846	0.98	1.42	217	7.1	2.5	4.0	2.6	11.6	20.7	

1600kcal 鹽分 9g 的菜單①	早餐	503	298	21.3	15.9	67.9	0.5	253	346	2.4	861	631	670	0.17	0.43	6	2.1	1.5	1.1	0.1	3.6	6.3	12
	午餐	517	697	20.7	13.0	75.5	1.9	103	277	4.5	1636	1201	1430	0.27	0.50	92	4.1	1.0	0.5	1.2	3.8	6.5	
	晚餐	650	412	29.7	18.8	84.8	1.4	230	348	4.0	1010	1081	1065	0.73	0.36	34	2.5	0.5	1.6	0.9	5.1	8.1	
	合計	1670	1407	71.7	47.7	228.2	3.8	586	972	10.9	3507	2913	3165	1.18	1.30	132	8.7	3.0	3.2	2.2	12.5	20.9	
1600kcal 鹽分 9g 的菜單②	早餐	352	368	16.4	12.0	44.7	1.1	229	228	3.6	1111	411	719	0.13	0.23	24	2.8	0.0	2.0	0.2	2.2	4.4	14
	午餐	527	495	23.3	21.7	56.4	1.5	168	323	2.3	1204	882	692	0.36	0.47	32	3.0	0.8	1.2	0.5	4.1	6.6	
	點心	187	308	7.2	6.6	26.4	0.3	223	206	0.4	102	585	235	0.17	0.36	90	0.2	1.5	0.0	0.9	0.0	2.4	
	晚餐	565	416	21.6	16.3	82.9	2.5	87	254	3.0	956	1302	1393	0.71	0.47	62	2.4	0.0	1.0	1.6	4.4	7.0	
	合計	1631	1586	68.5	56.5	210.4	5.4	707	1010	9.3	3374	3180	3039	1.36	1.52	208	8.4	2.3	4.2	3.2	10.7	20.4	
1600kcal 鹽分 9g 的菜單③	早餐	398	405	17.4	14.9	45.3	1.4	197	234	3.5	1011	642	923	0.15	0.21	60	2.5	0.0	1.9	0.5	2.5	4.9	16
	午餐	698	578	26.3	24.3	92.7	1.8	482	571	2.7	832	1425	797	0.35	0.91	106	2.0	3.5	0.1	1.7	3.4	8.7	
	晚餐	501	435	26.3	12.5	69.1	1.6	182	298	3.8	1601	906	147	0.49	0.41	76	4.1	0.0	1.6	0.6	4.1	6.3	
	合計	1597	1418	70.0	51.7	207.1	4.8	861	1103	10.1	3444	2972	1867	0.98	1.53	242	8.5	3.5	3.6	2.8	10.0	19.9	
1800kcal 鹽分 7g 的菜單①	早餐	456	429	13.3	16.5	60.0	1.0	78	211	2.1	976	453	495	0.16	0.33	19	2.4	1.0	0.2	0.3	4.2	5.7	
	午餐	562	491	30.0	15.1	75.5	1.8	245	343	4.3	973	1191	2481	0.31	0.34	49	2.3	0.0	2.4	0.9	3.7	7.0	18
	點心	116	172	4.2	3.4	17.5	1.3	137	126	0.4	52	460	136	0.04	0.23	80	0.1	0.8	0.0	0.7	0.0	1.5	
	晚餐	689	655	33.6	20.4	88.1	1.7	234	452	2.9	1017	1352	1854	0.44	0.71	58	2.5	1.2	1.2	1.2	5.0	8.6	
	合計	1823	1746	81.0	55.4	241.1	5.8	694	1132	9.6	3017	3456	4965	0.94	1.61	206	7.3	3.0	3.8	3.1	12.9	22.8	
1800kcal 鹽分 7g 的菜單②	早餐	421	332	22.0	3.1	73.2	1.1	170	260	2.8	1019	611	577	0.20	0.19	38	2.5	0.0	1.2	0.2	3.9	5.3	20
	午餐	638	331	28.3	20.1	82.1	2.1	198	340	3.4	918	880	372	0.22	0.44	86	2.3	0.7	0.9	1.1	5.2	7.9	
	點心	118	177	5.8	6.4	9.0	0.0	200	180	0.2	100	300	220	0.06	0.30	0	0.2	1.5	0.0	0.0	0.0	1.5	
	晚餐	624	476	31.0	14.7	90.6	2.1	115	425	5.8	1084	1485	2398	0.75	0.95	60	2.7	1.5	0.8	1.1	4.3	7.7	
	合計	1801	1317	87.2	44.3	254.9	5.3	683	1204	12.2	3121	3277	3566	1.22	1.88	184	7.6	3.7	2.9	2.4	13.4	22.4	
1800kcal 鹽分 7g 的菜單③	早餐	612	280	21.7	28.9	65.6	0.7	291	416	2.3	907	491	800	0.17	0.55	8	2.2	2.5	0.0	0.6	4.6	7.7	22
	午餐	482	304	24.6	10.6	68.5	1.2	83	265	3.2	694	997	1449	0.24	0.29	64	1.7	0.0	0.9	0.4	4.8	6.1	
	點心	182	319	6.9	6.6	25.0	0.2	221	202	0.4	102	524	324	0.19	0.36	56	0.2	1.5	0.0	0.8	0.0	2.3	
	晚餐	547	347	32.1	13.5	70.4	1.2	232	381	4.0	961	841	259	0.34	0.45	11	2.5	0.0	2.8	0.6	3.4	6.8	
	合計	1823	1250	85.3	59.6	229.5	3.2	827	1256	9.8	2664	2853	2831	0.94	1.65	139	6.6	4.0	3.7	2.4	12.8	22.9	
1800kcal 鹽分 7g 的菜單④	早餐	556	345	19.1	19.4	74.1	2.5	258	381	2.7	510	924	2266	0.28	0.66	18	1.2	2.5	0.0	1.8	2.6	6.9	24
	午餐	570	380	27.8	9.9	88.5	1.8	157	362	3.2	772	1164	951	0.33	0.32	41	1.9	0.0	1.8	0.9	4.5	7.2	
	點心	60	88	3.2	3.0	5.0	0.0	110	100	0.1	50	140	100	0.04	0.20	0	0.1	0.8	0.0	0.0	0.0	0.8	
	晚餐	567	446	25.8	19.4	71.8	1.1	190	306	3.5	1380	670	71	0.50	0.37	10	3.5	0.0	1.7	0.2	5.2	7.1	
	合計	1753	1260	75.9	51.8	239.4	5.5	714	1150	9.5	2711	2898	3388	1.15	1.55	68	6.7	3.3	3.5	2.9	12.3	22.0	

1800kcal 鹽分 10g 的菜單①	早餐	448	400	14.7	9.2	73.0	1.4	129	204	2.8	1060	524	419	0.18	0.11	11	2.6	0.0	1.5	0.2	3.9	5.6	26
	午餐	679	458	25.6	27.1	81.9	1.5	445	438	5.0	1458	1412	1638	0.71	0.70	96	3.6	1.7	0.5	1.3	5.0	8.5	
	點心	178	310	6.3	6.6	24.2	0.9	205	197	0.4	103	510	220	0.11	0.32	5	0.2	1.5	0.0	0.8	0.0	2.3	
	晚餐	539	413	40.5	8.1	73.1	1.2	117	521	4.0	1473	1048	275	0.36	0.36	21	3.7	0.0	2.2	0.2	4.3	6.7	
	合計	1844	1582	87.1	51.0	252.1	5.0	896	1360	12.1	4094	3494	2551	1.36	1.48	132	10.1	3.2	4.2	0.5	13.2	23.1	
1800kcal 鹽分 10g 的菜單②	早餐	403	435	14.4	3.9	78.5	1.9	116	179	2.2	828	726	691	0.32	0.22	73	2.1	0.0	0.8	1.2	3.1	5.1	28
	午餐	762	503	35.4	30.0	84.1	1.3	355	552	4.1	2266	1035	1234	0.50	0.55	26	5.7	1.9	0.9	1.0	5.7	9.5	
	點心	60	88	3.2	3.0	5.0	0.0	110	100	0.1	50	140	100	0.04	0.20	0	0.1	0.8	0.0	0.0	0.0	0.8	
	晚餐	578	503	28.9	8.9	91.9	2.4	98	403	3.6	1189	1420	1117	0.49	0.40	91	2.9	0.0	2.0	1.5	3.7	7.2	
	合計	1803	1529	81.8	45.9	259.5	5.6	679	1234	10.0	4333	3320	3142	1.35	1.37	189	10.8	2.7	3.7	3.7	12.5	22.6	
1800kcal 鹽分 10g 的菜單③	早餐	382	403	14.0	12.4	50.7	1.5	91	226	2.7	1208	776	774	0.18	0.36	15	3.0	1.0	0.4	0.7	2.7	4.8	30
	午餐	855	690	29.6	29.8	120.3	2.4	488	554	8.4	1281	2241	1597	0.52	0.87	58	3.1	2.2	1.5	1.8	5.1	10.6	
	點心	60	88	3.2	3.0	5.0	0.0	110	100	0.1	50	140	100	0.04	0.20	0	0.1	0.8	0.0	0.0	0.0	0.8	
	晚餐	555	558	27.2	17.7	70.9	1.8	249	345	4.4	1391	976	1079	0.47	0.50	33	3.5	0.0	2.1	0.5	4.4	7.0	
	合計	1852	1739	74.0	62.9	246.9	5.7	937	1225	15.6	3930	4133	3550	1.21	1.94	106	9.7	4.0	4.0	3.0	12.2	23.2	

●營養計算結果——心臟疾病患者飲食的一品料理

菜單名	熱量 (kcal)	水分 (g)	蛋白質 (g)	脂質 (g)	醣類 (g)	纖維 (g)	鈣 (mg)	磷 (mg)	鐵 (mg)	鈉 (mg)	鉀 (mg)	維他命A (IU)	維他命B1 (mg)	維他命B1 (mg)	維他命C (mg)	鹽分 (g)	第一群 (點)	第二群 (點)	第三群 (點)	第四群 (點)	合計 (點)	刊載頁數
豬肉紫蘇乳酪捲	237	67	18.4	15.4	3.8	0.1	139	238	1.1	616	318	392	0.50	0.25	7	1.6	0.8	0.9	0.0	1.1	3.0	32
豬肉玉蕈湯	307	170	18.4	19.4	11.1	0.7	35	190	1.7	499	506	119	0.92	0.35	22	1.2	0.0	2.1	0.3	1.4	3.8	
番茄醬豬肉	397	307	23.5	18.4	30.9	1.5	46	227	2.6	760	1353	320	0.88	0.39	109	1.9	0.0	1.3	1.3	2.4	5.0	33
炸餛飩	224	119	13.9	10.2	16.7	0.6	36	108	1.3	507	530	944	0.47	0.25	17	1.3	0.0	0.8	0.2	1.9	2.8	
牛里肌肉煮番茄	245	242	14.6	14.0	12.2	0.9	34	126	2.8	448	631	307	0.16	0.25	30	1.1	0.0	1.1	0.6	1.4	3.1	36
牛肉炒西洋芹	237	190	15.5	13.7	9.8	0.9	52	179	2.2	768	708	995	0.11	0.17	26	1.9	0.0	0.9	0.3	1.7	3.0	
川燙雞胸肉淋梅肉醬油	82	156	15.4	0.5	3.6	0.5	22	149	0.9	683	504	185	0.11	0.10	20	1.7	0.0	0.8	0.2	0.0	1.0	37
雞肉炒香菇	238	138	12.4	19.7	5.9	0.9	30	87	1.0	618	260	141	0.10	0.28	4	1.6	0.0	1.7	0.1	1.2	3.0	

白菜鮭魚捲	230	233	25.2	10.3	6.7	0.7	212	400	2.1	421	738	64	0.22	0.23	35	1.0	0.2	2.0	0.2	0.4	2.9	
沙丁魚四季豆捲	370	154	18.2	21.4	23.5	0.7	84	224	2.2	500	791	197	0.16	0.35	32	1.3	0.0	2.1	0.9	1.6	4.6	40
烤鰺魚配檸檬泥	142	156	16.3	5.7	4.6	0.7	102	187	1.1	486	486	157	0.14	0.19	32	1.2	0.0	1.4	0.2	0.1	1.8	
番茄醬炒牡蠣	259	141	10.1	14.2	22.9	0.7	55	142	3.5	819	413	1071	0.18	0.35	9	2.1	0.0	0.8	0.6	1.8	3.2	41
秋葵納豆	51	37	4.2	2.0	3.8	0.7	40	59	0.9	355	225	41	0.04	0.15	4	0.9	0.0	0.5	0.1	0.0	0.6	
青江菜炒豆腐	248	202	12.5	18.3	6.5	0.5	259	167	3.1	811	465	667	0.11	0.16	24	2.1	0.0	1.2	0.1	1.8	3.1	44
紅白蘿蔔信田捲	141	109	5.7	6.8	13.0	1.5	116	94	1.7	512	496	2050	0.07	0.06	11	1.3	0.0	1.0	0.6	0.2	1.8	
蕈類淋豆腐	126	182	9.5	5.1	10.9	0.3	139	147	2.4	894	382	0	0.21	0.24	0	2.3	0.0	1.1	0.0	0.5	1.6	45
油豆腐白蘿蔔泥煮蛋	150	94	7.2	9.7	6.1	0.3	44	123	1.2	544	213	320	0.06	0.27	8	1.4	1.0	0.0	0.1	0.8	1.9	
炒蛋配綠蘆筍	183	111	10.7	13.4	3.0	0.3	78	193	1.6	150	217	665	0.11	0.45	4	0.4	1.7	0.0	0.1	0.5	2.3	48
牛乳豆腐	72	105	8.2	1.6	5.0	0.0	61	62	0.3	721	194	151	0.03	0.38	1	1.9	0.7	0.0	0.0	0.2	0.9	
牛乳味噌湯	116	291	4.5	2.4	18.8	0.8	72	113	1.0	520	516	465	0.11	0.11	19	1.3	0.4	0.2	0.8	0.0	1.5	
乳酪棒	101	96	6.6	6.7	3.4	0.5	185	213	0.5	288	284	1395	0.05	0.13	10	0.7	1.1	0.0	0.2	0.0	1.3	49
乳酪凍	110	106	7.2	2.6	14.6	0.1	68	83	0.3	145	143	85	0.06	0.13	4	0.4	0.7	0.1	0.6	0.0	1.4	
牛乳煮南瓜	174	153	4.3	8.2	21.5	1.0	120	121	0.6	291	448	600	0.11	0.22	31	0.7	0.7	0.0	0.7	0.7	2.2	
焗菠菜	168	129	11.7	11.4	4.2	0.8	148	203	4.6	201	808	2369	0.17	0.50	65	0.4	1.3	0.0	0.3	0.5	2.1	52
胡蘿蔔沙拉	93	88	1.1	7.2	5.3	0.8	37	33	0.9	220	363	3384	0.06	0.05	8	0.5	0.0	0.0	0.3	0.8	1.2	
青椒雞胸肉炒咖哩	123	119	8.2	6.9	6.6	0.7	20	88	1.0	402	319	83	0.07	0.06	44	1.0	0.0	0.4	0.4	0.8	1.5	
甜煮花椰菜蝦	245	175	15.2	15.4	10.1	1.3	121	263	3.8	612	755	1041	0.19	0.60	163	1.5	0.9	0.2	0.6	1.3	3.1	
炒蒜苔	166	117	8.1	9.4	10.5	1.8	25	101	1.7	575	331	111	0.38	0.15	42	1.5	0.0	0.5	0.6	1.0	2.1	53
涼拌番茄	73	170	1.7	4.2	7.0	0.7	20	42	0.8	373	410	372	0.09	0.06	33	0.9	0.0	0.0	0.4	0.5	0.9	
蕪菁海帶芽拌芥末	20	84	1.5	0.1	3.3	0.6	82	33	0.8	324	257	668	0.04	0.07	28	0.8	0.0	0.0	0.2	0.0	0.2	
青豆蔬菜湯	102	134	2.6	4.4	12.4	1.4	46	58	1.0	591	278	959	0.07	0.05	27	1.5	0.0	0.0	0.8	0.5	1.3	56
蛤仔油菜沙拉	106	80	4.4	8.1	3.2	0.5	75	91	3.1	345	234	505	0.05	0.14	37	0.9	0.0	0.3	0.2	0.9	1.3	
豆芽菜拌芝麻	44	74	2.6	1.6	5.5	0.6	56	48	0.7	242	105	47	0.05	0.08	12	0.6	0.0	0.0	0.2	0.4	0.5	
茄子沙拉	75	101	2.2	4.7	6.3	0.8	53	52	0.8	364	257	23	0.06	0.06	5	0.9	0.0	0.0	0.2	0.7	0.9	57
生菜沙拉	107	85	0.8	10.1	2.8	0.4	25	24	0.4	217	215	118	0.04	0.04	11	0.5	0.0	0.0	0.2	1.2	1.3	
羊栖菜炒煮豆腐	174	119	8.5	13.2	8.7	1.0	244	112	6.2	593	567	1055	0.09	0.07	2	1.5	0.0	1.0	0.1	1.1	2.2	
油煮蒟蒻蕙	78	110	0.9	6.0	6.9	0.3	50	18	0.6	557	127	26	0.02	0.03	4	1.4	0.0	0.0	0.1	0.9	1.0	60
蕨菜煮油豆腐皮	114	90	6.3	6.7	5.9	1.1	75	95	1.5	357	347	88	0.03	0.10	9	0.9	0.0	1.0	0.2	0.2	1.4	
昆布捲	55	35	2.8	0.1	18.8	1.7	131	71	1.0	827	1338	36	0.05	0.08	1	2.1	0.0	0.0	0.5	0.2	0.7	
醋漬羊栖菜	22	11	1.1	0.1	9.0	0.7	113	12	4.5	431	365	25	0.00	0.02	0	1.1	0.0	0.0	0.0	0.3	0.3	61
醋炒蔬菜	112	101	2.5	5.1	15.3	1.0	48	56	0.9	457	352	820	0.06	0.08	14	1.1	0.0	0.0	0.6	0.8	1.4	

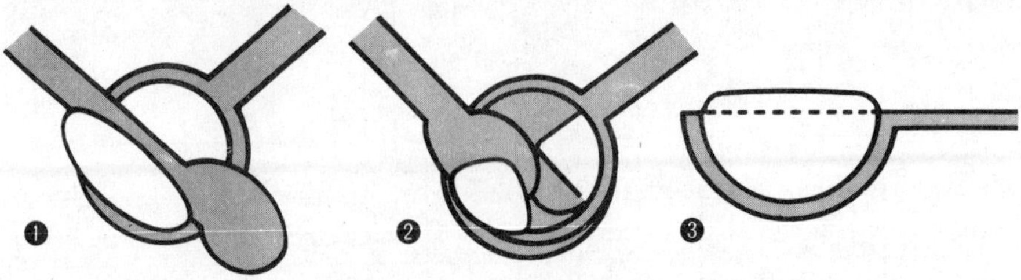

❶材料表的 1 大匙、2 杯等的表示，全都要刮平來計算。計算方法為：如果是粉類，則在沒有成塊的狀態下會自然地隆起，這時要利用附屬的木片沿邊緣刮平。味噌及人造奶油，也要在塞滿之後刮平。

❷大匙或小匙在計算½、¼等的時候，要依上述的要領計算 1 湯匙，再將木片彎的部分筆直地掃入，去除多餘的部分。

❸液體因為表面再張力的緣故，邊緣會有些許的隆起，在這種狀態下計算為 1 湯匙。

・出現在材料表上的重量，除了特別說明之外，是指實際進入口中的量。因此，要在剛調理好的狀態下來計量。經常使用的大碗或油性筆，可事先用油性筆寫好重量，如此能夠便於計算。

・鹽分・糖分的含量

	鹽（鹽分）	醬油（鹽分）	味噌（鹽分）	砂糖（糖分）	米酒（糖分）
1 小匙	5g	1g	0.7g	3g	2g
1 大匙	15g	3g	2.5g	9g	6g

標準量杯・湯匙等的使用方法

●本書所使用的量杯為200CC，1 大匙為 15CC，1 小匙為 5CC，迷你匙為1CC，並附帶刮平用木片，利用各種器具計算的各調味料的重量如表所示。

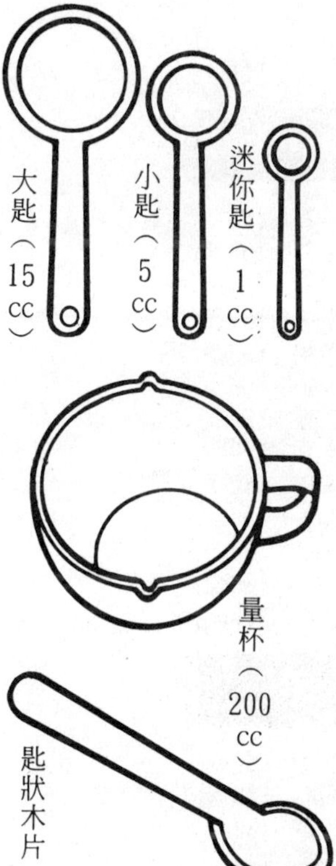

★迷你匙是方便計算食鹽1g(迷你匙)而使用的。

◎量杯・湯匙所表示的重量表(g)

食品名	小匙 (5 cc)	大匙 (15cc)	量杯 (200cc)
水・醋・酒	5	15	200
醬油	6	18	230
米酒	6	18	230
味噌	6	18	230
食鹽	5	15	210
白糖	3	9	110
砂糖	4	13	170
蜂蜜	7	22	290
果醬・橘子醬	7	22	270
麵粉(低筋麵粉)	3	8	100
太白粉	3	9	110
麵包粉	1	4	45
生麵包粉	1	3	40
燕麥	2	6	70
普通牛乳	6	17	210
番茄醬	6	18	240
英國辣醬油	5	16	220
蛋黃醬	5	14	190
乳酪粉	2	6	80
鮮奶油	5	15	200
芝麻	3	9	120
油	4	13	180
奶油・人造奶油	4	13	180
膨鬆油	4	13	180
米	−	−	160

大展出版社有限公司	圖書目錄

地址：台北市北投區(石牌)
致遠一路二段 12 巷 1 號
郵撥：0166955～1

電話：(02)28236031
28236033
傳真：(02)28272069

・法律專欄連載・電腦編號 58

台大法學院 法律學系／策劃
法律服務社／編著

1. 別讓您的權利睡著了 [1] 200 元
2. 別讓您的權利睡著了 [2] 200 元

・秘傳占卜系列・電腦編號 14

1.	手相術	淺野八郎著	180 元
2.	人相術	淺野八郎著	150 元
3.	西洋占星術	淺野八郎著	180 元
4.	中國神奇占卜	淺野八郎著	150 元
5.	夢判斷	淺野八郎著	150 元
6.	前世、來世占卜	淺野八郎著	150 元
7.	法國式血型學	淺野八郎著	150 元
8.	靈感、符咒學	淺野八郎著	150 元
9.	紙牌占卜學	淺野八郎著	150 元
10.	ESP 超能力占卜	淺野八郎著	150 元
11.	猶太數的秘術	淺野八郎著	150 元
12.	新心理測驗	淺野八郎著	160 元
13.	塔羅牌預言秘法	淺野八郎著	200 元

・趣味心理講座・電腦編號 15

1.	性格測驗① 探索男與女	淺野八郎著	140 元
2.	性格測驗② 透視人心奧秘	淺野八郎著	140 元
3.	性格測驗③ 發現陌生的自己	淺野八郎著	140 元
4.	性格測驗④ 發現你的真面目	淺野八郎著	140 元
5.	性格測驗⑤ 讓你們吃驚	淺野八郎著	140 元
6.	性格測驗⑥ 洞穿心理盲點	淺野八郎著	140 元
7.	性格測驗⑦ 探索對方心理	淺野八郎著	140 元
8.	性格測驗⑧ 由吃認識自己	淺野八郎著	160 元
9.	性格測驗⑨ 戀愛知多少	淺野八郎著	160 元
10.	性格測驗⑩ 由裝扮瞭解人心	淺野八郎著	160 元

11.	性格測驗⑪ 敲開內心玄機	淺野八郎著	140 元
12.	性格測驗⑫ 透視你的未來	淺野八郎著	160 元
13.	血型與你的一生	淺野八郎著	160 元
14.	趣味推理遊戲	淺野八郎著	160 元
15.	行為語言解析	淺野八郎著	160 元

・婦 幼 天 地・電腦編號 16

1.	八萬人減肥成果	黃靜香譯	180 元
2.	三分鐘減肥體操	楊鴻儒譯	150 元
3.	窈窕淑女美髮秘訣	柯素娥譯	130 元
4.	使妳更迷人	成 玉譯	130 元
5.	女性的更年期	官舒妍編譯	160 元
6.	胎內育兒法	李玉瓊編譯	150 元
7.	早產兒袋鼠式護理	唐岱蘭譯	200 元
8.	初次懷孕與生產	婦幼天地編譯組	180 元
9.	初次育兒 12 個月	婦幼天地編譯組	180 元
10.	斷乳食與幼兒食	婦幼天地編譯組	180 元
11.	培養幼兒能力與性向	婦幼天地編譯組	180 元
12.	培養幼兒創造力的玩具與遊戲	婦幼天地編譯組	180 元
13.	幼兒的症狀與疾病	婦幼天地編譯組	180 元
14.	腿部苗條健美法	婦幼天地編譯組	180 元
15.	女性腰痛別忽視	婦幼天地編譯組	150 元
16.	舒展身心體操術	李玉瓊編譯	130 元
17.	三分鐘臉部體操	趙薇妮著	160 元
18.	生動的笑容表情術	趙薇妮著	160 元
19.	心曠神怡減肥法	川津祐介著	130 元
20.	內衣使妳更美麗	陳玄茹譯	130 元
21.	瑜伽美姿美容	黃靜香編著	180 元
22.	高雅女性裝扮學	陳珮玲譯	180 元
23.	蠶糞肌膚美顏法	坂梨秀子著	160 元
24.	認識妳的身體	李玉瓊譯	160 元
25.	產後恢復苗條體態	居理安・芙萊喬著	200 元
26.	正確護髮美容法	山崎伊久江著	180 元
27.	安琪拉美姿養生學	安琪拉蘭斯博瑞著	180 元
28.	女體性醫學剖析	增田豐著	220 元
29.	懷孕與生產剖析	岡部綾子著	180 元
30.	斷奶後的健康育兒	東城百合子著	220 元
31.	引出孩子幹勁的責罵藝術	多湖輝著	170 元
32.	培養孩子獨立的藝術	多湖輝著	170 元
33.	子宮肌瘤與卵巢囊腫	陳秀琳編著	180 元
34.	下半身減肥法	納他夏・史達賓著	180 元
35.	女性自然美容法	吳雅菁編著	180 元
36.	再也不發胖	池園悅太郎著	170 元

37. 生男生女控制術	中垣勝裕著	220 元
38. 使妳的肌膚更亮麗	楊　皓編著	170 元
39. 臉部輪廓變美	芝崎義夫著	180 元
40. 斑點、皺紋自己治療	高須克彌著	180 元
41. 面皰自己治療	伊藤雄康著	180 元
42. 隨心所欲瘦身冥想法	原久子著	180 元
43. 胎兒革命	鈴木丈織著	180 元
44. NS 磁氣平衡法塑造窈窕奇蹟	古屋和江著	180 元
45. 享瘦從腳開始	山田陽子著	180 元
46. 小改變瘦 4 公斤	宮本裕子著	180 元
47. 軟管減肥瘦身	高橋輝男著	180 元
48. 海藻精神秘美容法	劉名揚編著	180 元
49. 肌膚保養與脫毛	鈴木真理著	180 元
50. 10 天減肥 3 公斤	彤雲編輯組	180 元
51. 穿出自己的品味	西村玲子著	220 元

·青春天地·電腦編號 17

1. A 血型與星座	柯素娥編譯	160 元
2. B 血型與星座	柯素娥編譯	160 元
3. O 血型與星座	柯素娥編譯	160 元
4. AB 血型與星座	柯素娥編譯	120 元
5. 青春期性教室	呂貴嵐編譯	130 元
6. 事半功倍讀書法	王毅希編譯	150 元
7. 難解數學破題	宋釗宜編譯	130 元
9. 小論文寫作秘訣	林顯茂編譯	120 元
11. 中學生野外遊戲	熊谷康編著	120 元
12. 恐怖極短篇	柯素娥編譯	130 元
13. 恐怖夜話	小毛驢編譯	130 元
14. 恐怖幽默短篇	小毛驢編譯	120 元
15. 黑色幽默短篇	小毛驢編譯	120 元
16. 靈異怪談	小毛驢編譯	130 元
17. 錯覺遊戲	小毛驢編著	130 元
18. 整人遊戲	小毛驢編著	150 元
19. 有趣的超常識	柯素娥編譯	130 元
20. 哦！原來如此	林慶旺編譯	130 元
21. 趣味競賽 100 種	劉名揚編譯	120 元
22. 數學謎題入門	宋釗宜編譯	150 元
23. 數學謎題解析	宋釗宜編譯	150 元
24. 透視男女心理	林慶旺編譯	120 元
25. 少女情懷的自白	李桂蘭編譯	120 元
26. 由兄弟姊妹看命運	李玉瓊編譯	130 元
27. 趣味的科學魔術	林慶旺編譯	150 元
28. 趣味的心理實驗室	李燕玲編譯	150 元

29. 愛與性心理測驗　小毛驢編譯　130 元
30. 刑案推理解謎　小毛驢編譯　130 元
31. 偵探常識推理　小毛驢編譯　130 元
32. 偵探常識解謎　小毛驢編譯　130 元
33. 偵探推理遊戲　小毛驢編譯　130 元
34. 趣味的超魔術　廖玉山編著　150 元
35. 趣味的珍奇發明　柯素娥編著　150 元
36. 登山用具與技巧　陳瑞菊編著　150 元
37. 性的漫談　蘇燕謀編著　180 元
38. 無的漫談　蘇燕謀編著　180 元
39. 黑色漫談　蘇燕謀編著　180 元
40. 白色漫談　蘇燕謀編著　180 元

・健康天地・電腦編號 18

1. 壓力的預防與治療　柯素娥編譯　130 元
2. 超科學氣的魔力　柯素娥編譯　130 元
3. 尿療法治病的神奇　中尾良一著　130 元
4. 鐵證如山的尿療法奇蹟　廖玉山譯　120 元
5. 一日斷食健康法　葉慈容編譯　150 元
6. 胃部強健法　陳炳崑譯　120 元
7. 癌症早期檢查法　廖松濤譯　160 元
8. 老人痴呆症防止法　柯素娥編譯　130 元
9. 松葉汁健康飲料　陳麗芬編譯　130 元
10. 揉肚臍健康法　永井秋夫著　150 元
11. 過勞死、猝死的預防　卓秀貞編譯　130 元
12. 高血壓治療與飲食　藤山順豐著　150 元
13. 老人看護指南　柯素娥編譯　150 元
14. 美容外科淺談　楊啟宏著　150 元
15. 美容外科新境界　楊啟宏著　150 元
16. 鹽是天然的醫生　西英司郎著　140 元
17. 年輕十歲不是夢　梁瑞麟譯　200 元
18. 茶料理治百病　桑野和民著　180 元
19. 綠茶治病寶典　桑野和民著　150 元
20. 杜仲茶養顏減肥法　西田博著　150 元
21. 蜂膠驚人療效　瀨長良三郎著　180 元
22. 蜂膠治百病　瀨長良三郎著　180 元
23. 醫藥與生活(一)　鄭炳全著　180 元
24. 鈣長生寶典　落合敏著　180 元
25. 大蒜長生寶典　木下繁太郎著　160 元
26. 居家自我健康檢查　石川恭三著　160 元
27. 永恆的健康人生　李秀鈴譯　200 元
28. 大豆卵磷脂長生寶典　劉雪卿譯　150 元
29. 芳香療法　梁艾琳譯　160 元

30. 醋長生寶典	柯素娥譯	180元
31. 從星座透視健康	席拉・吉蒂斯著	180元
32. 愉悅自在保健學	野本二士夫著	160元
33. 裸睡健康法	丸山淳士等著	160元
34. 糖尿病預防與治療	藤田順豐著	180元
35. 維他命長生寶典	菅原明子著	180元
36. 維他命C新效果	鐘文訓編	150元
37. 手、腳病理按摩	堤芳朗著	160元
38. AIDS瞭解與預防	彼得塔歇爾著	180元
39. 甲殼質殼聚糖健康法	沈永嘉譯	160元
40. 神經痛預防與治療	木下真男著	160元
41. 室內身體鍛鍊法	陳炳崑編著	160元
42. 吃出健康藥膳	劉大器編著	180元
43. 自我指壓術	蘇燕謀編著	160元
44. 紅蘿蔔汁斷食療法	李玉瓊編著	150元
45. 洗心術健康秘法	竺翠萍編譯	170元
46. 枇杷葉健康療法	柯素娥編譯	180元
47. 抗衰血癒	楊啟宏著	180元
48. 與癌搏鬥記	逸見政孝著	180元
49. 冬蟲夏草長生寶典	高橋義博著	170元
50. 痔瘡・大腸疾病先端療法	宮島伸宜著	180元
51. 膠布治癒頑固慢性病	加瀨建造著	180元
52. 芝麻神奇健康法	小林貞作著	170元
53. 香煙能防止癡呆？	高田明和著	180元
54. 穀菜食治癌療法	佐藤成志著	180元
55. 貼藥健康法	松原英多著	180元
56. 克服癌症調和道呼吸法	帶津良一著	180元
57. B型肝炎預防與治療	野村喜重郎著	180元
58. 青春永駐養生導引術	早島正雄著	180元
59. 改變呼吸法創造健康	原久子著	180元
60. 荷爾蒙平衡養生秘訣	出村博著	180元
61. 水美肌健康法	井戶勝富著	170元
62. 認識食物掌握健康	廖梅珠編著	170元
63. 痛風劇痛消除法	鈴木吉彥著	180元
64. 酸莖菌驚人療效	上田明彥著	180元
65. 大豆卵磷脂治現代病	神津健一著	200元
66. 時辰療法—危險時刻凌晨4時	呂建強等著	180元
67. 自然治癒力提升法	帶津良一著	180元
68. 巧妙的氣保健法	藤平墨子著	180元
69. 治癒C型肝炎	熊田博光著	180元
70. 肝臟病預防與治療	劉名揚編著	180元
71. 腰痛平衡療法	荒井政信著	180元
72. 根治多汗症、狐臭	稻葉益巳著	220元
73. 40歲以後的骨質疏鬆症	沈永嘉譯	180元

74. 認識中藥　松下一成著　180 元
75. 認識氣的科學　佐佐木茂美著　180 元
76. 我戰勝了癌症　安田伸著　180 元
77. 斑點是身心的危險信號　中野進著　180 元
78. 艾波拉病毒大震撼　玉川重德著　180 元
79. 重新還我黑髮　桑名隆一郎著　180 元
80. 身體節律與健康　林博史著　180 元
81. 生薑治萬病　石原結實著　180 元
82. 靈芝治百病　陳瑞東著　180 元
83. 木炭驚人的威力　大槻彰著　200 元
84. 認識活性氧　井土貴司著　180 元
85. 深海鮫治百病　廖玉山編著　180 元
86. 神奇的蜂王乳　井上丹治著　180 元
87. 卡拉 OK 健腦法　東潔著　180 元
88. 卡拉 OK 健康法　福田伴男著　180 元
89. 醫藥與生活(二)　鄭炳全著　200 元
90. 洋蔥治百病　宮尾興平著　180 元
91. 年輕 10 歲快步健康法　石塚忠雄著　180 元
92. 石榴的驚人神效　岡本順子著　180 元
93. 飲料健康法　白鳥早奈英著　180 元

・實用女性學講座・電腦編號 19

1. 解讀女性內心世界　島田一男著　150 元
2. 塑造成熟的女性　島田一男著　150 元
3. 女性整體裝扮學　黃靜香編著　180 元
4. 女性應對禮儀　黃靜香編著　180 元
5. 女性婚前必修　小野十傳著　200 元
6. 徹底瞭解女人　田口二州著　180 元
7. 拆穿女性謊言 88 招　島田一男著　200 元
8. 解讀女人心　島田一男著　200 元
9. 俘獲女性絕招　志賀貢著　200 元
10. 愛情的壓力解套　中村理英子著　200 元

・校園系列・電腦編號 20

1. 讀書集中術　多湖輝著　150 元
2. 應考的訣竅　多湖輝著　150 元
3. 輕鬆讀書贏得聯考　多湖輝著　150 元
4. 讀書記憶秘訣　多湖輝著　150 元
5. 視力恢復！超速讀術　江錦雲譯　180 元
6. 讀書 36 計　黃柏松編著　180 元
7. 驚人的速讀術　鐘文訓編著　170 元

8.	學生課業輔導良方	多湖輝著	180元
9.	超速讀超記憶法	廖松濤編著	180元
10.	速算解題技巧	宋釗宜編著	200元
11.	看圖學英文	陳炳崑編著	200元
12.	讓孩子最喜歡數學	沈永嘉譯	180元

・實用心理學講座・電腦編號21

1.	拆穿欺騙伎倆	多湖輝著	140元
2.	創造好構想	多湖輝著	140元
3.	面對面心理術	多湖輝著	160元
4.	偽裝心理術	多湖輝著	140元
5.	透視人性弱點	多湖輝著	140元
6.	自我表現術	多湖輝著	180元
7.	不可思議的人性心理	多湖輝著	180元
8.	催眠術入門	多湖輝著	150元
9.	責罵部屬的藝術	多湖輝著	150元
10.	精神力	多湖輝著	150元
11.	厚黑說服術	多湖輝著	150元
12.	集中力	多湖輝著	150元
13.	構想力	多湖輝著	150元
14.	深層心理術	多湖輝著	160元
15.	深層語言術	多湖輝著	160元
16.	深層說服術	多湖輝著	180元
17.	掌握潛在心理	多湖輝著	160元
18.	洞悉心理陷阱	多湖輝著	180元
19.	解讀金錢心理	多湖輝著	180元
20.	拆穿語言圈套	多湖輝著	180元
21.	語言的內心玄機	多湖輝著	180元
22.	積極力	多湖輝著	180元

・超現實心理講座・電腦編號22

1.	超意識覺醒法	詹蔚芬編譯	130元
2.	護摩秘法與人生	劉名揚編譯	130元
3.	秘法！超級仙術入門	陸明譯	150元
4.	給地球人的訊息	柯素娥編著	150元
5.	密教的神通力	劉名揚編著	130元
6.	神秘奇妙的世界	平川陽一著	180元
7.	地球文明的超革命	吳秋嬌譯	200元
8.	力量石的秘密	吳秋嬌譯	180元
9.	超能力的靈異世界	馬小莉譯	200元
10.	逃離地球毀滅的命運	吳秋嬌譯	200元

11. 宇宙與地球終結之謎	南山宏著	200 元
12. 驚世奇功揭秘	傅起鳳著	200 元
13. 啟發身心潛力心象訓練法	栗田昌裕著	180 元
14. 仙道術遁甲法	高藤聰一郎著	220 元
15. 神通力的秘密	中岡俊哉著	180 元
16. 仙人成仙術	高藤聰一郎著	200 元
17. 仙道符咒氣功法	高藤聰一郎著	220 元
18. 仙道風水術尋龍法	高藤聰一郎著	200 元
19. 仙道奇蹟超幻像	高藤聰一郎著	200 元
20. 仙道鍊金術房中法	高藤聰一郎著	200 元
21. 奇蹟超醫療治癒難病	深野一幸著	220 元
22. 揭開月球的神秘力量	超科學研究會	180 元
23. 西藏密教奧義	高藤聰一郎著	250 元
24. 改變你的夢術入門	高藤聰一郎著	250 元

・養生保健・電腦編號 23

1. 醫療養生氣功	黃孝寬著	250 元
2. 中國氣功圖譜	余功保著	230 元
3. 少林醫療氣功精粹	井玉蘭著	250 元
4. 龍形實用氣功	吳大才等著	220 元
5. 魚戲增視強身氣功	宮　嬰著	220 元
6. 嚴新氣功	前新培金著	250 元
7. 道家玄牝氣功	張　章著	200 元
8. 仙家秘傳袪病功	李遠國著	160 元
9. 少林十大健身功	秦慶豐著	180 元
10. 中國自控氣功	張明武著	250 元
11. 醫療防癌氣功	黃孝寬著	250 元
12. 醫療強身氣功	黃孝寬著	250 元
13. 醫療點穴氣功	黃孝寬著	250 元
14. 中國八卦如意功	趙維漢著	180 元
15. 正宗馬禮堂養氣功	馬禮堂著	420 元
16. 秘傳道家筋經內丹功	王慶餘著	280 元
17. 三元開慧功	辛桂林著	250 元
18. 防癌治癌新氣功	郭　林著	180 元
19. 禪定與佛家氣功修煉	劉天君著	200 元
20. 顛倒之術	梅自強著	360 元
21. 簡明氣功辭典	吳家駿編	360 元
22. 八卦三合功	張全亮著	230 元
23. 朱砂掌健身養生功	楊永著	250 元
24. 抗老功	陳九鶴著	230 元
25. 意氣按穴排濁自療法	黃啟運編著	250 元
26. 陳式太極拳養生功	陳正雷著	200 元

・社會人智囊・電腦編號 24

1.	糾紛談判術	清水增三著	160 元
2.	創造關鍵術	淺野八郎著	150 元
3.	觀人術	淺野八郎著	180 元
4.	應急詭辯術	廖英迪編著	160 元
5.	天才家學習術	木原武一著	160 元
6.	貓型狗式鑑人術	淺野八郎著	180 元
7.	逆轉運掌握術	淺野八郎著	180 元
8.	人際圓融術	澀谷昌三著	160 元
9.	解讀人心術	淺野八郎著	180 元
10.	與上司水乳交融術	秋元隆司著	180 元
11.	男女心態定律	小田晉著	180 元
12.	幽默說話術	林振輝編著	200 元
13.	人能信賴幾分	淺野八郎著	180 元
14.	我一定能成功	李玉瓊譯	180 元
15.	獻給青年的嘉言	陳蒼杰譯	180 元
16.	知人、知面、知其心	林振輝編著	180 元
17.	塑造堅強的個性	坂上肇著	180 元
18.	為自己而活	佐藤綾子著	180 元
19.	未來十年與愉快生活有約	船井幸雄著	180 元
20.	超級銷售話術	杜秀卿譯	180 元
21.	感性培育術	黃靜香編著	180 元
22.	公司新鮮人的禮儀規範	蔡媛惠譯	180 元
23.	傑出職員鍛鍊術	佐佐木正著	180 元
24.	面談獲勝戰略	李芳黛譯	180 元
25.	金玉良言撼人心	森純大著	180 元
26.	男女幽默趣典	劉華亭編著	180 元
27.	機智說話術	劉華亭編著	180 元
28.	心理諮商室	柯素娥譯	180 元
29.	如何在公司崢嶸頭角	佐佐木正著	180 元
30.	機智應對術	李玉瓊編著	200 元
31.	克服低潮良方	坂野雄二著	180 元
32.	智慧型說話技巧	沈永嘉編著	180 元
33.	記憶力、集中力增進術	廖松濤編著	180 元
34.	女職員培育術	林慶旺編著	180 元
35.	自我介紹與社交禮儀	柯素娥編著	180 元
36.	積極生活創幸福	田中真澄著	180 元
37.	妙點子超構想	多湖輝著	180 元
38.	說 NO 的技巧	廖玉山編著	180 元
39.	一流說服力	李玉瓊編著	180 元
40.	般若心經成功哲學	陳鴻蘭編著	180 元
41.	訪問推銷術	黃靜香編著	180 元

42. 男性成功秘訣 陳蒼杰編著 180元
43. 笑容、人際智商 宮川澄子著 180元
44. 多湖輝的構想工作室 多湖輝著 200元

・精選系列・電腦編號25

1. 毛澤東與鄧小平 渡邊利夫等著 280元
2. 中國大崩裂 江戶介雄著 180元
3. 台灣・亞洲奇蹟 上村幸治著 220元
4. 7-ELEVEN 高盈收策略 國友隆一著 180元
5. 台灣獨立（新・中國日本戰爭一） 森詠著 200元
6. 迷失中國的末路 江戶雄介著 220元
7. 2000年5月全世界毀滅 紫藤甲子男著 180元
8. 失去鄧小平的中國 小島朋之著 220元
9. 世界史爭議性異人傳 桐生操著 200元
10. 淨化心靈享人生 松濤弘道著 220元
11. 人生心情診斷 賴藤和寬著 220元
12. 中美大決戰 檜山良昭著 220元
13. 黃昏帝國美國 莊雯琳譯 220元
14. 兩岸衝突（新・中國日本戰爭二） 森詠著 220元
15. 封鎖台灣（新・中國日本戰爭三） 森詠著 220元
16. 中國分裂（新・中國日本戰爭四） 森詠著 220元
17. 由女變男的我 虎井正衛著 200元
18. 佛學的安心立命 松濤弘道著 220元

・運動遊戲・電腦編號26

1. 雙人運動 李玉瓊譯 160元
2. 愉快的跳繩運動 廖玉山譯 180元
3. 運動會項目精選 王佑京譯 150元
4. 肋木運動 廖玉山譯 150元
5. 測力運動 王佑宗譯 150元
6. 游泳入門 唐桂萍編著 200元

・休閒娛樂・電腦編號27

1. 海水魚飼養法 田中智浩著 300元
2. 金魚飼養法 曾雪玫譯 250元
3. 熱門海水魚 毛利匡明著 480元
4. 愛犬的教養與訓練 池田好雄著 250元
5. 狗教養與疾病 杉浦哲著 220元
6. 小動物養育技巧 三上昇著 300元
20. 園藝植物管理 船越亮二著 220元

・銀髮族智慧學・電腦編號 28

1.	銀髮六十樂逍遙	多湖輝著	170 元
2.	人生六十反年輕	多湖輝著	170 元
3.	六十歲的決斷	多湖輝著	170 元
4.	銀髮族健身指南	孫瑞台編著	250 元

・飲 食 保 健・電腦編號 29

1.	自己製作健康茶	大海淳著	220 元
2.	好吃、具藥效茶料理	德永睦子著	220 元
3.	改善慢性病健康藥草茶	吳秋嬌譯	200 元
4.	藥酒與健康果菜汁	成玉編著	250 元
5.	家庭保健養生湯	馬汴梁編著	220 元
6.	降低膽固醇的飲食	早川和志著	200 元
7.	女性癌症的飲食	女子營養大學	280 元
8.	痛風者的飲食	女子營養大學	280 元
9.	貧血者的飲食	女子營養大學	280 元
10.	高脂血症者的飲食	女子營養大學	280 元
11.	男性癌症的飲食	女子營養大學	280 元
12.	過敏者的飲食	女子營養大學	280 元
13.	心臟病的飲食	女子營養大學	280 元
14.	滋陰壯陽的飲食	王增著	220 元

・家庭醫學保健・電腦編號 30

1.	女性醫學大全	雨森良彥著	380 元
2.	初為人父育兒寶典	小瀧周曹著	220 元
3.	性活力強健法	相建華著	220 元
4.	30 歲以上的懷孕與生產	李芳黛編著	220 元
5.	舒適的女性更年期	野末悅子著	200 元
6.	夫妻前戲的技巧	笠井寬司著	200 元
7.	病理足穴按摩	金慧明著	220 元
8.	爸爸的更年期	河野孝旺著	200 元
9.	橡皮帶健康法	山田晶著	180 元
10.	三十三天健美減肥	相建華等著	180 元
11.	男性健美入門	孫玉祿編著	180 元
12.	強化肝臟秘訣	主婦の友社編	200 元
13.	了解藥物副作用	張果馨譯	200 元
14.	女性醫學小百科	松山榮吉著	200 元
15.	左轉健康法	龜田修等著	200 元
16.	實用天然藥物	鄭炳全編著	260 元
17.	神秘無痛平衡療法	林宗駛著	180 元

18. 膝蓋健康法	張果馨譯	180元
19. 針灸治百病	葛書翰著	250元
20. 異位性皮膚炎治癒法	吳秋嬌譯	220元
21. 禿髮白髮預防與治療	陳炳崑編著	180元
22. 埃及皇宮菜健康法	飯森薰著	200元
23. 肝臟病安心治療	上野幸久著	220元
24. 耳穴治百病	陳抗美等著	250元
25. 高效果指壓法	五十嵐康彥著	200元
26. 瘦水、胖水	鈴木園子著	200元
27. 手針新療法	朱振華著	200元
28. 香港腳預防與治療	劉小惠譯	200元
29. 智慧飲食吃出健康	柯富陽編著	200元
30. 牙齒保健法	廖玉山編著	200元
31. 恢復元氣養生食	張果馨譯	200元
32. 特效推拿按摩術	李玉田著	200元
33. 一週一次健康法	若狹真著	200元
34. 家常科學膳食	大塚滋著	220元
35. 夫妻們關心的男性不孕	原利夫著	220元
36. 自我瘦身美容	馬野詠子著	200元
37. 魔法姿勢益健康	五十嵐康彥著	200元
38. 眼病錘療法	馬栩周著	200元
39. 預防骨質疏鬆症	藤田拓男著	200元
40. 骨質增生效驗方	李吉茂編著	250元
41. 蕺菜健康法	小林正夫著	200元
42. 赧於啟齒的男性煩惱	增田豐著	220元
43. 簡易自我健康檢查	稻葉允著	250元
44. 實用花草健康法	友田純子著	200元
45. 神奇的手掌療法	日比野喬著	230元
46. 家庭式三大穴道療法	刑部忠和著	200元
47. 子宮癌、卵巢癌	岡島弘幸著	220元

・超經營新智慧・電腦編號 31

1. 躍動的國家越南	林雅倩譯	250元
2. 甦醒的小龍菲律賓	林雅倩譯	220元
3. 中國的危機與商機	中江要介著	250元
4. 在印度的成功智慧	山內利男著	220元
5. 7-ELEVEN 大革命	村上豐道著	200元
6. 業務員成功秘方	呂育清編著	200元

・心 靈 雅 集・電腦編號 00

1. 禪言佛語看人生	松濤弘道著	180元

2. 禪密教的奧秘	葉逯謙譯	120元
3. 觀音大法力	田口日勝著	120元
4. 觀音法力的大功德	田口日勝著	120元
5. 達摩禪106智慧	劉華亭編譯	220元
6. 有趣的佛教研究	葉逯謙編譯	170元
7. 夢的開運法	蕭京凌譯	130元
8. 禪學智慧	柯素娥編譯	130元
9. 女性佛教入門	許俐萍譯	110元
10. 佛像小百科	心靈雅集編譯組	130元
11. 佛教小百科趣談	心靈雅集編譯組	120元
12. 佛教小百科漫談	心靈雅集編譯組	150元
13. 佛教知識小百科	心靈雅集編譯組	150元
14. 佛學名言智慧	松濤弘道著	220元
15. 釋迦名言智慧	松濤弘道著	220元
16. 活人禪	平田精耕著	120元
17. 坐禪入門	柯素娥編譯	150元
18. 現代禪悟	柯素娥編譯	130元
19. 道元禪師語錄	心靈雅集編譯組	130元
20. 佛學經典指南	心靈雅集編譯組	130元
21. 何謂「生」阿含經	心靈雅集編譯組	150元
22. 一切皆空　般若心經	心靈雅集編譯組	180元
23. 超越迷惘　法句經	心靈雅集編譯組	130元
24. 開拓宇宙觀　華嚴經	心靈雅集編譯組	180元
25. 真實之道　法華經	心靈雅集編譯組	130元
26. 自由自在　涅槃經	心靈雅集編譯組	130元
27. 沈默的教示　維摩經	心靈雅集編譯組	150元
28. 開通心眼　佛語佛戒	心靈雅集編譯組	130元
29. 揭秘寶庫　密教經典	心靈雅集編譯組	180元
30. 坐禪與養生	廖松濤譯	110元
31. 釋尊十戒	柯素娥編譯	120元
32. 佛法與神通	劉欣如編著	120元
33. 悟（正法眼藏的世界）	柯素娥編譯	120元
34. 只管打坐	劉欣如編著	120元
35. 喬答摩・佛陀傳	劉欣如編著	120元
36. 唐玄奘留學記	劉欣如編著	120元
37. 佛教的人生觀	劉欣如編譯	110元
38. 無門關(上卷)	心靈雅集編譯組	150元
39. 無門關(下卷)	心靈雅集編譯組	150元
40. 業的思想	劉欣如編著	130元
41. 佛法難學嗎	劉欣如著	140元
42. 佛法實用嗎	劉欣如著	140元
43. 佛法殊勝嗎	劉欣如著	140元
44. 因果報應法則	李常傳編	180元
45. 佛教醫學的奧秘	劉欣如編著	150元

46. 紅塵絕唱	海　若著	130 元
47. 佛教生活風情	洪丕謨、姜玉珍著	220 元
48. 行住坐臥有佛法	劉欣如著	160 元
49. 起心動念是佛法	劉欣如著	160 元
50. 四字禪語	曹洞宗青年會	200 元
51. 妙法蓮華經	劉欣如編著	160 元
52. 根本佛教與大乘佛教	葉作森編	180 元
53. 大乘佛經	定方晟著	180 元
54. 須彌山與極樂世界	定方晟著	180 元
55. 阿闍世的悟道	定方晟著	180 元
56. 金剛經的生活智慧	劉欣如著	180 元
57. 佛教與儒教	劉欣如編譯	180 元
58. 佛教史入門	劉欣如編譯	180 元
59. 印度佛教思想史	劉欣如編譯	200 元
60. 佛教與女姓	劉欣如編譯	180 元
61. 禪與人生	洪丕謨主編	260 元

・經 營 管 理・電腦編號 01

◎ 創新經營管理六十六大計(精)	蔡弘文編	780 元
1. 如何獲取生意情報	蘇燕謀譯	110 元
2. 經濟常識問答	蘇燕謀譯	130 元
4. 台灣商戰風雲錄	陳中雄著	120 元
5. 推銷大王秘錄	原一平著	180 元
6. 新創意・賺大錢	王家成譯	90 元
7. 工廠管理新手法	琪　輝著	120 元
10. 美國實業 24 小時	柯順隆譯	80 元
11. 撼動人心的推銷法	原一平著	150 元
12. 高竿經營法	蔡弘文編	120 元
13. 如何掌握顧客	柯順隆譯	150 元
17. 一流的管理	蔡弘文編	150 元
18. 外國人看中韓經濟	劉華亭譯	150 元
20. 突破商場人際學	林振輝編著	90 元
22. 如何使女人打開錢包	林振輝編著	100 元
24. 小公司經營策略	王嘉誠著	160 元
25. 成功的會議技巧	鐘文訓編譯	100 元
26. 新時代老闆學	黃柏松編著	100 元
27. 如何創造商場智囊團	林振輝編譯	150 元
28. 十分鐘推銷術	林振輝編譯	180 元
29. 五分鐘育才	黃柏松編譯	100 元
33. 自我經濟學	廖松濤編譯	100 元
34. 一流的經營	陶田生編著	120 元
35. 女性職員管理術	王昭國編譯	120 元
36. ＩＢＭ的人事管理	鐘文訓編譯	150 元

37. 現代電腦常識	王昭國編譯	150 元
38. 電腦管理的危機	鐘文訓編譯	120 元
39. 如何發揮廣告效果	王昭國編譯	150 元
40. 最新管理技巧	王昭國編譯	150 元
41. 一流推銷術	廖松濤編譯	150 元
42. 包裝與促銷技巧	王昭國編譯	130 元
43. 企業王國指揮塔	松下幸之助著	120 元
44. 企業精銳兵團	松下幸之助著	120 元
45. 企業人事管理	松下幸之助著	100 元
46. 華僑經商致富術	廖松濤編譯	130 元
47. 豐田式銷售技巧	廖松濤編譯	180 元
48. 如何掌握銷售技巧	王昭國編著	130 元
50. 洞燭機先的經營	鐘文訓編譯	150 元
52. 新世紀的服務業	鐘文訓編譯	100 元
53. 成功的領導者	廖松濤編譯	120 元
54. 女推銷員成功術	李玉瓊編譯	130 元
55. ＩＢＭ人才培育術	鐘文訓編譯	100 元
56. 企業人自我突破法	黃琪輝編著	150 元
58. 財富開發術	蔡弘文編著	130 元
59. 成功的店舖設計	鐘文訓編著	150 元
61. 企管回春法	蔡弘文編著	130 元
62. 小企業經營指南	鐘文訓編譯	100 元
63. 商場致勝名言	鐘文訓編譯	150 元
64. 迎接商業新時代	廖松濤編譯	100 元
66. 新手股票投資入門	何朝乾編著	200 元
67. 上揚股與下跌股	何朝乾編譯	180 元
68. 股票速成學	何朝乾編譯	200 元
69. 理財與股票投資策略	黃俊豪編著	180 元
70. 黃金投資策略	黃俊豪編著	180 元
71. 厚黑管理學	廖松濤編譯	180 元
72. 股市致勝格言	呂梅莎編譯	180 元
73. 透視西武集團	林谷燁編譯	150 元
76. 巡迴行銷術	陳蒼杰譯	150 元
77. 推銷的魔術	王嘉誠譯	120 元
78. 60 秒指導部屬	周蓮芬編譯	150 元
79. 精銳女推銷員特訓	李玉瓊編譯	130 元
80. 企劃、提案、報告圖表的技巧	鄭汶譯	180 元
81. 海外不動產投資	許達守編譯	150 元
82. 八百伴的世界策略	李玉瓊譯	150 元
83. 服務業品質管理	吳宜芬譯	180 元
84. 零庫存銷售	黃東謙編譯	150 元
85. 三分鐘推銷管理	劉名揚編譯	150 元
86. 推銷大王奮鬥史	原一平著	150 元
87. 豐田汽車的生產管理	林谷燁編譯	150 元

·成　功　寶　庫·電腦編號 02

1. 上班族交際術	江森滋著	100 元
2. 拍馬屁訣竅	廖玉山編譯	110 元
4. 聽話的藝術	歐陽輝編譯	110 元
9. 求職轉業成功術	陳義編著	110 元
10. 上班族禮儀	廖玉山編著	120 元
11. 接近心理學	李玉瓊編著	100 元
12. 創造自信的新人生	廖松濤編著	120 元
15. 神奇瞬間瞑想法	廖松濤編譯	100 元
16. 人生成功之鑰	楊意苓編著	150 元
19. 給企業人的諍言	鐘文訓編著	120 元
20. 企業家自律訓練法	陳義編譯	100 元
21. 上班族妖怪學	廖松濤編著	100 元
22. 猶太人縱橫世界的奇蹟	孟佑政編著	110 元
25. 你是上班族中強者	嚴思圖編著	100 元
30. 成功頓悟 100 則	蕭京凌編譯	130 元
32. 知性幽默	李玉瓊編譯	130 元
33. 熟記對方絕招	黃靜香編譯	100 元
37. 察言觀色的技巧	劉華亭編著	180 元
38. 一流領導力	施義彥編譯	120 元
40. 30 秒鐘推銷術	廖松濤編譯	150 元
41. 猶太成功商法	周蓮芬編譯	120 元
42. 尖端時代行銷策略	陳蒼杰編著	100 元
43. 顧客管理學	廖松濤編著	100 元
44. 如何使對方說 Yes	程羲編著	150 元
47. 上班族口才學	楊鴻儒譯	120 元
48. 上班族新鮮人須知	程羲編著	120 元
49. 如何左右逢源	程羲編著	130 元
50. 語言的心理戰	多湖輝著	130 元
55. 性惡企業管理學	陳蒼杰譯	130 元
56. 自我啟發 200 招	楊鴻儒編著	150 元
57. 做個傑出女職員	劉名揚編著	130 元
58. 靈活的集團營運術	楊鴻儒編著	120 元
60. 個案研究活用法	楊鴻儒編著	130 元
61. 企業教育訓練遊戲	楊鴻儒編著	120 元
62. 管理者的智慧	程義編譯	130 元
63. 做個佼佼管理者	馬筱莉編譯	130 元
67. 活用禪學於企業	柯素娥編譯	130 元
69. 幽默詭辯術	廖玉山編譯	150 元
70. 拿破崙智慧箴言	柯素娥編譯	130 元
71. 自我培育・超越	蕭京凌編譯	150 元
74. 時間即一切	沈永嘉編譯	130 元

75. 自我脫胎換骨	柯素娥譯	150元
76. 贏在起跑點　人才培育鐵則	楊鴻儒編譯	150元
77. 做一枚活棋	李玉瓊編譯	130元
78. 面試成功戰略	柯素娥編譯	130元
81. 瞬間攻破心防法	廖玉山編譯	120元
82. 改變一生的名言	李玉瓊編譯	130元
83. 性格性向創前程	楊鴻儒編譯	130元
84. 訪問行銷新竅門	廖玉山編譯	150元
85. 無所不達的推銷話術	李玉瓊編譯	150元

·處　世　智　慧·電腦編號 03

1. 如何改變你自己	陸明編譯	120元
6. 靈感成功術	譚繼山編譯	80元
8. 扭轉一生的五分鐘	黃柏松編譯	100元
10. 現代人的詭計	林振輝譯	100元
13. 口才必勝術	黃柏松編譯	120元
14. 女性的智慧	譚繼山編譯	90元
16. 人生的體驗	陸明編譯	80元
18. 幽默吹牛術	金子登著	90元
19. 攻心說服術	多湖輝著	100元
24. 慧心良言	亦奇著	80元
25. 名家慧語	蔡逸鴻主編	90元
28. 如何發揮你的潛能	陸明編譯	90元
29. 女人身態語言學	李常傳譯	130元
30. 摸透女人心	張文志譯	90元
32. 給女人的悄悄話	妮倩編譯	90元
34. 如何開拓快樂人生	陸明編譯	90元
36. 成功的捷徑	鐘文訓譯	70元
37. 幽默逗笑術	林振輝著	120元
38. 活用血型讀書法	陳炳崑譯	80元
39. 心　燈	葉于模著	100元
40. 當心受騙	林顯茂譯	90元
41. 心·體·命運	蘇燕謀譯	70元
43. 宮本武藏五輪書金言錄	宮本武藏著	100元
47. 成熟的愛	林振輝譯	120元
48. 現代女性駕馭術	蔡德華著	90元
49. 禁忌遊戲	酒井潔著	90元
52. 摸透男人心	劉華亭編譯	80元
53. 如何達成願望	謝世輝著	90元
54. 創造奇蹟的「想念法」	謝世輝著	90元
55. 創造成功奇蹟	謝世輝著	90元
57. 幻想與成功	廖松濤譯	80元
58. 反派角色的啟示	廖松濤編譯	70元

59. 現代女性須知	劉華亭編著	75元
62. 如何突破內向	姜倩怡編譯	110元
64. 讀心術入門	王家成編譯	100元
65. 如何解除內心壓力	林美羽編著	110元
66. 取信於人的技巧	多湖輝著	110元
68. 自我能力的開拓	卓一凡編著	110元
70. 縱橫交涉術	嚴思圖編著	90元
71. 如何培養妳的魅力	劉文珊編著	90元
75. 個性膽怯者的成功術	廖松濤編譯	100元
76. 人性的光輝	文可式編著	90元
79. 培養靈敏頭腦秘訣	廖玉山編著	90元
80. 夜晚心理術	鄭秀美編譯	80元
81. 如何做個成熟的女性	李玉瓊編著	80元
82. 現代女性成功術	劉文珊編著	90元
83. 成功說話技巧	梁惠珠編譯	100元
84. 人生的真諦	鐘文訓編譯	100元
85. 妳是人見人愛的女孩	廖松濤編著	120元
87. 指尖・頭腦體操	蕭京凌編譯	90元
88. 電話應對禮儀	蕭京凌編著	120元
89. 自我表現的威力	廖松濤編譯	100元
90. 名人名語啟示錄	喬家楓編著	100元
91. 男與女的哲思	程鐘梅編譯	110元
92. 靈思慧語	牧風著	110元
93. 心靈夜語	牧風著	100元
94. 激盪腦力訓練	廖松濤編譯	100元
95. 三分鐘頭腦活性法	廖玉山編譯	110元
96. 星期一的智慧	廖玉山編譯	100元
97. 溝通說服術	賴文琇編譯	100元

・健康與美容・電腦編號04

3. 媚酒傳(中國王朝秘酒)	陸明主編	120元
5. 中國回春健康術	蔡一藩著	100元
6. 奇蹟的斷食療法	蘇燕謀譯	130元
8. 健美食物法	陳炳崑譯	120元
9. 驚異的漢方療法	唐龍編著	90元
10. 不老強精食	唐龍編著	100元
12. 五分鐘跳繩健身法	蘇明達譯	100元
13. 睡眠健康法	王家成譯	80元
14. 你就是名醫	張芳明譯	90元
19. 釋迦長壽健康法	譚繼山譯	90元
20. 腳部按摩健康法	譚繼山譯	120元
21. 自律健康法	蘇明達譯	90元
23. 身心保健座右銘	張仁福著	160元

24.腦中風家庭看護與運動治療	林振輝譯	100元
25.秘傳醫學人相術	成玉主編	120元
26.導引術入門(1)治療慢性病	成玉主編	110元
27.導引術入門(2)健康・美容	成玉主編	110元
28.導引術入門(3)身心健康法	成玉主編	110元
29.妙用靈藥・蘆薈	李常傳譯	150元
30.萬病回春百科	吳通華著	150元
31.初次懷孕的10個月	成玉編譯	130元
32.中國秘傳氣功治百病	陳炳崑編譯	130元
35.仙人長生不老學	陸明編譯	100元
36.釋迦秘傳米粒刺激法	鐘文訓譯	120元
37.痔・治療與預防	陸明編譯	130元
38.自我防身絕技	陳炳崑編譯	120元
39.運動不足時疲勞消除法	廖松濤譯	110元
40.三溫暖健康法	鐘文訓編譯	90元
43.維他命與健康	鐘文訓譯	150元
45.森林浴一綠的健康法	劉華亭編譯	80元
47.導引術入門(4)酒浴健康法	成玉主編	90元
48.導引術入門(5)不老回春法	成玉主編	90元
49.山白竹(劍竹)健康法	鐘文訓譯	90元
50.解救你的心臟	鐘文訓編譯	100元
52.超人氣功法	陸明編譯	110元
54.借力的奇蹟(1)	力拔山著	100元
55.借力的奇蹟(2)	力拔山著	100元
56.五分鐘小睡健康法	呂添發撰	120元
59.艾草健康法	張汝明編譯	90元
60.一分鐘健康診斷	蕭京凌編譯	90元
61.念術入門	黃靜香編譯	90元
62.念術健康法	黃靜香編譯	90元
63.健身回春法	梁惠珠編譯	100元
64.姿勢養生法	黃秀娟編譯	90元
65.仙人瞑想法	鐘文訓譯	120元
66.人蔘的神效	林慶旺譯	100元
67.奇穴治百病	吳通華著	120元
68.中國傳統健康法	靳海東著	100元
71.酵素健康法	楊皓編譯	120元
73.腰痛預防與治療	五味雅吉著	130元
74.如何預防心臟病・腦中風	譚定長等著	100元
75.少女的生理秘密	蕭京凌譯	120元
76.頭部按摩與針灸	楊鴻儒譯	100元
77.雙極療術入門	林聖道著	100元
78.氣功自療法	梁景蓮著	120元
79.大蒜健康法	李玉瓊編譯	120元
81.健胸美容秘訣	黃靜香譯	120元

82. 鍺奇蹟療效	林宏儒譯	120 元
83. 三分鐘健身運動	廖玉山譯	120 元
84. 尿療法的奇蹟	廖玉山譯	120 元
85. 神奇的聚積療法	廖玉山譯	120 元
86. 預防運動傷害伸展體操	楊鴻儒編譯	120 元
88. 五日就能改變你	柯素娥譯	110 元
89. 三分鐘氣功健康法	陳美華譯	120 元
91. 道家氣功術	早島正雄著	130 元
92. 氣功減肥術	早島正雄著	120 元
93. 超能力氣功法	柯素娥譯	130 元
94. 氣的瞑想法	早島正雄著	120 元

・家　庭／生　活・電腦編號 05

1. 單身女郎生活經驗談	廖玉山編著	100 元
2. 血型・人際關係	黃靜編著	120 元
3. 血型・妻子	黃靜編著	110 元
4. 血型・丈夫	廖玉山編譯	130 元
5. 血型・升學考試	沈永嘉編譯	120 元
6. 血型・臉型・愛情	鐘文訓編譯	120 元
7. 現代社交須知	廖松濤編譯	100 元
8. 簡易家庭按摩	鐘文訓編譯	150 元
9. 圖解家庭看護	廖玉山編譯	120 元
10. 生男育女隨心所欲	岡正基編著	160 元
11. 家庭急救治療法	鐘文訓編著	100 元
12. 新孕婦體操	林曉鐘譯	120 元
13. 從食物改變個性	廖玉山編譯	100 元
14. 藥草的自然療法	東城百合子著	200 元
15. 糙米菜食與健康料理	東城百合子著	180 元
16. 現代人的婚姻危機	黃靜編著	90 元
17. 親子遊戲　0 歲	林慶旺編譯	100 元
18. 親子遊戲　1～2 歲	林慶旺編譯	110 元
19. 親子遊戲　3 歲	林慶旺編譯	100 元
20. 女性醫學新知	林曉鐘編譯	180 元
21. 媽媽與嬰兒	張汝明編譯	180 元
22. 生活智慧百科	黃靜編譯	100 元
23. 手相・健康・你	林曉鐘編譯	120 元
24. 菜食與健康	張汝明編譯	110 元
25. 家庭素食料理	陳東達著	140 元
26. 性能力活用秘法	米開・尼里著	150 元
27. 兩性之間	林慶旺編譯	120 元
28. 性感經穴健康法	蕭京凌編譯	150 元
29. 幼兒推拿健康法	蕭京凌編譯	100 元
30. 談中國料理	丁秀山編著	100 元

國家圖書館出版品預行編目資料

心臟病的飲食／杉浦昌也、染谷愛子、高橋敦子著
劉小惠譯－初版，－臺北市，大展，民 87
面；21 公分—(飲食保健；13)
譯自：心疾患の人の食事
ISBN 957-557-848-1（平裝）
1. 心臟－疾病　2. 飲食
415.31　　87009605

2, SHINSHIKKAN NO HITO NO SHOKUJI

Originally published in Japan by Joshi Eiyou Daigaku Shuppanbu in 1994
Chinese translation rights arranged through
KEIO CULTURAL ENTERPRISE Co.,LTD in 1996

版權仲介：京王文化事業有限公司

心臟病的飲食　ISBN 957-557-848-1

原 著 者／杉浦昌也・染谷愛子・高橋敦子
編 譯 者／劉 小 惠
發 行 人／蔡 森 明
出 版 者／大展出版社有限公司
社　　址／台北市北投區（石牌）致遠一路 2 段 12 巷 1 號
電　　話／(02) 28236031・28236033
傳　　真／(02) 28272069
郵政劃撥／0166955—1
登 記 證／局版臺業字第 2171 號
承 印 者／國順圖書印刷公司
裝　　訂／嶸興裝訂有限公司
排 版 者／千兵企業有限公司
電　　話／(02) 28812643
初版1刷／1998 年（民 87 年） 7 月

定　價／280 元

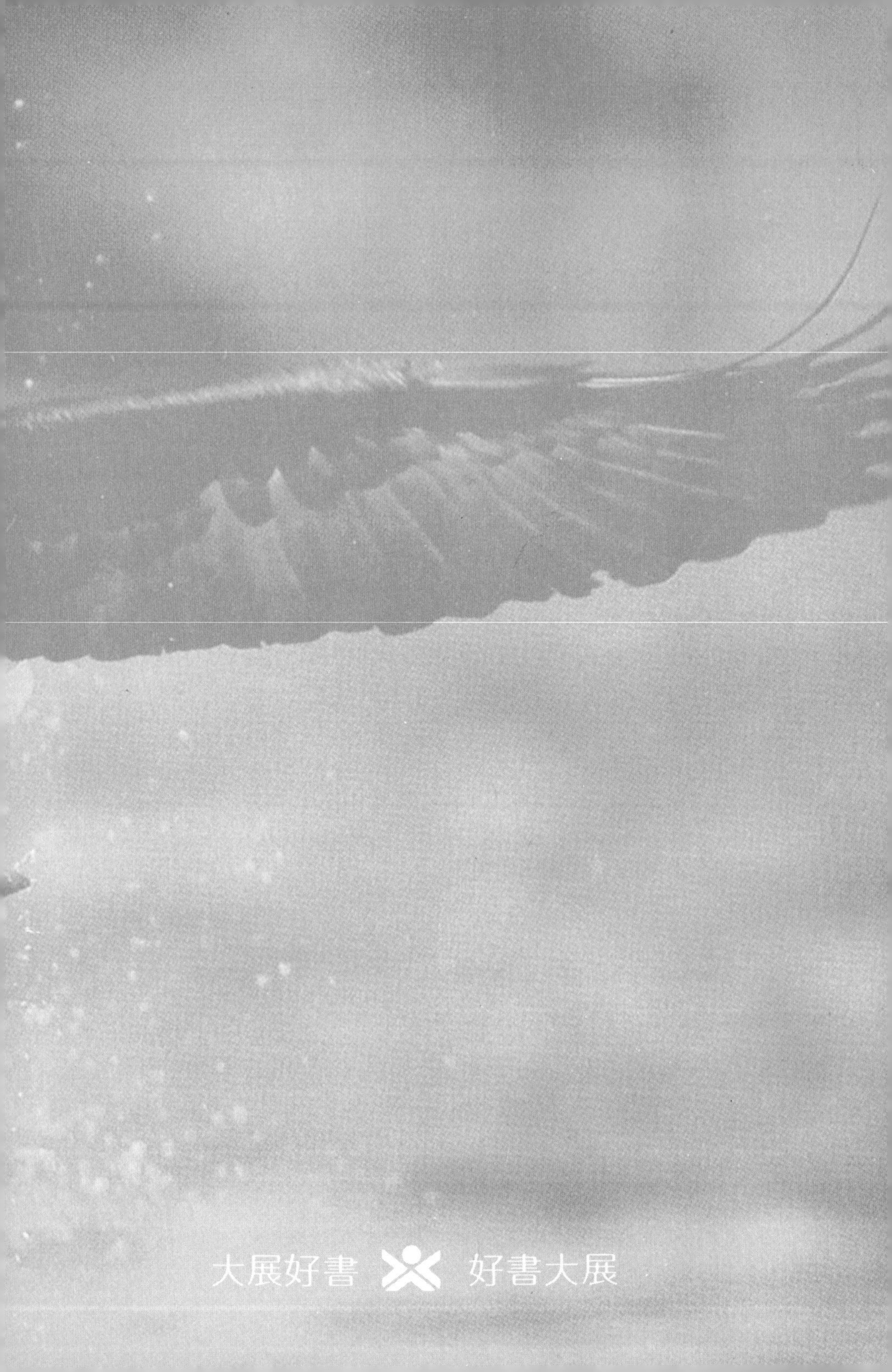
大展好書 好書大展

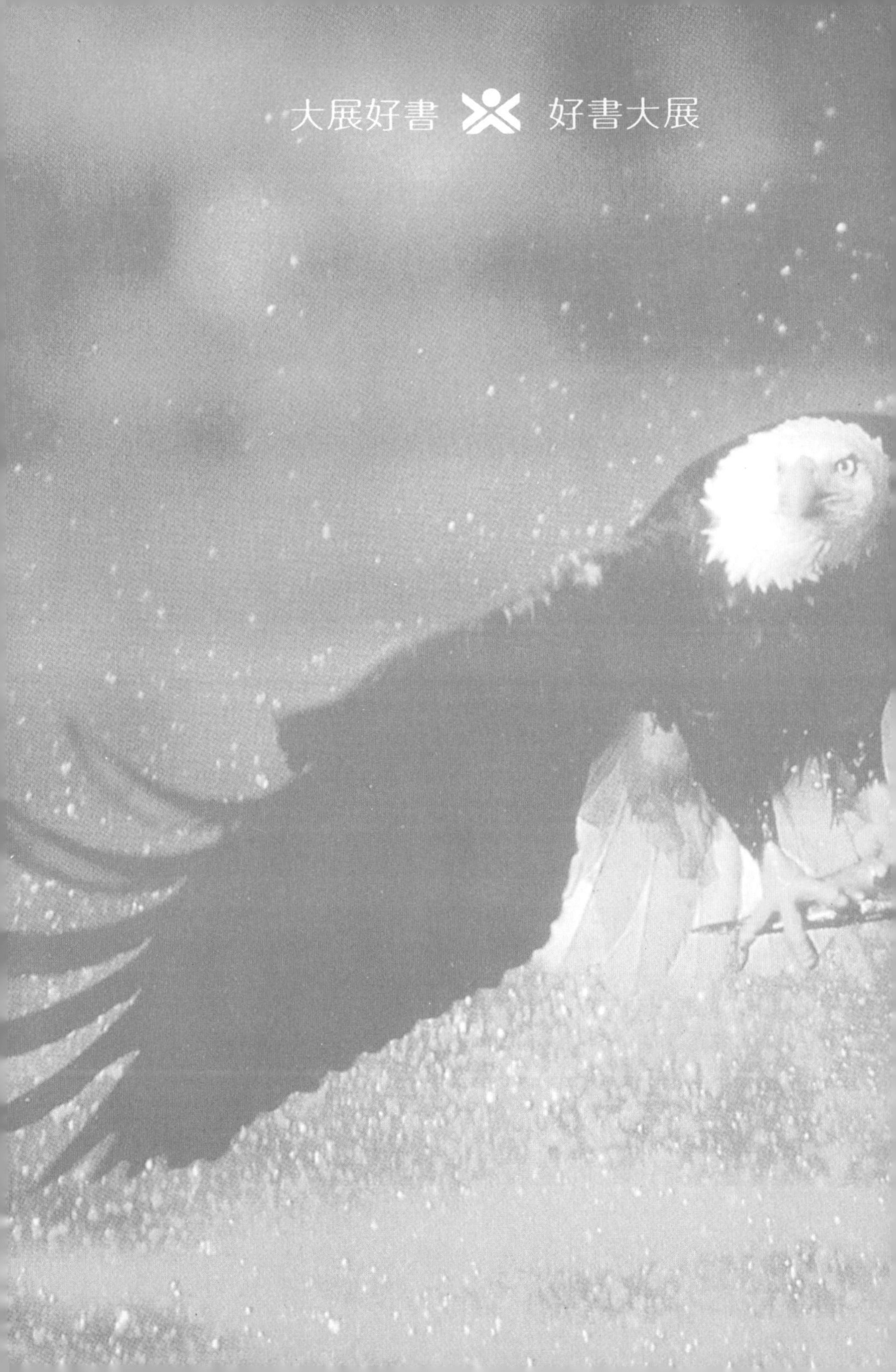
大展好書 好書大展